Maternidad a flor de piel

Míriam Tirado

Maternidad a flor de piel

La gran aventura de tu vida

Grijalbo

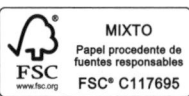
Primera edición: septiembre de 2018
Primera reimpresión: septiembre de 2018

© 2018, Míriam Tirado
© 2018, Penguin Random House Grupo Editorial, S.A.U.
Travessera de Gràcia, 47-49. 08021 Barcelona

Printed in Spain – Impreso en España

Maquetación: M.I. Maquetación, S. L.

ISBN: 978-84-16895-52-6
Depósito legal: B-10.961-2018

Impreso en Gómez Aparicio
Casarrubuelos (Madrid)

DO 9 5 5 2 6

Penguin
Random House
Grupo Editorial

A Laia y Lua
A mi madre y mi abuela
A las madres que hubo, a las que están y a las que vendrán

sumario

Introducción

Tener hijos. Eso que se ha hecho desde que el mundo es mundo y que parece la cosa más fácil, cuando no los tienes tú. Eso que nos aventuramos a imaginar y que, entonces, pintamos de luz y de color. Eso que nos atrevemos a juzgar cuando todavía no somos padres sin tener ni idea.

Así eran mis pensamientos antes de que naciera mi primera hija y... ¡cómo cambió la historia después! Ahora, con la experiencia de casi diez años de maternidad, puedo asegurarte que tener un hijo es el baño de humildad más grande que te puede dar la vida. Claro que no es fácil en muchos momentos, pero se trata, sin duda alguna, de la cosa más trascendente que haremos jamás.

Siento, aunque a ratos pueda parecer exagerado, que tener un hijo y criarlo será lo más importante que haremos en la vida. Será lo que quedará cuando ya no estemos, por ello lo de trascendente. Porque nuestros trabajos, nuestras posesiones o lo que hemos hecho seguramente se esfumarán, pero la manera en que hayamos criado a nuestros hijos y cómo les hayamos amado, seguramente pervivirá. Eso trascenderá en ellos y en sus propios hijos. Eso quedará para siempre.

Se trata de una perspectiva que no contemplamos cuando estamos metidos de lleno en el ajo. Si en cuanto parí a mi primera hija me hubieran hablado en estos términos, no habría entendido nada o quizá incluso me habría molestado. Bastante tenía con el peso que llevaba encima intentando saber qué necesitaba a cada momento e intentando recuperarme de un parto que me dejó en un K.O. técnico.

El día a día con un hijo, sobre todo al principio, no deja demasiado espacio para la perspectiva, para analizar ese momento dentro de un conjunto, de un contexto vital, de un recorrido... Es normal, pues todo resulta tan intenso, tan bestial, tan entregado y dedicado que apenas queda tiempo para poder alzar la vista y ver un poco más allá.

Tanto los momentos de túnel oscuro y largo como aquellos de felicidad absoluta son tan brutalmente impactantes que te dejan casi sin aliento. No, en esos momentos parece imposible detenerse a pensar en lo que significa tener hijos, en hasta qué punto es importante todo esto.

Primero necesitamos que nos echen una mano, que nos espanten los fantasmas para que podamos ver el horizonte con un poquito más de claridad. Necesitamos no sentirnos tan solas en esto de la crianza. También que alguien nos calme el alma cuando nos asustamos porque tenemos miedo de no estar a la altura. Necesitamos que nos digan que lo que nos sucede es normal y, sobre todo, que pronto pasará, que será historia y no en mucho tiempo.

Quizá por eso estoy ahora aquí, contigo. Para ser ese cable al que agarrarte en este recorrido intenso, desbordante y maravilloso. Para que, en esos momentos de «no sé ni adónde voy», puedas refugiarte en la lectura de palabras que apacigüen tu alma y tu cuerpo. Para que puedas entender qué te pasa y por qué, pero, sobre todo, para que seas capaz de tomar distancia, echarle humor y contar con herramientas que te ayuden en cada paso.

Te aseguro que lo que estás viviendo está transformándote. No, ya no eres la misma que antes de tener hijos o, si todavía se trata de un deseo, no lo serás después. ¿Cómo ser la misma tras una experiencia semejante? ¿Cómo permanecer igual después de tal terremoto físico, emocional y mental? No, es imposible.

Transformarte a solas a veces resulta difícil. Me acuerdo de lo que sentía poco tiempo después de haber tenido a Laia. Pensaba: «¡Jolín, cómo he cambiado!», y a la vez, cuando me encontraba con antiguos amigos, me parecía que no se daban cuenta, que no entendían el momento transformador que estaba viviendo. Me entraban ganas de decirles: «¿No os dais cuenta de que mi vida, tal y como era, está patas arriba y de que ya no soy la misma?». Pero ¿cómo decirles algo semejante? ¡Hubiera parecido una mamá chiflada!

Y en realidad me sentía así: sabía que era el momento más intenso e importante de mi vida y que el mundo no se percataba. El mundo lo percibía como algo normal; ya sabes, mucha gente tiene hijos, no era nada especial.

Sin embargo, lo era. Era especial para mí. Era durísimo a ratos para mí. Era maravillosamente inexplicable para mí. Era precioso para mí. E incluso me estaba transformando hasta el punto de que me costaba reconocerme en la mujer en la que me estaba convirtiendo.

«¿Qué me está pasando?», le pregunté un día entre lágrimas a mi madre… «Que eres mamá, que tienes una hija, pasa todo eso.» Tres afirmaciones, solo tres que en teoría ya sabía, pero que en ese instante dieron valor a lo que estaba viviendo. No, no me estaba volviendo loca, lo que ocurría era que me estaba convirtiendo, día a día, en madre, y ya no podía ser la mujer de antes, porque la de antes no lo era.

Me tocó arremangarme y ponerme al día, aprender un montón sobre temas de los que desconocía su existencia y otros que creía conocer de sobra. La llegada de mi primera hija se resume así: un baño de humildad, una cachetada en toda la cara, un «venga, empieza de cero y ve poquito a poco».

Cuatro años y medio después, nacía mi segunda hija y su llegada ya no supuso un punto y aparte, sino un punto y seguido. Ella tenía una madre que ya lo era, que contaba con más años y experiencia, y sobre todo, mayor serenidad.

En todo este tiempo he acompañado a muchas mujeres en su maternidad y ahora quiero llevarte de la mano a ti. Ir encendiendo la luz en cada túnel en el que te encuentres. Ayudarte a hallar la puerta y salir, victoriosa, de cada dificultad con tus hijos.

No, no tengo ninguna varita mágica, no soy Campanilla. Pero he atravesado algunos túneles y creo firmemente que, a menudo, lo que más se necesita cuando estás allí es a alguien que te tome de la mano siempre que estés asustada. Alguien que te diga: «Es normal que tengas miedo, estoy aquí, contigo».

De modo que me tienes a tu lado, junto a ti, con ganas de explicarte lo vivido, lo que aprendí, para hacerte este viaje más llevadero. Podemos caminar juntas, si te apetece. ¿Vamos?

★ ★ ★

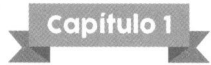
¿Buscamos o no buscamos?

Siempre supe que quería tener hijos. Toda mi vida he pensado que los niños son el paraíso y que estar a su lado es un privilegio y un honor, además de resultar muy divertido. Quizá te ha pasado como a mí y siempre has deseado tener hijos, pero tal vez no. Quizá jamás has sentido aquello que llaman «instinto maternal» y, a pesar de eso, tienes ahora un bebé en tu vientre o un niño de cuatro años corriendo por casa. A lo mejor jamás lo habías sentido antes hasta que un día, de repente, te descubriste imaginándotelo y tuviste unas ganas enormes de tener un bebé.

A mí me gusta hablar de la «llamada». Sí, eso que te asalta sin más, a veces sin venir a cuento y que podría traducirse como unas ganas intensas e inexplicables de concebir. Como si alguien, invisible pero muy presente, te dijera: «Tenme ahora».

Yo sentí esa llamada en dos ocasiones, pero no había hablado jamás de ella hasta un día que me atreví a describirla en mi blog. Pensaba que la mayoría de la gente opinaría que estaba majareta perdida pero, para mi sorpresa, recibí un montón de mensajes y comentarios que decían: «Yo he sentido lo mismo que tú».

Desde luego que no puedo darle una explicación científica, no la esperes. Pero puedo asegurarte que lo he notado y que se trata de una sensación desbordante y, a veces, incluso puede asustarte.

La primera vez que percibí la llamada estábamos en las montañas de Marruecos. Era temprano y no hacía demasiado calor. Desayunábamos ante unas vistas impresionantes y de pronto pensé, con una fuerza que no había notado jamás, que quería ser madre.

Se lo dije a mi marido (en ese momento aún éramos novios) de una manera que nos hizo gracia. Creo que fue algo así: «Quiero ser madre, y a juzgar por lo que siento ahora, quiero serlo ya, aquí. Sé que no es el momento pero, ¡guau!, simplemente lo estoy sintiendo. ¿Me estoy volviendo loca?». En efecto, no era el momento. En aquella época esa sensación a veces regresaba a mí con mucha fuerza y me descubría diciendo para mis adentros: «No, todavía, no, espera...», y a ratos me costaba relacionar esas ganas imperiosas de ser madre con el momento oportuno.

Pasaron dos años durante los que, por días, por épocas, por momentos, percibía que ya me estaba relacionando con ella, con la que sería mi hija. Me la imaginaba. Me imaginaba mi vida con hijos. Me veía a mí misma siendo madre, a nosotros como padres. Y me gustaba.

Otro verano (¿¡qué tendrán los veranos!?), y en otro lugar maravilloso, Dolomitas, Italia, sentados delante de un lago, volví a notar la llamada. Nos miramos y solo dijimos algo así como «¿Empezamos a buscar?», y sí, también nos reímos. El momento había llegado.

Esa risa de emoción, miedo, ilusión y amor, todo en una. Esa.

El «momento oportuno»

A decir verdad, cuesta encontrar el «momento oportuno». Pero la pregunta es: ¿realmente existe? Momento oportuno... ¿para quién? ¿Teniendo en cuenta qué? Porque puede ser el momento oportuno para mi cuerpo, pero no para mi situación laboral. O el momento oportuno para mi pareja, pero no para mí. A veces, intentando dar con el momento oportuno nos perdemos en la inmensidad del tiempo...

No es fácil... y no sabría decirte la de veces que mujeres preocupadas me han preguntado: «¿Cuándo me recomiendas empezar a buscar un hijo?», a las que les he contestado siempre: «Yo no puedo decírtelo, porque solo tú lo sabes». Sí, todos lo sabemos, pero quizá no de la manera que esperamos saberlo: desde la cabeza.

En estos asuntos, la mente puede jugarnos muy malas pasadas: con las expectativas, con los propósitos y los cálculos, con esa tendencia de querer tenerlo todo controlado... Y nos perdemos en planes que tal vez nunca podrán cumplirse. Eso de «Vamos a ponernos a ello ahora porque así estaré embarazada dentro de poco y pariré con buen tiempo, que es mejor». Planes, planes, planes...

A veces incluso nos metemos de lleno a planificar sin saber, de verdad, si queremos o no engendrar una nueva vida. Si queremos o no compartir un hijo con esa persona que tenemos delante.

Supongamos que aún no tienes hijos pero los deseas aunque no sabes cuándo, y me preguntas: «¿Cómo puedo saberlo?». Yo te aconsejaría que dejes de pensar en ello y solo sientas. Que sientas si realmente nace en ti ese deseo casi irrefrenable de engendrar un hijo en tu cuerpo. Que prestes atención a si tus células están anhelando profundamente convertirse en madres, que notes si hay «alguien» esperándote.

Puede parecer raro, rebuscado, de locos..., lo sé. Pero te juro que hay muchas mujeres que podrían contarte sus experiencias con la llamada. Conéctate a eso, presta atención a si hay alguien que «te llama», trata de saber si notas que alguien está esperando venir a ti. A tu vientre.

También te aconsejaría que intentes ser lo más franca posible contigo misma y te preguntes si esas ganas de ser madre se relacionan con lo que crees que se espera de ti. O si con eso tienes esperanza de llenar algún vacío: buscar «fuera» lo que no se encuentra «dentro».

La sociedad, la familia, los amigos..., a veces pueden confundir muchísimo. Como tengas treinta y pico y no estés pensando en tener hijos, la pregunta que más veces vas a escuchar será: «¿Y qué, para cuándo un niño?», como si lo de tenerlos fuera algo obligatorio, algo por lo que hay que pasar sí o sí. Como si tuvieras que sentirte incompleta por el hecho de no tenerlos.

No, tener hijos no es obligatorio y nadie debería engendrar si no lo desea profundamente y está dispuesto a entregarse en cuerpo y alma, y abandonarse hacia donde lo que esta experiencia (la maternidad o la paternidad) le lleve.

Supongo que el problema de verdad consiste en que no somos lo suficientemente libres. Libres para decidir hacer con nuestra vida lo que nos apetezca, aunque esto no coincida con lo que los demás esperan de nosotros. Entonces, a veces, creemos que queremos un hijo sin apenas desearlo, o al revés, lo deseamos y estamos convencidos de que no porque todos dicen que ahora no es el momento oportuno.

Esto suele pasar a menudo con la búsqueda del segundo hijo. ¿Cuándo empezamos a buscar? A veces lo hacemos más empujados por lo que nos dice la cabeza (para que el niño tenga un hermano, para no dejarle solo, para que no se lleven tantos años), pero en realidad todavía no sentimos ese deseo genuino de volver a ser madres. Y es posible, porque se trata de un clásico, que nos quedemos embarazadas antes de lo que preveíamos, y entonces el resultado positivo en el test de embarazo nos golpea más como un mazazo que como una alegría.

Porque tomamos decisiones con la mente, a partir de lo que pensamos y no de lo que sentimos. Quizá lo que notábamos eran ganas de recuperar un poco nuestra vida, o nuestro cuerpo, ganas de gozar todavía un poco más de tener un solo hijo... Entonces nos invade la culpa, la dichosa culpa, porque conseguimos lo que en teoría queríamos, pero luego no lo disfrutamos, pues nos damos cuenta de que tal vez no era lo que deseábamos profundamente.

En el tema de la concepción (y en todos, pero es este el que ahora nos ocupa) es importantísimo que estés sumamente conectada contigo misma, tanto como puedas. Que seas capaz de observar lo que piensas y lo que sientes para poder detectar qué guía tus actos, y si eso es verdadero o no.

Además, salvo que queramos ser madres solteras, el embarazo implica la decisión de otra persona, y a veces la elección del momento para concebir con nuestra pareja se vive de manera distinta. A veces uno lo desea mucho y el otro no. A veces uno está impaciente y el otro puede llevarlo con calma, etcétera.

¿Qué debemos hacer en estos casos? Hablar, hablar y hablar. Encontrarnos dialogando y procurando que esa etapa de la búsqueda sea vivida profunda y sinceramente. Este tiempo es muy importante. A mí me gusta decir que, en esta etapa de saber si buscamos o no, o si queremos ampliar la familia, lo que estamos llevando a cabo (casi sin darnos cuenta) es la construcción de la «base».

La base

Mi deporte favorito es el esquí, que aprendí ya de mayor y gracias a mi marido. Cuando empecé, me explicó lo importante que era la nieve de base: para poder esquiar a gusto y disfrutarlo, es necesario que haya buena nieve. Si las últimas capas han caído recientemente, mucho mejor, pero resulta indispensable que bajo las últimas nieves caídas exista una buena base. Centímetros de nieve de fundamento, que se han ido compactando con el peso de un día detrás de otro, y que impedirá que se te rayen los esquís o, lo más importante, que si te caes, te des de cabeza con alguna roca. La nieve de base amortiguará los batacazos y hará que la jornada en la pista resulte mucho más placentera.

Pues bien, algo similar es lo que se hace mientras se gesta la idea de gestar: hacer base. Me refiero a gestar cuando todavía no hemos gestado, cuando lo de tener un hijo aún es una simple idea sobre la que vamos hablando, fantaseando, riendo e imaginando. Este tiempo de dialogar juntos, de construir en común la idea de lo que queremos ser en el futuro es importantísimo. Cuanta más base, mejor.

Porque tener hijos es intenso, demasiado, y puedes llevarte algún golpe inesperado. Cuanta más base haya preparado la pareja, cuanto más hablado esté todo, cuanto más hayamos alimentado el deseo de construir esta familia nuestra, más suaves serán los baches, más soportables, como cuando caes encima de una capa de nieve blanda que te acoge y te acaricia.

Si estás en esta fase, la de crear base, abrázala, pues es maravillosa. Disfruta de cada instante, de cada conversación, de todos los momentos compartidos con amigos, pareja y familia, porque aunque te parezca mentira quizá un día puede que eches de menos la libertad de la que gozas ahora, cuando nadie depende de ti. Disfruta de cada segundo, llénate de esta vida que tienes aquí y ahora porque de esta forma, si estás satisfecha con ella, podrás gozar también plenamente de lo que después supone cuidar de un bebé y tener que hacerlo en cuerpo y alma. Ser capaz de vivir el momento presente te ayudará después a no echar de menos el pasado y a sentirte comprometida con absoluta plenitud con lo que tendrás y vivirás a cada instante.

Haz base y disfruta creando blancos mantos de nieve debajo de vuestros pies.

Preconcibiendo, que es gerundio

A menudo, después de haber decidido empezar «la búsqueda» de nuestro hijo, nos invade una impaciencia enorme. Y si no vigilamos, si no somos conscientes de ello, puede que esa impaciencia enturbie un poco lo magnífico que resulta hacer el amor sabiendo que estamos buscando un hijo.

Empezar a mirar el calendario, a marcar los días fértiles, a tener relaciones con el único propósito de que esta vez sí... Si nos quedamos embarazadas muy rápido puede que apenas nos demos cuenta de cómo nos condiciona esto y no nos acabe afectando sustancialmente en nada, pero como tardemos un poco, esta etapa puede ser vivida con mucha angustia y agobio.

Hacer el amor debería resultarnos maravilloso siempre, y mucho más si estamos buscando un hijo. Procura ser consciente de si notas impaciencia en tu interior para que el acto sexual no se acabe contagiando de algo que no debería estar allí. Las prisas y el amor son muy malos compañeros. La sexualidad debe disfrutarse a cada paso, con la lentitud o la rapidez que nos apetezca pero con gozo y nunca con un solo objetivo en mente: concebir.

De lo contrario, el acto sexual acaba convirtiéndose en algo vacío, monótono y falto de eso que lo enciende todo y llena el alma. Concebir un hijo es demasiado importante para no hacerlo sintiendo el mayor placer posible.

Si estás en este momento, procura dar a vuestros cuerpos y a vuestros encuentros el placer, el tiempo y el gozo que os merecéis. Sin prisas, sin agobios, sin «tiene que ser hoy», porque quizá hoy no apetece.

Segregad oxcitocina y endorfinas hasta quedar extasiados de gozo y de amor en todos y cada uno de los rincones de vuestro cuerpo, también en aquellos más escondidos. Dejad empaparos de todos esos sentimientos positivos y pensad que un día, cuando llegue este hijo que buscáis, habréis acumulado tantas dosis de hormonas de amor y de felicidad, estaréis tan colmados, que podréis hacer fluir toda esa energía y entregarla de nuevo a un pequeño bebé que también tendrá sed de vosotros.

Disfrutando, a la vez, sabiendo que nunca más volveréis a pasar por esta etapa siendo solo dos. Inundaos el uno del otro, fusionaos con el otro, experimentad y disfrutad de este trayecto.

Ah, y no escatiméis humor, pues facilita muchísimo las cosas. La risa nos relaja, nos ayuda a disipar fantasmas y a conectar con el otro, y desde ese punto de partida será mucho más fácil, luego, disfrutar juntos. Humor, serenidad, paciencia y amor, mucho amor.

Los expertos aseguran que si no has cumplido los treinta y cinco, hasta un año después de haber iniciado la búsqueda no hay que recurrir a ningún especialista en el caso de que no nos hayamos quedado embarazadas. Así que *take it easy* y haz base también en el acto sexual, en el amor... Disfrutad mucho e id construyendo lo que luego os servirá de apoyo: esa base sólida donde poder soltaros y reponer fuerzas.

¡Suerte!

La primera vez

Julia y Alberto cenaban.

—¿Qué? ¿Nos lanzamos? —dijo él—. A mí ya me apetece...

Dejó el tenedor en el plato y miró atentamente qué cara ponía ella. Él hacía rato que estaba nervioso: quería hacerle la pregunta y nunca encontraba el momento adecuado para sacar el tema. Finalmente, y antes de terminar el segundo plato, se atrevió.

—¿Sí? ¿Ya? —dijo Julia. Su cara era de «esto ahora no me lo esperaba», pero tampoco parecía descontenta.

—¿Qué pasa?, ¿no quieres? Dijimos que nos pondríamos a ello al volver de vacaciones.

—No es eso, sí que quiero, claro, pero solo de decirlo me ha entrado un no sé qué en el estómago...

—Cariño, pero si quizá tardaremos meses en quedarnos embarazados... ¡o años!

—¡Hala! ¡Adónde vas!

—No... quiero decir que empezar ahora a buscar no significa que mañana ya tengamos un hijo en brazos. Nos ponemos a ello y que llegue cuando tenga que llegar.

—Uf... qué nervios... —Y se dieron un beso, de los largos, de los que parece que anticipen otros besos después. Pero Julia lo interrumpió—: ¿Crees que seremos buenos padres?

—No lo sé, eso espero... Lo que sí tengo clarísimo es que tú serás una madre excelente, no tengo ninguna duda de querer tener un hijo contigo.

—Yo tampoco.

—¿De tenerlo tú o de tenerlo conmigo? —Y se echaron a reír.

Ninguno de los dos volvió a tocar el plato. Como si con la emoción se les hubiera cerrado de repente la boca del estómago. Se levantaron, sentados a la mesa no era cómodo abrazarse. Se acercaron el uno al otro para volver a besarse como antes, con un beso largo, y esta vez sí que detrás del primero vinieron otros, seguidos, sin parar, con cierta prisa, como si la ilusión y los nervios, todo al mismo tiempo, hubieran encontrado en los besos la manera de salir hacia fuera... Ella se colocó encima de su regazo. Él le empezó a desabrochar los botones de la camisa sin dejar de besarla y ella le cogió la cabeza de aquella manera, con fuerza, con deseo... De una forma que a él lo encendía y que le erizaba la piel. La agarró fuerte por las piernas, se levantó con ella en brazos y caminó hasta la habitación.

Ambos sabían que, muy probablemente, deberían hacer el amor muchas veces, pero había algo…, sabían que aquella, en realidad, era la primera. La ilusión y la prisa con que habían comenzado a tocarse, aquellos nervios en la barriga que parecía que no quisieran disiparse… Todo lo hacían ligeramente diferente, como si fuera la primera vez a pesar de que no se le parecía en nada.

En realidad lo que pasaba es que estaba la conciencia. La conciencia de que aquella vez sería distinto porque se había dado ya el pistoletazo de salida. Se había verbalizado un «de acuerdo, estamos listos» sin esta fuerza ni estas exactas palabras, pero que quería decir lo mismo. De alguna forma, los dos sabían que con cada beso, con el deseo devorándolos, esta noche gritaban otra cosa. No solo «nos queremos, queremos estar el uno con el otro», sino que por primera vez se decían «queremos ser uno más»… Y esto, si bien resultaba apasionante y lo deseaban desde hacía tiempo, también imponía.

Aunque lo que sentían era un poco diferente de lo de las otras ocasiones, más intenso, más potente que hasta entonces, lo que hacían era lo que solían hacerse siempre. Lo que ya tenían medido, lo que les gustaba. Había tanto deseo acumulado, que jugaban sobre terreno seguro porque ninguno de los dos quería, ahora, y menos ese día, experimentar con cosas que quizá algún día habían imaginado pero que ni siquiera sabían si les convencería.

Aquella vez no se tuvo que parar para coger el preservativo, ponérselo, etcétera. No tuvo que hacer nada más que lo que quería hacer y ella quería que hiciera. Saboreó lenta y profundamente todas las sensaciones que se desencadenaban al sentir como su pene entraba en la vagina de Julia sin condón y todo lo que aquello podía significar. Eran chispas de conciencia de lo que estaban haciendo más allá de hacer el amor que, de vez en cuando y sin avisar, pasaban por la cabeza de Alberto y de Julia y desbocaban aún más la ilusión, la sensación de que algo importante estaba ocurriendo, y sobre todo, aumentaban las dosis de amor que le daban al otro.

Cuando ya estaba completamente dentro de ella, se detuvieron. No hicieron nada, no se movieron. Solo sintieron. Sentirse unidos, calientes, húmedos y juntos, profundamente juntos. De repente, un abrazo espontáneo, un abrazo como si no fuera de los que se daban cuando hacían el amor. Un abrazo lento, dulce, lleno de conciencia de pareja que quiere ser tres, que desea comenzar una nueva etapa. Todavía abrazados, empezaron a moverse rítmicamente, excitándose cada vez más, como si ya no pudieran aguantar mucho más tiempo aquella fuerza, aquella tensión sexual que había comenzado después de un beso largo aún sentados a la mesa. Dieron la vuelta y ella quedó sentada encima de él, haciendo los movimientos que sabía que gustaban más a su pareja; quería volverlo loco, que aquella vez la recordara para siempre. Se sintió poderosa. Todas las reservas que le habían surgido durante la cena habían desaparecido de repente y solo se sentía mujer, fuerte y capaz de engendrar un hijo en su vientre. Sintió una ternura profunda y agradable que hizo que se volviera a tumbar encima de Alberto y lo abrazara con fuerza. Ahora fue él quien se colocó encima de ella: se levantó un poco y abrió los ojos. Le gustaba ver la cara de Julia en ese preciso momento, el previo al orgasmo. Se sabía enamorado de aquella mujer y le gustaba ver como disfrutaba haciendo el amor con él; lo hacía sentir importante, lo hacía sentir poderoso.

Empezaron a moverse más rápido, más rápido, más rápido... hasta que llegó un orgasmo largo y profundo.

El silencio. La pausa. El reposo.

Ya no se movieron. Quedaron abrazados uno dentro del otro, sin decir nada, recuperando la respiración, en un relax apacible y amoroso que no tenían ganas de que terminase todavía.

—Madre mía, Julia, ¡esto de buscar un hijo es la bomba! —Y se echaron a reír.

—Solo espero no haberme quedado a la primera, ¡porque como este quiero muchos más!

—Podemos decirle que tarde unos meses en venir a tu barriga, ¿verdad?

—Hombre, si lo primero que hacemos es decirle que tarde en venir a nosotros, no mola mucho, ¿no?

—Ya, ya lo sé..., pero ¡es que me ha gustado tanto!

—Ah, ¿sí? Pues como todavía tardaremos un poco en saber si este ha sido el definitivo, ¿qué te parece si dormimos y antes de decirnos buenos días mañana por la mañana hacemos otro?

Volvieron a darse un beso de los largos, como si ahora solo supieran besarse así, y se abandonaron, desnudos, a un sueño dulce que ya llegaba. Antes de dormirse, los dos, sin decírselo, tuvieron el mismo pensamiento: «¿Estará ya aquí con nosotros?».

Capítulo 2

¡Lo tengo en mi vientre!

Ese momento. Ese preciso momento en que sabes que estás embarazada..., creo que no se puede comparar con nada. De repente sientes, a la vez, tantas emociones que necesitas días para poder ir procesándolas.

Yo siempre lo he sabido antes de que el test de embarazo me haya dado el positivo. Los días previos ya me sentía tan distinta físicamente que no había duda alguna de que ya había alguien en mí. La primera vez, todo era tan desconocido que me acuerdo observándome sin cesar y pensando: «Me siento diferente, ¿será que ya estoy embarazada?», hasta que llegaba ese día en que un cansancio atroz me dejaba casi anclada al suelo y entonces ya no tenía ninguna duda. Ese cansancio no era «normal», así que debía de significar algo.

Curiosamente, estoy escribiendo estas líneas cuando han pasado nueve años desde que supe que estaba embarazada por primera vez. Lo supe antes de hacerme ninguna prueba. Lo intuía. Notaba un gusto metálico en la boca que mi madre también había sentido cuando se quedó embarazada de mí y me sentía distinta. No sé muy bien cómo explicarlo, pero lo sabía. Aun así, no queríamos comportarnos como unos atacados de la vida y comprar el test antes de tener esa falta, y esperamos. Él tenía que hacer un viaje de cuatro días a las montañas (había caído una nevada impresionante y yo tenía guardia, era un puente de cuatro días, creo), así que decidimos dejar el test para el reencuentro. Nos llamábamos cada día y compartíamos ese secreto nuestro: «¿Qué tal hoy?». «Molestias abajo y me noto rara», dicho todo con esa sonrisa de ilusión que se intuía a través del teléfono. «Tengo ganas de volver y hacer la prueba.» «Y yo.» Para entonces, yo ya me acariciaba el vientre y le hablaba, a ratos con certeza de que sí, a ratos pensando: «¿Estaré alucinando como los otros meses y me llevaré un buen chasco?». Uno de los días del puente en los que no trabajaba me fui a esquiar. Durante el primer descenso ya no tuve ninguna duda: seguro que estaba embarazada, porque mi cuerpo sentía un cansancio distinto. Ya no esquié más, no podía. El *forfait* menos aprovechado de mi vida.

Al día siguiente volvió él: besos, miles de abrazos y rápido a hacer el test. No queríamos mirar así que, histéricos, fuimos a ¡cambiar las sábanas! La cuestión era hacer algo mientras tanto para no quedarnos allí…, pero qué poco glamuroso, *my God!* No terminamos de hacer la cama porque el ansia nos pudo y cuando miramos el resultado era un sí como una catedral. Lloré, claro, lloramos, de alegría e ilusión infinitas. Benditos nueve años… Qué buen recuerdo tengo de esos días de nieve, llamadas impacientes y amorosas, de esas dudas y certezas, y de ese secreto tan nuestro.

Me gusta comparar la sensación de cansancio que tenía con la de echar raíces… Tan en el suelo me dejaba ese agotamiento que era como si necesitara estar muy cerca de la tierra para que mis hijas pudieran empezar a arraigarse y crecer en mi vientre.

Así que puede que notes no solo eso, sino muchas otras sensaciones antes incluso de saber, porque lo dice una rayita en un test de embarazo, que estás embarazada. O no. O te darás cuenta porque, simplemente, la regla no aparece. En realidad, eso no importa. ¡¡¡Lo único importante es que estás embarazada y lo tienes en tu vientre!!! Así, con muchos signos de admiración. ¡Enhorabuena! :)

Un día me escribió una mujer diciéndome que se sentía impaciente porque quería tener un hijo y parecía que no llegaba. Otro día recibí su segundo mensaje: era mucho más corto que el anterior y ¡estaba lleno de signos de admiración! «¡¡¡ESTOY EMBARAZADA!!!» ¡Todavía no se lo había dicho a nadie y me escribía a mí! Me decía algo así como: «Sé que entenderás lo feliz que me siento», y creí percibir su felicidad en mí.

¿Lo decimos o que sea un secreto?

Quizá te lo estás preguntando y lamento decirte que ni ahora ni en las páginas que siguen voy a indicarte lo que tienes que hacer. No, porque yo no soy tú ni siento lo que tú sientes, ni vivo tus circunstancias. Después del resultado positivo, muchas parejas no saben qué hacer, si anunciarlo a los cuatro vientos, a bombo y platillo, o si esperar a que pase ese tiempo más «delicado» en que algunos embriones no siguen adelante.

Es normal que todos tengamos estas dudas. Porque si después resulta que algo va mal, tendremos que explicarlo a mucha gente y a lo mejor lo último que querremos es que todo el mundo nos pregunte. Pero puede también que no tengamos ganas de anunciarlo porque de momento tenemos deseos de vivirlo en la intimidad mientras, poco a poco, nos vamos haciendo a la idea.

Te puedo contar qué hice yo: decirlo. No a todo el mundo pero sí a esas personas a las que tanto quiero y que me apetecía que gozaran conmigo desde el minuto uno; a mis padres, a mis abuelos, a mis amigos íntimos. Sobre todo porque si algo iba mal, quería también que estuvieran a mi lado: no me imaginaba pasando por una pérdida gestacional sin que ellos me apoyaran. Por lo tanto, nos lanzamos y lo contamos ¡casi cuando todavía nos temblaba la voz! :)

Hagas lo que hagas, está bien. Tienes, seguro, tus motivos, así que escucha a tu corazón, tanto si te dice que guardes ese secreto solo para vosotros hasta la ecografía de las doce semanas, como si te pide que envíes un audio de voz gritando: «¡ESTAMOS EMBARAZADOS!», acompañado de una foto con el test de embarazo. Todo está bien, absolutamente todo.

Olvida lo que hicieron tus amigas, o lo que hizo tu hermana, o lo que le gustaría a tu madre que hicieras. Ahora solo importas tú. Tú y tu pareja, y lo que os parezca que debéis hacer está bien. En los meses y años que os esperan vais a aprender que no se puede complacer a todo el mundo ni falta que hace, así que este momento puede ser un buen entrenamiento. Escucha tus sentimientos y haz lo que creas más adecuado.

Disfrútalo. Disfruta de este tiempo de comienzo, de la sensación de que algo muy gordo está pasando, de que has sido elegida por tu hijo y de que sois ya una familia. Porque es así: está sucediendo algo increíble justo en este momento, aunque ni siquiera lo notes, pero está pasando. Todo se está transformando.

Transformación

Si hay algo que nadie puede negar es que, cuando estamos embarazadas, nos transformamos y no solo físicamente. Nuestro cuerpo va haciendo el espacio que necesita nuestro bebé para crecer y para desarrollarse, pero también vamos procurando ese mismo espacio en nuestras emociones, en nuestra psique, en nuestro ser.

Seguro que nunca has hablado tanto de hormonas como empezarás a hacerlo a partir de ahora porque, créeme, son importantes. Cuando te quedas embarazada, las hormonas toman el control de ti, de tu día a día, de tu vida. No se trata de algo malo, en absoluto. Toman el control para hacer todo lo necesario a fin de que en nuestro interior crezca otro ser y para que nuestro cuerpo se prepare para lo que está por venir. Las hormonas son nuestras amigas, o deberían serlo.

Puede que sientas un montón de emociones en un mismo día y que esas mismas hormonas te hayan hecho vomitar o sentirte fatal físicamente también unas cuantas veces. Choca al principio, pero vas a tener que aprender a surfear con ellas. Te propongo que observes lo que te pasa: los miedos, la felicidad absoluta, los momentos de vulnerabilidad, los de crisis o de éxtasis incontrolado, y acuérdate de las hormonas, recuerda que todo es normal y que no debes hacer mucho más que vivirlo.

Ni rasgarse las vestiduras, ni agarrarse a todo lo que sentimos como si fuera más real que cualquier otra cosa que hayamos vivido. Es simplemente este momento. Este y ningún otro, gobernado por unas hormonas que nos hacen de guía y que nos iluminan, a menudo, rincones algo oscuros. O que nos elevan para que podamos tocar el cielo a ratos y nos sintamos capaces de todo. Que nos dan poder y a la vez nos gobiernan. Todo ello, para que poco a poco vayamos tomando conciencia de quiénes somos, porque cuando regresen los tiempos de calma nos será mucho más fácil encontrar nuestro centro.

La transformación que vivimos hace que vayamos siendo «otra» poco a poco y día a día. A veces no somos demasiado conscientes de ello, y nos damos cuenta a través de nuestra pareja, que alucina con todos nuestros cambios. O con nuestro humor. O con nuestras prisas e impaciencia, como, por ejemplo, cuando de repente nos sale la «bestia del nido». No, no, no me he equivocado. Seguro que has oído hablar mil veces del síndrome del nido, ese estado de necesidad de prepararlo todo para la llegada de nuestro hijo en el que entramos las mujeres embarazadas. Pero yo lo llamo la «bestia del nido» porque a menudo se expresa sin contemplaciones, sin filtros, sin fisuras, y sale nuestra bestia, la del nido, para decir: «¡Que montes el cambiador de una puñetera vez!», como si nos fuera la vida en ello.

La bestia tiene su razón de ser, sin duda. Nos invade esa impaciencia de tenerlo todo controlado mucho antes de que nazca el bebé y nuestra pareja no entiende qué demonios nos está pasando, por qué tanta prisa. Bueno, supongo que inconscientemente tenemos tal sensación de descontrol con respecto a nuestro cuerpo que necesitamos controlar lo que sí podemos (el cambiador, la ropita, etcétera).

En mi caso, me obsesioné con que teníamos que ir a comprar la ropita de la primera puesta. Aunque me regalaban mucha ropa y me parecía estupendo, necesitaba que la de los primeros días la comprásemos nosotros. Y empecé a dar la vara: «El lunes vamos sin falta, ¿vale?», y tan solo estaba de cinco meses... Él me miraba con esa cara de «no entiendo tanta prisa, la verdad», y ese lunes, no recuerdo por qué, fue imposible ir. ¡Menuda frustración me llevé! Podíamos ir al día siguiente pero sentía tanta urgencia, tanta necesidad de tener (al menos eso) ya listo. ¡Cuánta paciencia tuvo conmigo! Por suerte le echamos mucho humor, era la única forma de controlar la bestia del nido y de poder surfear las oleadas emocionales que me sobrevenían de vez en cuando.

Porque la realidad es que nos transformamos emocionalmente. De repente es como si todas las corazas que teníamos, todos los filtros, cayeran, y estando embarazadas, una frase insignificante que en otro momento nos hubiera entrado por una oreja y salido por la otra puede convertirse en un puñal que se clava en el alma. Así de vulnerables estamos a veces. Como si, poco a poco, nos fuéramos desnudando para quedarnos solo con nuestra esencia y poder acoger, completamente auténticas y sinceras, el cuerpo también desnudo y vulnerable de nuestro bebé.

Pero esa transición no siempre es fácil y podemos vernos invadidas por un montón de emociones encontradas que no sabemos ni cómo gestionar. El entorno puede ayudar muchísimo a que vayamos aceptando aquello que se va despertando en nosotras, o todo lo contrario, haciendo que nos sintamos más solas que nunca. Buscar otras mujeres que estén como nosotras, realizar actividades con otras mamás embarazadas y empezar a hacer tribu puede suponernos la salvación en estos casos.

He dejado para el final la transformación del cuerpo, no porque sea lo menos importante, sino porque quería profundizar en ello. A mí me encantó ver cómo mi figura iba adoptando nuevas formas, nuevas curvas. Cómo se me iban asentando quilos en donde no los había tenido casi nunca. Me gustó experimentar la transformación de mi cuerpo. Me acuerdo de que cada vez que me duchaba, me vestía delante del espejo para poder apreciar la evolución de ese cuerpo en construcción constante. Lo vivía como una maravilla de la naturaleza y me sorprendía minuto a minuto. Lo miraba como si mi cuerpo no estuviera conmigo, como si fuera a su bola y yo hubiera perdido completamente el control. Durante mi primer embarazo quizá me costó un poquito más saborear esa pérdida de control físico, pero en el segundo simplemente me solté, me abandoné a lo que iba viniendo, disfrutando cada segundo de ese cuerpo que de seguro jamás volvería a tener.

Pero muchas mujeres no se sienten nada cómodas con las formas que va adquiriendo su cuerpo. Primero porque quizá no se trata solo de las formas sino también de malestares físicos como mareos, jaquecas, un cansancio que no cesa, vómitos... Si te encuentras mal resulta difícil poder gozar de esa transformación tan profunda, y lo único que deseas es que termine pronto.

A veces, estos malestares físicos que provocan tanta incomodidad a infinidad de mujeres van cogidos de la mano de la culpa. Sí, ¡encima! Encima de que se encuentran fatal aparece la culpa para reprocharles que no estén ultrafelices todo el tiempo por el hecho de estar gestando a su bebé. No se trata de eso. ¡Claro que lo más probable es que se sientan muy felices de tener a su hijo ya con ellas! Pero cuando te encuentras mal de verdad, a veces no puedes pensar más allá del malestar que estás sintiendo y solo quieres que termine. Sentir que no gozas del hecho de estar embarazada no te hace menos madre. De ninguna manera. Si tienes esa idea en la cabeza, por favor, intenta alejarla de ti porque no es cierto.

Hay embarazos muy placenteros y felices, y otros que no lo son tanto o que, simplemente, son horribles, con vómitos durante los nueve meses. Si has tenido la mala suerte de vivir el segundo caso, procura no aumentar ese malestar culpándote de no haberte podido sentir feliz durante ese tiempo.

Por suerte, las cosas no acaban aquí, al contrario, aquí empieza todo, y vas a tener la oportunidad de sentirte plenamente feliz y demostrárselo a tu hijo. Sin embargo, te recomiendo que se lo expliques a tu bebé mientras está en el útero. Que le hables, que le digas lo mucho que le amas. Que le cuentes que te sientes mal con esos mareos, con ese malestar físico, pero que te alegras lo que no está escrito de estar gestándolo, de que crezca sano en tu vientre. Sincérate con él. Aprovecha que te has deshecho de las corazas para abrazar, desde lo más profundo a tu bebé y hablarle desde lo más hondo. El vínculo se estrecha con cada frase, con cada caricia de tu mano en tu vientre, con cada pensamiento...

La importancia del vínculo madre-hijo en el embarazo

¿Cuándo empezamos a vincularnos con nuestro bebé? En este caso, como en tantos otros relacionados con la maternidad, creo que no existe un único camino. Habrá mujeres que comenzarán a gestar ese vínculo mucho antes de estar embarazadas, y soñarán con ese hijo, y lo imaginarán... y otras que no empezarán a vincularse hasta empezado el embarazo.

Y aun así, estando ya embarazadas, algunas iniciarán ese vínculo en cuanto vean el resultado positivo en el test, otras cuando noten paraditas en su vientre, y habrá otras a las que vincularse con su bebé les costará meses y meses. Hay, como siempre en la vida, un sinfín de situaciones, de circunstancias, de vínculos.

El embarazo, sin embargo, crea el «espacio» perfecto para relacionarnos con nuestro bebé. Todo propicia que nos vinculemos a nuestro hijo: la caída de las corazas, el aumento de nuestra sensibilidad, que nos permite conectar con nuestro hijo, el vaivén hormonal que hace que a medida que el embarazo avanza vayamos volcándonos cada vez más «hacia dentro» para irnos encontrando más cerca los dos... Y también está el tacto.

El tacto, en este momento de la vida, es importantísimo. Recuerdo que yo empecé a tocarme la barriga antes incluso de que Laia y Lua estuvieran dentro. En cuanto quise concebirlas, empecé a acariciármela. Ponía las manos encima del que sería su nido, su receptáculo, y una vez que ya me sabía embarazada, las manos se me iban casi sin darme cuenta a la barriga. Caricias constantes, caricias y más caricias para estas dos niñas con las que prácticamente aún no nos conocíamos.

Un día publiqué un post en las redes en el que hablaba de los jerséis que había gastado justo en la zona de la barriga de tanto tocármela en mis embarazos. Los jerséis estaban casi nuevos menos en esa zona. Un montón de mujeres me explicaron sus experiencias, todas en el mismo sentido, porque describían el hecho de tocarse el vientre en todo momento como inevitable. Inconscientemente, las manos iban ahí muchas veces.

De alguna manera, acariciarse la barriga estando embarazada significa: «Hola, cariño, estoy aquí», un conectar sin tener que decir nada. El tacto también ayudará a la pareja a relacionarse y vincularse con el bebé. Sí, ¡nuestra pareja también nos va a gastar jerséis!

El tacto transmite amor con la palma de la mano; amor que atraviesa la piel de la barriga y el útero, y se dirige directamente al corazón del bebé, que a su vez quizá responde con un movimiento, frotándose aún más justo allí donde está la mano que acaricia. Como diciendo: «Yo también te quiero».

Hay quien se siente incómodo cuando una mamá se toca el vientre (lo he visto) y dice cosas como «lo vas a gastar». No tengas miedo de tocarte la barriga hasta gastar los jerséis. Ignorar estos comentarios te servirá para que, una vez haya nacido tu bebé, sepas hacer oídos sordos también a las voces que intentarán que no le cojas en brazos, que no le toques demasiado, que no le acaricies tanto,... ¡no sea que se malacostumbre!

Acaríciate la barriga, juega, interactúa, vincúlate con tu hijo. Porque si algo tiene el tacto es que permanece. Queda para siempre registrado en el cuerpo. Como si hubieras grabado un «te quiero» en cada célula.

El embarazo prepara un campo perfecto en el que sembrar esa semilla preciosa e importantísima que es el vínculo entre una madre y su hijo. Un hilo invisible que los unirá más allá del embarazo, el parto y la crianza. Un antes y un después. La fortaleza de ese vínculo puede marcar nuestra relación futura, así de importante es.

¿Y CÓMO VINCULARNOS? (Aparte de con el tacto...)

★ **Con la palabra:** hablando con él, comunicándonos con nuestro bebé.
★ **Con el sonido:** esa música que ponemos pensando en él, esa canción que le cantamos.
★ **Con el pensamiento, con la respiración**, con cada cosa que hacemos podemos estar vinculándonos con nuestro bebé.

A veces sucede de la manera más sencilla y puede resultarnos espontáneo, natural y lo más fácil y fantástico que jamás hemos vivido, y otras puede no serlo tanto. Si sientes que te cuesta vincularte con tu hijo, si notas que te supone una dificultad relacionarte con él, quizá estaría bien indagar por qué. ¿Qué puede estar obstaculizando ese vínculo? Puede ser que tuviéramos muchísimas ganas de quedarnos embarazadas y, una vez que lo estamos, darnos cuenta de que nos cuesta un montón vincularnos y no sabemos muy bien por qué. Si te encuentras así, si estás viviendo esta sensación, te recomiendo que busques la ayuda de un profesional que te eche una mano para poder encontrar la raíz. Porque vincularos es esencial e importantísimo. Porque tu bebé te necesita cercana y presente. Porque tú también precisas de ese vínculo para poder gozar de tu maternidad.

A veces, esa imposibilidad de conectar con nuestro hijo y vincularnos tiene que ver con alguna experiencia pasada o con el miedo.

El miedo en el embarazo

El miedo es una emoción desagradable y, muchas veces, justamente por eso procuramos aparcarlo, dejarlo a un lado, negarlo... pensando que de ese modo ya no existe. Pero lamentablemente no funciona así, y en el embarazo, en algún momento de esos nueve meses, suele aparecer (más pronto o más tarde) el miedo.

A veces en el preciso instante de sabernos embarazadas ya viene a visitarnos. «¿Cómo lo voy a hacer? ¿Cómo será? ¿Y si no soy buena madre? ¿Y si no sé cuidar de él?» Otras veces tarda más, se hace de rogar. Pasan los meses y la felicidad que nos provoca el hecho de estar gestando a nuestro hijo y las hormonas que, sobre todo en el segundo trimestre, nos hacen volar hasta arriba, aniquilan cualquier miedo.

Pero luego, cuando menos te lo esperas ahí está, a la vuelta de la esquina, el miedo, mirándote con cara de «¿Creías que te ibas a librar de mí?», como el lobo feroz escondido detrás del árbol mientras ve llegar a Caperucita.

Vale. Sí, es miedo. Sí, es desagradable y no gusta a nadie. Pero es normal. Normal sentirlo, normal que aparezca y también que luches para ahuyentarlo, aunque no sirva de nada hacerlo. Lo que hay que hacer en estos casos, aunque parezca contradictorio, es aceptarlo. Aceptar que ahora, aquí, sientes miedo.

Estás viviendo cosas que no habías vivido nunca. Tampoco si es tu segundo embarazo, o el tercero, habías pasado por esto antes (estar embarazada y cuidar de otros hijos). Por lo tanto, todo es nuevo también. Y encima estás a punto de vivir el viaje más espectacular de tu vida: un parto. Quizá no sabes de qué se trata porque es el primero, o tal vez sí, pero un parto siempre es distinto y siempre conlleva ese plus de incertidumbre.

Sumado a la inquietud de lo que sucederá: de cómo será pasar de dos a tres, o de tres a cuatro, o de cuatro a cinco. Inquietud de no saber si lo que nos espera es mejor o no. Inquietud de no saber si seremos más felices o todo lo contrario. De si va a salir todo bien.

¡Como para no sentir miedo!

Durante mi primer embarazo me sentí muy feliz en general, pero las primeras semanas ya supe qué era el miedo. De repente empecé a pensar que no quería perderlo... La semana diez de mi primer embarazo escribí estas palabras: «No quiero que te vayas... Porque ahora, que estoy de diez semanas, ya me pongo las manos en la barriga muchísimas veces al día sin ni siquiera darme cuenta. Porque ahora, cuando estoy en la cama, imagino cómo serán tus ojos, cómo sonará tu voz, y si te gustará que te haga cosquillas. Porque ahora ya tenemos muchas conversaciones con tu padre y con el resto de la familia donde sales tú. Porque cuando estoy en el tren, de camino al trabajo, miro por la ventana y me pregunto cómo serás cuando seas mayor, qué te gustará, qué pensarás, qué querrás, qué buscarás y qué sabrás. Por eso, por todo eso, no quiero que te vayas, no quiero que te vayas, no quiero que te vayas, no quiero que te vayas...».

A partir de la semana doce empecé a relajarme, y el miedo desapareció.

Me sentía tan feliz durante casi todo el tiempo que el miedo tardó en volver a aparecer, pero Dios, cuando lo hizo, yo parecía una niña pequeña escondida debajo de la cama. Mi madre, cuando le conté entre lágrimas cómo me sentía, me dijo que me entendía, que era normal, y luego, cuando yo ya estaba mejor, confesó: «¡Ay, qué bien que haya aparecido ese miedo!», y yo: «¿Cómo que qué bien?». (Añado: me sentí débil y, además, como si fracasara en eso de estar embarazada por el hecho de estar atemorizada y empequeñecerme.) «Así podemos trabajarlo, puedes elaborarlo, hablar de ello, y podrás ir hacia el parto más ligera de equipaje, y, en todo caso, quizá entonces ya no aparezca como una losa. El miedo en el embarazo da una oportunidad única de trabajar cosas que antes no estaban en su sitio.»

Al cabo de poco tiempo, ese miedo había desaparecido. Pero no pasó lo mismo en mi segundo embarazo, a pesar de que ya venía de una experiencia anterior y ya sabía más o menos qué era lo que me esperaba. Entonces me acechaba eso de «con la suerte que he tenido con la primera hija, quizá ahora ya no tendré tanta», como si las papeletas no siempre tuvieran que estar «bien» repartidas.

Durante esa segunda experiencia sentí más miedo, algo que luego he comprobado que pasa a menudo: en los segundos y terceros embarazos el temor se incrementa. Porque sabemos más cosas, porque conocemos más casos, porque tenemos la mochila cargada de experiencias que quizá no fueron como nos hubiera gustado, porque la incertidumbre afecta (ahora ya sí) a otro hijo que se siente igual de asustado o más y que, tal vez, no se corta lo más mínimo cuando expresa su malestar. Con lo cual tenemos que lidiar con nuestros miedos y los suyos, y no, no es nada fácil a veces.

En mi segundo embarazo, recuerdo haber tenido mucho miedo a que todo se esfumara: la felicidad de la que gozábamos siendo tres. Tenía temor a que se diluyera con el caos de ser cuatro en casa. Eran miedos absolutamente descontrolados, algunos conscientes y otros inconscientes... En realidad, supongo que me daba miedo de verdad sufrir y ver sufrir a mis dos hijas. Esto me aterraba y era algo que con mi primer embarazo no sentí.

Pero estuvo bien así. No pasa nada si sientes algo de lo que te cuento. Es bueno que lo detectemos, que lo miremos cara a cara, que nos demos cuenta de lo asustadas que estamos, que hablemos de ello, que agarremos bien las riendas y retomemos la calma y la serenidad. Porque sí, es cierto, puede pasar de todo, pero lo más probable, LO MÁS PROBABLE, es que todo vaya bien. Así que relax.

Lo más importante es el aprendizaje que comporta ese miedo: la aceptación. Aceptar que tengo miedo, que estoy asustada, que no sé cómo va a ir todo, que no sé cómo nos vamos a adaptar, que desconozco si vamos a ser felices o no con la nueva situación familiar... Aceptar que estamos muertos de miedo pero que juntos podemos atravesarlo. Darnos cuenta de que el miedo está pero que de la misma forma que viene, se va. Ser conscientes de que podemos impedir que nos arrastre. Aceptar que a ratos puedo sentirme pequeña y asustada pero que soy adulta y capaz de retomar las riendas de la situación. Aceptar que está bien, por momentos, soltarlas y abandonarme a ese miedo que me acecha, y que está bien dejarse ayudar.

Aceptar. Soltar. Abandonarnos a lo que es. Abandonarnos a la incertidumbre y... confiar en que el plan que la vida nos tiene preparado es el que necesitamos para aprender lo que nos toca. Para vivir lo que tenemos que vivir.

La aceptación y la confianza serán un bien muy preciado cuando ya tengas a tu hijo en brazos. De modo que menudo regalo nos hace el embarazo con la aparición de tantas emociones, porque te invitan a practicar sin descanso eso tan importante: aceptar el momento que nos toca vivir y confiar en la vida, en nuestro bebé y en nosotras.

Cosas «raras» que te pueden pasar

Tranquila, no te voy a hablar de temas médicos ni voy a meterte miedo en el cuerpo, al contrario. Ahora te voy a contar cosas que quizá te sucedan y que tu entorno puede considerar rarísimas, pero para eso estoy yo aquí, para decirte: «*Keep calm*, querida, no pasa nada, esto es de lo más normal».

Porque a veces, embarazadas, parece que nos hayamos vuelto locas. Me explico: un día, embarazada de dieciséis semanas de mi hija Laia llegué a casa a las 16.30 de la tarde con un hambre atroz y abrí la nevera. Esperaba un yogur que había imaginado todo el día allí, con cara de «cómeme», y resulta que ese yogur había desaparecido. Quizá me lo había comido yo y ni siquiera lo recordaba, o tal vez había sido mi marido.

No importa. Visualiza ese momento: acababa de llegar de trabajar, de estar desde primera hora a tope, y cuando entré en casa no encontré ese merecidísimo yogur. Drama total: me puse a llorar. De verdad. ¡A llorar! ¡Por un yogur! No me lo podía creer, así que escribí a mi amiga Marta y le dije: «Tengo que hacérmelo mirar: estoy llorando porque en la nevera no había yogures»... Nos reímos tanto que todavía hoy hablamos de esa anécdota.

¿Y por qué te lo cuento? Porque vas a tener las hormonas *on fire* y a ratos vas a creer que estás chiflada, pero no. Es normal. Llorarás por cosas por las que no creías que era posible llorar y, en otros momentos, vivirás situaciones enormemente estresantes o preocupantes para los demás que a ti te resbalarán.

Como si para algunas cosas las embarazadas dispusiéramos de una supercoraza que nos protege para que ese mal rollo no llegue al bebé, y otras veces como si tuviéramos una capa muuuuy fina que permitiera que la cosa más simple nos afectara de una forma tremenda.

Lo mejor: acostumbrarse y gozarlo. Ah, y reírse mucho porque la verdad es que es para hacerlo a carcajadas.

Más cosas: vas a creer que ya no eres la misma. Tú, que lo tenías todo más o menos organizado y controlado, que jamás habías perdido las llaves de casa y que tienes los cumpleaños de tus padres siempre presentes, te verás buscando las llaves día sí, día también, olvidando fechas que te parecían imposibles de olvidar y creerás que eres la desorganización con patas.

Tranquila, también esto es normal. Estamos muchísimo más despistadas. Cosa, claro está, que se nota mucho en las mujeres que siempre lo hacían todo con eficiencia: el cambio choca y no se reconocen. Pero también es fruto de esta transformación tan rotunda que vivimos las mujeres cuando gestamos a un bebé.

Digamos que la parte del cerebro que se ocupa de que lo tengas todo controlado se va desconectando y otras partes que quizá tenían menos presencia, como las emociones y la intuición, van tomando las riendas. Esto tiene una explicación, pues para cuidar de un bebé que no habla y que es todo emoción debemos desarrollar nuestra empatía, de modo que tu cuerpo se prepara para eso: para que tu hijo pueda conectar contigo, para que pueda comunicarte qué le pasa y qué necesita.

Así que cuando no recuerdes dónde has dejado las llaves, o ni siquiera dónde has aparcado el coche, cuando en el trabajo cometas algún error que jamás habías cometido, recuerda que es normal y que, además, es bueno que tu cuerpo vaya transformándose también en este sentido. Será bueno para ti y para tu bebé.

¡La de cosas que nos han pasado a las mamás con el despiste! En mi caso, un día, mientras aparcaba, rayé la moto de mi marido. Una amiga aparcó sin poner el freno de mano en un lugar con pendiente (suerte que eran las once de la noche en un pueblo diminuto y no pasó nada); otra se dejó el perro atado a la puerta de una tienda y no se dio cuenta de ello hasta que, al llegar a casa, su hijo de tres años le preguntó: «Mamá, ¿y Fabby?»... Podría seguir hasta llenar todas las páginas del libro.

Así que si tienes algún despiste, consuélate pensando que seguramente yo o alguna amiga mía los hemos tenido mayores. ;)

Pero pasan más cosas. Ya he mencionado antes que, un día, mucho antes de llegar a la recta final del embarazo, vas a sentir la necesidad irrefrenable de tenerlo todo listo. Una necesidad imperiosa de tener la ropita preparada y el cambiador montado, etcétera, y como falte algo, parecerá como si nos faltara una pierna. E insistimos, insistimos... y nuestra pareja no entiende ni nuestra impaciencia ni por qué resulta vital montar AHORA cosas que no vamos a necesitar hasta dentro de meses.

Pueden pasarte otras cosas también que quizá, a priori, no se entiendan. Como que de repente te entren infinitas ganas de estar con tu madre. Muchas, más que nunca, y que la eches de menos si pasas días sin verla. Quizá antes de quedarte embarazada os veíais de uvas a peras y ahora te apetece que te acompañe a comprar cosas para el bebé, o quieres que venga a tu casa para ver cómo ha quedado el cambiador (que finalmente ha montado tu pareja ante tu insistencia).

Hay mujeres que no comprenden por qué sienten ahora esa necesidad de pasar tiempo con su madre y hay abuelas que no comprenden por qué ahora su hija las llama tanto. Bueno, pues aunque parezca raro también es normal. Entramos en una etapa de conexión también con la niña que fuimos, y estar cerca de mamá, poder compartir con ella esta nueva etapa de nuestra vida nos reconforta.

Si nuestro vínculo era fuerte y estaba bien asentado, el embarazo puede convertirse en una ocasión maravillosa para seguir estrechando el lazo y disfrutar, madre e hija, de este viaje, de esta gestación con el gozo de vivirlo y compartirlo la una con la otra.

El problema surge cuando el vínculo no era tan bueno. A veces la mamá embarazada está ansiosa de comunicarse con su madre, de compartir, de ser «vista» por fin, y no obtiene la atención que en estos momentos tanto le gustaría recibir. Como siempre, poder hablar de ello de una forma calmada, apelando a lo que sentimos, puede transformarse en una buena ocasión para curar viejas heridas y reparar aspectos de nuestra relación, haciéndola más fuerte y bonita.

Ah, y por último: es probable que tengas un montón de sueños rarísimos. Por ejemplo, que tienes a tu bebé y resulta que nace ya hablando, o que es tan pequeñito que te cabe en la palma de la mano y lo pierdes entre tus cosas, lo buscas y no lo encuentras... Todos estos sueños serán surrealistas y, a la vez, del todo normales. Tu inconsciente, por la noche, hace de las suyas, y va procesando posibles miedos que habiten muy dentro de ti, a veces incluso sin saberlo.

¿Qué debes hacer en estos casos de sueños tan raros y a la vez tan nítidos? Si por la mañana los recuerdas, puedes apuntarlos, porque tal vez te cuenten cosas interesantes. Puedes comprobar el nivel de miedo o angustia que quizá llevas dentro, y elevarlo al plano consciente. Siempre es aconsejable escuchar lo que nos dicen los sueños, por frikis que nos puedan parecer. Ah, y coméntalos con las amigas porque os vais a reír un montón. ;)

La sexualidad en el embarazo

A lo mejor te preguntas por qué he incluido este tema aquí, si quizá pensabas que el tema de la sexualidad iba a seguir igual que cuando no estabas embarazada... ¡Si yo te contara la de veces que, acompañando a parejas embarazadas, ha salido este tema en la conversación!

Algo muy habitual es que, pasado el primer mes de embarazo, que es cuando por lo general estamos más cansadas y sin muchas ganas de fiesta, empecemos a recuperarnos y la libido suba. Bastante. Nos han crecido los pechos, tenemos más curvas, nuestra barriga nos parece de lo más preciosa y nos sentimos más femeninas y atractivas que nunca.

Esto puede ser la bomba para muchas parejas a las que les parece inconcebible tener menos sexo, de modo que durante el embarazo siguen con una actividad sexual muy intensa.

Pero no siempre es así y puede deberse a dos motivos.

El primero es que también es frecuente que al hombre le baje la libido hasta los suelos. Incluso a hombres que siempre han tenido buen apetito en este sentido puede pasarles esto. Las razones: tienen miedo de hacer daño al bebé o tienen la sensación de que no están «solos» y se sienten menos fogosos, o también puede que de repente se sitúen más en el papel de cuidador. Quieren cuidar de su pareja y del bebé que está gestando... y por eso a muchos la libido les disminuye.

El segundo motivo aparece cuando la mujer se encuentra fatal físicamente durante todo el embarazo. Hay embarazos que son realmente duros, con mucho reposo, con muchas visitas médicas, etcétera, y en estas condiciones cuesta a veces tener ganas de encuentros sexuales, la verdad. También puede ser que físicamente se encuentre bien, pero haya muchas cosas que le preocupan y no le apetece tanto hacer el amor como antes.

El problema es cuando no vamos a la una. Es decir, un miembro de la pareja está *on fire*, con muchas ganas de sexo, y el otro prefiere ver una serie y mimitos en el sofá. *Houston, we have a problem*.

Muchas parejas lo pasan realmente mal con este tema y ¿sabes por qué? Por el coco. La mente nos juega constantes malas pasadas y, a menudo, en el asunto de la sexualidad nos lo tomamos todo como algo personal. «Si tiene la libido baja ahora tal vez se deba a que ya no le gusto así, a que he engordado... No me encuentra atractiva» o «Si no le apetece hacer el amor conmigo quizá es que ya no le intereso», etcétera.

A decir verdad, estos pensamientos no tienen razón de ser y no tienen nada que ver. Digamos que todo forma parte de esta gran transformación que está viviendo no solo la mujer, sino la familia entera. Porque sí, ya somos una familia, y estamos experimentando un cambio continuo. El bebé está creciendo y mientras aumenta el tamaño del vientre, también crecen en nosotros miedos, expectativas, ilusiones, imaginaciones, alegrías, frustraciones y un montón de cosas más que debemos ir asimilando, digiriendo y procesando.

Lo mejor, como siempre, es hablar y reíros de las situaciones que se producen. Con humor, podréis quitar hierro al asunto y acercar posiciones, y lo más importante, conectar de nuevo. Porque, a veces, el tema de la sexualidad, si no lo hablamos, si hacemos como que no nos importa mucho cuando en realidad no es así, nos acaba distanciando.

¿Y cómo se combate la distancia? Con conexión, que llegará a través de la comunicación real y desde el corazón, y sobre todo mediante el humor. Si nos reímos, nos relajamos, y si nos relajamos por completo, absolutamente todo irá mejor.

Puede que no te hayas sentido nada identificada con lo que he descrito. No pasa nada. En este caso, si vuestra sexualidad sigue con tan buena salud como siempre, te invito a seguir disfrutándola en este nuevo estado de que goza tu cuerpo. Es posible que notes sensaciones nuevas, distintas, con otros matices, y que sientas que en la unión con tu pareja también aparecen nuevas sensaciones físicas y emocionales... Se trata de un momento de gozo, que llenará vuestros cuerpos, vuestras mentes y, sin duda, también colmará a este nuevo ser que late en tu vientre.

Mis consejos para un embarazo feliz

A continuación van unos consejos que te ayudarán a disfrutar al máximo de esta nueva etapa:

✦ **Cuídate:** Es fundamental que te cuides y descanses tanto como el cuerpo te pida. También que te mimes, que te escuches, que conectes contigo misma. Ese momento, esa conexión, esa escucha será oro para el tiempo de crianza de tu hijo porque cuidarse es algo que luego cuesta más. Así que no lo dejes para mañana. Cuídate hoy, ahora. Tente en cuenta y mímate. Cuidándote a ti, cuidas de tu bebé y os dais el tiempo y la escucha necesaria para vincularos, para acercaros, para conectar desde ya y, seguramente, para siempre.

✦ **Muévete:** Si te encuentras bien, si te sientes a gusto, muévete. Haz deporte; sal a caminar, ve a matronatación o practica yoga, pero no te quedes quieta. Te ayudará a nivel físico pero también a nivel emocional, pues con tanta endorfina suelta te hará sentir estupenda por dentro y por fuera.

✦ **Acepta hacer lo que te apetezca de verdad:** No salgas si no tienes ganas de hacer vida social. Quizá prefieras una sesión de sofá, mantita y peli en casa. Está bien así. Acepta que tu cuerpo te pide calma. Pero también puede que te sientas tan pletórica que estés loca por salir a cenar, o quedar con amigos. Todo es bueno. Lo importante es que identifiques qué es lo que te pide tu cuerpo y lo permitas sin juzgarte.

✦ **Busca tu tribu:** Tus amigas, tu familia, quien sea que te escuche, con quien empatices y puedas compartir juntos este momento tan importante. Rodéate de gente que no te juzgue y que te acompañe en este camino tan transformador. Si no tienes tribu, si vives en un lugar donde no conoces a nadie, apúntate a yoga, a natación con bebés, a masaje infantil, a un grupo de apoyo a la crianza, a la actividad en la que sepas que vas a encontrar mujeres en tu misma situación. Porque allí quizá conozcas a otras mamás con las que podrás compartir tu maternidad y tal vez acabarán siendo tus grandes amigas a partir de ahora. Podrás comunicarte, sentirte escuchada y acompañada, y eso, créeme, no tiene precio.

✦ **Ponle humor:** A todo. A las ganas de tener sexo o a la baja libido, al culo que crece y se expande, a las piernas que a veces parecen de elefante o a las emociones desbocadas gracias a la bestia del nido. Da igual. Tú ríete, ríete mucho. Respirarás mejor, te oxigenarás mejor y te sentirás feliz y divertida. Y con ello resonará también tu bebé. Quitar hierro a los asuntos con los que os vayáis encontrando en este apasionante camino os lo hará mucho más llevadero y, sobre todo, lo pasaréis mejor. ¡Reír es media vida!

✦ **Observa tus miedos:** Míralos a la cara. Date cuenta de qué es lo que te asusta, si es que notas inquietud, y háblalo con alguien que te comprenda y pueda acompañarte en eso. Los miedos, si están fuera, mucho mejor. Recuerda: lo que se ve, se va.

✦ **Infórmate:** La información es fundamental para todo, y para convertirte en madre también. Busca información sobre el parto, sobre el lugar donde parir, pero también sobre lactancia y crianza. Te facilitará herramientas y seguridad, que te irán de perlas cuando ya estés de lleno en esas etapas. Aprovecha los momentos de descanso para, si te apetece, leer y aprender.

✦ **Busca momentos de pareja:** Busca espacios donde podáis cuidaros, relajaros y hablar, sintiendo lo especial que es este momento y, sobre todo, saboreándolo. Nunca más vais a estar como ahora, así que aprovechad al máximo este tiempo, pues es precioso. Aceptad lo que vaya sucediendo sintiéndoos unidos y juntos, con plena conciencia de estar construyendo vuestra propia familia. Conectad y amaros mucho.

Metamorfosis

Cada día que pasa Blanca se transforma un poco. Es evidente sobre todo cuando se desnuda y entra en la ducha. Tiene que hacerlo despacio, con más cuidado que antes porque la barriga la desequilibra. Se mira los pechos y, aparte de que hace tiempo que son más grandes, las areolas se han ido oscureciendo, preparándose para que su bebé vea bien presentes los pezones donde agarrarse al salir después del gran viaje. En su vientre todavía no se ha dibujado la línea alba, pero su barriga ya es redonda y gorda y ya no puede ni verse los pies. Hay días que la piel le tira un poco, y nota a su hijo perfectamente.

Blanca es delgada y eso tiene una ventaja cuando estás embarazada, ya que se puede notar cada parte del cuerpo del hijo que estás gestando: el bracito, la cabecita, los pies, un codo, una rodilla.

Lo toca, lo acaricia y le dice que es precioso y que le encanta que esté dentro de su cuerpo. De esta manera, con el sentido del tacto y con las palabras que oye vibrar a través del líquido amniótico, los dos se van conociendo y se van queriendo cada vez más. Él también lo nota todo y tienen sus ratos íntimos de tacto y vínculo a diario.

Se transforma su cuerpo, porque su físico ya no es el mismo. Pero también se transforma el alma y cada vez le es más fácil imaginarse con un nuevo hijo entre los brazos.

El concepto de tres ya lo siente plenamente integrado dentro de sí misma y tiene la sensación de que se ha ido acomodando a este nuevo estado de familia con un nuevo miembro. Ya no se trata de algo abstracto, sino que percibe su realidad y le gusta.

Dentro de la ducha, con el agua que la abraza, es donde se sabe más consciente de que sus límites corporales se han ensanchado. También cuando él la abraza. Se siente redonda y llena de curvas y no le desagrada, al contrario. Se ha convertido en un receptáculo grande para acoger a un niño que cada día es más niño, que cada día es más denso y que cada día está más aquí, con ellos. Hay noches que se despierta con sus movimientos y le dice: «Mi amor, todavía es de noche, y quiero dormir un poquito más...». Se tocan un rato, y se vuelven a dormir.

Blanca se transforma lentamente y sin apenas percibirlo con nitidez, se da cuenta de que también se aleja un poco. Del mundo exterior, del mundo conocido. Y se refugia cada vez más en los pequeños momentos, en cada patadita, en los abrazos, en los momentos íntimos de pareja, en la buena compañía, en la familia más cercana, en las amistades más íntimas...

Se aleja de lo externo, del ruido, del movimiento..., de lo superfluo, de lo que no resulta esencial. Y, en cambio, goza del sentido del tacto, de acariciarse el vientre hasta gastar todos los jerséis, de cantar canciones de cuna a un bebé que todavía no ha nacido y de imaginar cómo será la vida de tres cuando puedan ya darse la mano.

Blanca cierra los ojos y se abandona... Se abandona a esta constante transformación maternal que le da la vuelta y la sumerge, que se la lleva muy lejos, para poder ir cogiendo el mismo ritmo que ese niño que está por nacer, para poder sincronizar relojes y ser capaz, cuando llegue el momento, de parir y decir: «Bienvenido, Álex, te quiero».

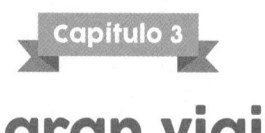

El gran viaje

Parir

Parir es la bomba, y ¿sabes por qué? Porque te va a permitir abrazar a tu hijo, porque podréis miraros a los ojos. Solo por eso, parir ya es extraordinario. Pero no solo por eso.

A mi modo de ver, el hecho de parir se parece a un gran viaje, tanto si dura días como si tardamos unas pocas horas. Todo lo que se experimenta desde que empieza el trabajo de parto hasta que nace el bebé es de una intensidad tal que creo que no hay nada semejante en la vida. O por lo menos, yo no he experimentado nada que se le parezca o que me haya hecho aprender tantas cosas en tan poco tiempo.

Por eso utilizo la metáfora del viaje: porque es como empezar una larga travesía que te llevará a conocer rincones de ti que ni sospechabas que tenías, que te descubrirán matices de tu pareja que jamás habías visto antes y que te harán surcar lugares (físicos, emocionales y mentales) con tu hijo que nunca antes habías visitado.

Parir es bestial, y no hablo del dolor, que a veces está, sino de algo mucho más importante. Parir transforma de una manera colosal. Justo después de que tu bebé haya nacido, ya no puedes ser la misma, es imposible. Lo vivido es tan impresionante que no serás la misma mujer.

Durante mis partos he vivido de todo: momentos en que he sido la mujer más feliz de esta tierra, sintiéndome poderosísima, fuerte y casi una diosa, y otros en que me he sentido tan pequeñita que hubiese cabido en la palma de una mano, vulnerable, triste, derrotada y muy sola.

Cada parto es un mundo y creo que en pocos casos esta frase es tan cierta como en el que nos ocupa.

Puede que me estés leyendo y que te sientas muy ilusionada con el momento de parir, o quizá estés muerta de miedo. Sea como sea, respira. Está bien, lo que sientas es correcto. Si hay miedo, respíralo, si hay impaciencia, respírala también... para volver a la calma y ser capaz de verlo como un viaje que será mucho mejor cuanto mayor sea la conciencia con que podamos vivirlo.

Si algo me quedó claro después del nacimiento de mi hija es que durante los nueve meses de embarazo me había preparado para un objetivo: parir, como si eso fuera la meta, el final que tanto había anhelado y que me permitiría ver y oler a mi hija por primera vez.

Luego me di cuenta de que el parto no es el final de nada y, en cambio, es el inicio de todo. Allí empieza todo, absolutamente todo.

Cuando hacemos preparación al parto, a menudo nos centramos muchísimo en la parte física, cosa normal, porque nuestro cuerpo tendrá que hacer un gran trabajo para que el bebé pueda nacer. Pero a menudo se deja de lado la parte emocional, y si ya durante el embarazo hemos experimentado más emociones de las que creíamos posibles, en el parto, ni te cuento.

Porque pocas veces aquello que hemos imaginado se cumple. Y no puede ser de otra forma, porque ¿cómo te vas a imaginar algo que no conoces y que no has vivido nunca? Resulta prácticamente imposible acertar. También lo es no tener expectativas. A menudo se aconseja a las mujeres embarazadas que no tengan expectativas, que no piensen en cómo será el parto, pero... ¿cómo no imaginarlo en algún momento?

Además, falta que estés con un barrigón de ocho meses para que todo el mundo, casi sin excepción, te cuente cómo fue su parto, con lo cual parece imposible no imaginar partos por doquier.

Para mí lo más importante no radica en negar las expectativas, porque sé, por experiencia, que es difícil no tener ninguna, sino estar abierta a que tal vez no se cumplan y a que pasen cosas que jamás hubiéramos imaginado, tanto si son mejores como si son peores de lo que nuestra mente elaboró.

Me había preparado para estar abierta para cualquier imprevisto en mi primer parto y, luego, de un mazazo, me di cuenta de que no era así. En realidad yo me había preparado para vivir lo que quería vivir: un parto vaginal idílico, a poder ser sin anestesia, en el que todo era perfecto. Nada de eso se cumplió: el parto ni fue parto vaginal, ni idílico, ni sin anestesia, ni con todo perfecto.

Después de la frustración y tristeza iniciales me di cuenta de que jamás había previsto que en mi parto pudieran ocurrir otras cosas, que hubiera que hacerme una cesárea porque no había forma de que mi hija consiguiera encajar su cabecita en el canal del parto. Pero no me culpo. Era mi primera hija y tenía una ilusión tremenda de vivir el parto de mis sueños, ¿qué hay que reprocharme? Nada. Hice cuanto estaba en mis manos pero no pudo ser.

Lo cierto es que me cuento dentro de ese bajísimo tanto por ciento de mujeres que, por motivos físicos, no pueden parir vaginalmente, y para las que las cesáreas son absolutamente *necesáreas*.

Tampoco quiero decir que siempre tenga que ser peor de lo que habíamos imaginado, no. A veces pasa justo lo contrario: que habíamos imaginado un parto largo, de muchas horas (porque todo el mundo nos había contado el suyo y era así), y resulta que casi parimos en el coche y en un pim pam nuestro bebé está fuera. A veces, estos partos tan «fáciles» y rápidos tampoco entran en nuestros planes, y como no los habíamos contemplado de verdad, también nos hacen sentir descolocadas. Como si no lo hubiéramos vivido plenamente porque ha sido tan rápido que casi ni nos hemos enterado.

Te cuento esto para que veas que es habitual tener expectativas, que en ellas hay muchísimas emociones en juego y que lo que no podemos hacer es culparnos.

¿Sabes qué le dije a mi marido al cabo de poco de haber parido a mi hija, que estaba durmiendo piel con piel conmigo después de mi primera cesárea? «Perdóname.» Como si haber tenido un parto que no imaginaba con un desenlace que tampoco había pensado hubiera sido culpa mía... y no. Nada más lejos. Pero me parecía que había sido yo misma la que había roto nuestras expectativas de un parto perfecto, sin saber que a veces la vida tiene otros planes y que no somos nosotras las culpables. Creía que les había fallado: a mi hija y a él. ¡Cuánto lloré mientras le pedía perdón!

¿Y cómo consigo esa predisposición para el parto?, quizá te estés preguntando. Pues respirando profundamente cada vez que venga a tu mente el cómo ha de ser. Aceptando las expectativas que tengas, sin culparte, y a la vez, recordándote que, en realidad, puede pasar de todo y que todo está en el aire. Que puede ser mil veces mejor de lo que imaginas, o que puede ser totalmente distinto, con variables que ni siquiera conoces.

Imagínatelo como un viaje: sabes que te vas, que empiezas ese viaje, pero no sabes muy bien con qué te vas a encontrar, a quién vas a conocer, qué va a pasar, qué tiempo os hará, si los astros os ayudarán o no, si vais a tener imprevistos, si el lugar te va a parecer más precioso de lo que imaginabas o si vas a creer que no era para tanto. Cuando empezamos un viaje, en realidad, no sabemos nada. Solo nos decimos que queremos experimentarlo, que queremos ir.

Te recomiendo justo eso: que quieras vivirlo plena y conscientemente, y que nunca pierdas de vista que en este viaje no estás sola. No me refiero al equipo médico, o a tu pareja, que estarán allí también, sino a otro equipo.

Sois dos

En este camino, en esta andadura que empezará rompiendo aguas pero sin contracciones, o con contracciones pero sin romper aguas, o con alguna medida para provocar el parto, o despertándote a medianoche, etcétera, sois dos. Quizá está también tu pareja o tal vez eres madre soltera y te acompaña una amiga o tu madre, no lo sé, pero lo que sí sé es que los más importantes aquí sois dos: tú y tu bebé, y formáis un equipo.

Con la misma intensidad que te aconsejaba a la hora de que te imaginaras el viaje, quiero que visualices este equipo de madre e hijo. Tú no puedes hacerlo sin él y él no puede hacerlo sin ti. Sois dos y sois imprescindibles y, además, el saberos juntos, trabajando para un mismo objetivo, os conectará y os dará una fuerza increíble en los momentos en que tengáis que hacer acopio de ella.

Cuando no estamos todavía en trabajo de parto puede parecer evidente, pero cuando se está en el ajo son tantas las emociones y nuevas sensaciones que se experimentan que a veces nos desconectamos del bebé. De repente es como si estuviéramos solas y no es así. Desconectándonos de nuestro hijo vamos a perder la fuerza para hacer lo que tenemos que hacer. De modo que no dejes que te pase, tenlo siempre en cuenta y habla con él. Te ayudará a situarte, a tomar perspectiva y a colocarte en la función de adulta.

¿Cómo?

Me acuerdo de que en mis partos, después de intentarlo todo sin éxito, y después de que me comunicaran que tendrían que practicarme una cesárea, no urgente porque mis hijas no sufrían pero aun así tenía que ser cesárea, me resituaba mucho hablándoles a ellas. No, no podía esconder mi frustración ni mi agotamiento, pero necesitaba decirles que había un cambio de planes. Esto me ayudaba a no desconectarme del plan: encontrarnos. No podía dejarme llevar por la infinita tristeza que sentía después de un par de días de trabajo de parto y un cansancio atroz porque eso todavía no había acabado. Y si yo estaba agotada, ¿cómo debían de estar ellas? Así que en cada parto procuré con todas mis fuerzas tenerlas presentes y pensar que yo podía entender cuanto pasaba pero que quizá ellas no, de modo que alguien tenía que explicárselo.

Y así lo hice: «Guapa, lo estás haciendo muy bien, pero no sabemos por qué no puedes encajarte, al final van a sacarte por otro lugar, no tengas miedo porque yo seguiré estando al otro lado». Se trataba de unas pocas frases que decía entre lágrimas pero que me ayudaban a recuperar el centro: estamos las dos en este viaje que todavía no ha terminado, no es momento de «irse» ahora.

¿Fácil? No, por momentos no lo es, pero a veces esas cosas que no son del todo fáciles resultan paradójicamente muy útiles para poder vivir lo que sea que la vida nos depare.

Así que piensa que sois dos en cada contracción. Piensa que sois dos cuando pujes ya en el tramo final del parto. Piensa que sois dos si tienen que hacerte una cesárea. Piensa, siempre, que sois dos viviendo lo mismo, aunque quizá de formas distintas. Sentirte conectada a él te dará fuerzas y te ayudará a terminar el viaje. Respira esta sensación de ser dos ahora, inhálala y nútrete de ella, para que te entre por todos los poros de la piel y cale bien hondo.

SOIS DOS Y, LUEGO, ESTÁ LA VIDA

Sois dos, vuelvo a decírtelo, formáis un equipo que trabaja codo con codo, pero no solo estáis vosotros. También está la vida, con todo lo que conlleva. Incluso habiendo trabajado codo con codo, incluso habiendo hecho lo que os tocaba hacer a cada uno, quizá las cosas tampoco salgan como queréis porque la vida es otro factor de la ecuación. La vida que coloca alrededor de este parto a otras personas que van a influir en él para bien o para mal. La vida, que a veces, simplemente, tiene otros planes... Tal vez siempre te ha gustado controlarlo todo, tener esa sensación de que podías saber lo que pasaría, y te angustia pensar en lo que te estoy comentando, es decir, en que no puedes tener el control de lo que la vida os tiene planeado. Respíralo también. Respira la impotencia de saber que algo tan importante como el nacimiento de tu hijo puede escapar de tu control.

Lo sé, quizá te cuesta abandonarte al no-control, pero existe algo que te ayudará muchísimo a hacerlo: confiar. Confía en la vida. Confía en ti. Confía en tu hijo. Confía una y otra vez, hasta que confiar en la vida sea un sentimiento que te acompañe en todo momento. Te aseguro que confiar en la vida ayuda más que desconfiar de ella.

Abre tu mente, acepta la realidad y lo que la vida os traiga e intenta disfrutarlo al máximo.

Cosas que te van a ayudar

Existen dos cosas esenciales para ayudarte a atravesar el parto. Una es la respiración. Agárrate a ella como a un salvavidas, porque de la respiración depende que sientas un dolor de parto insufrible o puedas llevarlo muchísimo mejor.

Es evidente que respiramos siempre. Pero en general lo hacemos mal. En cuanto nacemos, tenemos una respiración abdominal pero, a poco a poco, a medida que vamos creciendo, esa respiración empieza a ser menos profunda y menos desde el abdomen. Con lo cual, muchas veces la mayoría de los adultos respira no como debería sino como puede, es decir, con aspiraciones cortas, muy torácicas y para nada relajantes.

Una buena respiración es una respiración pausada y consciente. Y no es necesario practicar yoga todo el rato para respirar bien, faltaría más. Pero, para hacerlo de una forma que nos ayude en el trabajo de parto, hay que haber desaprendido la *mala* respiración. Digamos que tenemos que reeducar nuestra respiración.

Debemos inspirar por la nariz, espirar por la boca, lenta y conscientemente, sin forzarnos y fijándonos en si nuestro vientre se mueve o solo lo hacen nuestras costillas. Poco a poco, a medida que vayamos instalando una mejor respiración durante el embarazo (cosa que ayudará muchísimo al buen funcionamiento de la placenta), iremos reeducando eso que hacíamos hasta ahora sin darnos cuenta.

En cuanto empiecen las contracciones es momento de empezar a respirar de forma consciente y pausada. Quizá has ido a clases de preparación al parto y han incidido en eso. Genial, mejor. Pero si no, recuerda que cuanto mejor respires, más lenta y conscientemente, menos tensarás tu cuerpo, y menos tensión equivale a menos dolor.

Hay una relación directa entre tensión y dolor, y la respiración puede ayudar mucho a relajarnos, a abrir nuestro cuerpo de forma que esos picos de dolor que las contracciones pueden acarrear resulten más soportables.

Imagínate una contracción como una ola: viene, sube, baja y se va. Yo he llegado a dormir entre contracciones que sobrevenían cada tres minutos, y no miento. Sí, es posible. ¿Por qué? Porque el dolor desaparece y porque descansar entre contracciones ayuda a llevar mejor la siguiente.

Antes dije que había dos cosas que para mí son importantes en el momento del parto y que te iban a ayudar: una es la respiración y la otra es poder vivir plenamente el presente, el aquí y ahora.

¿A qué me refiero con esto? A que resulta esencial parar el coco, porque de lo contrario aparecen los miedos y el miedo conlleva tensión, y la tensión, dolor. Así que la respiración inevitablemente hará que te centres en el aquí y ahora porque tendrás que estar al tanto de inspirar por la nariz lentamente, exhalar por la boca de la misma forma y procurar no tensar la musculatura, es decir, transitar la contracción de forma que no la rechaces sino que la puedas surfear.

Cada contracción te acerca más a tu hijo. Pensar en eso cada vez que llega, sube y baja ayuda a mantenerse motivada, fuerte, abierta y disponible. Cada contracción es importante, todas tienen una función vital y, por lo tanto, hazte su amiga, no su enemiga.

De esa forma, centradísima en cada contracción como si fuera la única, dejarás de pensar en si llevas más o menos tiempo de parto, en si podrás o no serás capaz, en si todo irá bien o no... Centrada, podrás evadirte, que es lo que necesitan tu cuerpo y tu bebé para que dejes que sean ellos los que hagan aquello que saben hacer.

¿Sabes qué hice yo en mi segundo parto? Como tenía tantas contracciones y no quería perder el hilo pensando en el dolor o en el típico y fatídico «no puedo», empecé a dedicarlas. Con cada contracción pensaba en una persona de mi vida y se la dedicaba. Por ejemplo, me venía una y pensaba, mientras cantaba el sonido *ommmmm* (que me centraba): «Esta por Laia, porque te quiero hasta el infinito, eres preciosa y me encanta ser tu madre, eres un regalo y te doy las gracias por haber venido a mí». Esta por Lua, esta por mi marido, esta por mi madre, mi padre, mi abuela, y así con todas las personas de mi vida que me importan... Me funcionó muy bien. Me concentraba en lo que siento por ellas y de ese modo la cabeza no se focalizaba en el dolor. Fue un baño de amor que espero que Lua también recibiera bien adentro. Fue como irle presentando a las personas de nuestra vida con todo lo maravilloso que me hacen sentir... Fue bonito.

No sé cuánto duró aquel juego, pero diría que horas. A ratos, también surfeaba las contracciones sintiendo solo a Lua dentro, llenándome del final del embarazo. Con muchas otras, no pensaba nada, excepto en el sonido y el movimiento del cuerpo para asumirlas, pero no hacía nada más. Centrada absolutamente en el presente, no pensaba ni cuánto llevaba, ni cuánto faltaba, ni si podría, ni si terminaría igual que el primer parto, en cesárea.

Ahora te propongo que cierres el libro y que practiques (y no solo si estás embarazada y estás esperando el parto, también si no lo estás): Inspira y exhala sintiendo cómo entra el aire en tu cuerpo, cómo se expande y cómo sale. Visualiza por dónde pasa y cómo cada zona por la que pasa el aire en tu cuerpo se va relajando... Así, lenta y conscientemente, oxigenando aire a ese cuerpo tuyo que muy probablemente necesita descansar.

Fuegos artificiales

Cuando estaba embarazada de seis meses de mi primera hija, fuimos a pasar un puente a una casa de turismo rural. La mujer que la regentaba, al despedirnos, me dijo: «No sé si ya te lo habrán dicho, pero parir es la bomba. No creas a los que te digan que es horroroso porque no es verdad; para mí fue una experiencia impresionante, tan fantástica y bonita que no tengo palabras para describirlas», y vi como se le humedecían los ojos.

No me lo podía creer, me parece que era la primera mujer que me encontraba que me decía que parir era maravilloso, que si fuera por ella, habría parido mil veces. Me cargó de una energía positiva increíble. Después de eso y con los años, he conocido a un montón de mujeres que han vivido partos deliciosos y que me han contado las mil maravillas, igual que ella.

Me acuerdo de mi amiga Jasone, que a pesar de que habíamos quedado en que nos veríamos cuando ya estuvieran en casa, al cabo de poco de nacer su segundo hijo me llamó y me dijo: «¿Puedes venir?». Cuando llegué, percibí la felicidad en su cara y, después de darnos un abrazo cálido, me confesó: «Míriam, ha sido fantástico, increíble..., estoy todavía flotando».

Sí, es verdad. Hay muchísimos partos en que se desatan los fuegos artificiales y todos, bañados en oxitocina (la llamada hormona del amor), hacen disfrutar de esta experiencia con unas dosis de felicidad, alegría y plenitud difícilmente descriptibles.

Te cuento esto porque se dicen tantas cosas de los partos que a veces parece que pasar por uno precioso, armonioso y feliz sea imposible. Como si solo tuvieran que estar teñidos de dolor y de oscuridad. Por suerte, muchos bebés llegan al mundo después de partos respetados y de ensueño.

Si estás embarazada, es bueno que sepas que los partos idílicos también existen y que hay mujeres que gozan de parir con un placer impresionante.

Si me estás leyendo y ha sido tu caso, siéntete muy afortunada. Goza de esta sensación de haber tenido el parto fantástico que merecen todas las mujeres y niños del mundo, y piensa que esto lo llevaréis con vosotros toda la vida.

A veces, cuando nos pasan cosas buenas, nos da temor contarlo, exteriorizarlo, como si nos diera vergüenza haber tenido tanta suerte, o por superstición: eso del «no lo diré muy alto no sea que la buena suerte se tuerza».

No hay nada que temer: te mereces que te pasen cosas buenas y no debes sentir vergüenza por ello, ni decirlo en voz baja no vaya a ser que... No tengas miedo. Has vivido un parto fantástico y tienes todo el derecho de gritarlo bien fuerte al mundo: «¡Me ha encantado parir!». ¿Cuántas mujeres no habré conocido que después del primer parto me confiesan que desean volver a parir de nuevo? Y me parece genial. No te cortes, saborea este dulce regalo que te ha dado la vida como te mereces.

Aprovecha la fuerza que este parto te dio para trasladarla a otros campos de tu vida. Aprovecha lo que sentiste para que, en momentos de decaimiento, te ayude a recordar todo aquello de lo que fuiste capaz y lo que atravesaste, y te dé la fuerza que necesitas. ¡Pariste a tu hijo! No por ser algo que pasa desde que el mundo es mundo es menos extraordinario. Démosle el valor que tiene, que es infinito. Recuerda esa fortaleza interna que te ayudó a parir, porque la sigues teniendo, no lo olvides nunca.

Pero si no fuiste tan afortunada, si tu parto no fue como acabo de contar, si no eres de las que querrían parir mil veces, que sepas que te abrazo muy fuerte, también tú merecías un parto fantástico. Siento que no pudiera ser.

Cuando el parto no es lo que esperabas

Sin embargo, a veces nada sucede como habíamos imaginado, y el parto es de todo menos lo que queríamos. Sé de lo que hablo, lo he vivido dos veces, y del mismo modo que te digo que lo sufrí, también puedo decirte que lo que aprendí con esas dos experiencias me han convertido en quien soy ahora.

El parto puede ser distinto a lo que esperabas por un montón de motivos: porque va más rápido de lo que creías, porque rompes aguas y no pensabas que empezaría así o porque tienen que provocártelo y te imaginabas rompiendo aguas en el comedor... O quizá porque dura más de lo que habías pensado y eso te deja fuera de juego, o porque sientes que el personal que te atiende no te trata con el respeto que merece el momento, o porque tienes a tu hijo por cesárea y no lo esperabas, o porque te aplican la anestesia epidural pero solo se te duerme una parte de tu vientre y no el resto.

Podría seguir durante muchas páginas enumerando mil variables que podría haber en un parto y que nunca fueron lo que imaginaste. En realidad, da igual. El resultado es el mismo: acabas de parir y eso te ha dejado un sabor de boca agridulce que es difícil de explicar.

Dulce porque finalmente ves la carita de tu bebé y lo tienes en brazos, agrio porque quizá no te lo han dejado ver después de nacer, porque os han separado, porque has sufrido, porque te ha dolido más de lo que creías, porque ahora no te sientes bien, porque te has sentido vulnerable o muy indefensa, o porque has pasado mucho miedo...

Muchas veces no se comprende por qué una mamá llora después de haber tenido a su hijo.

En esos casos, lo peor que se puede hacer es pedirle que deje de hacerlo. Si realmente queremos ayudar, si pretendemos que esa madre empiece a ser feliz de verdad y se sienta más contenta y serena, lo que tenemos que hacer es atender su llanto. La mayoría de las veces no hace falta decir nada, solo escuchar, si se da el caso de que nos quiere decir algo. Sentarnos a su lado, no juzgarla y permitir que vayan saliendo las lágrimas que sean necesarias.

Hay que comprender que su emoción es legítima. Pues aunque todo haya salido «bien» y ella y su hijo estén juntos piel con piel, lo que siente la mamá siempre es legítimo y hay que validarlo. Debemos decirle que la comprendemos, y dejar que llore tranquila y poco a poco se irá sintiendo mejor.

Esto significa acompañarla en su dolor. Estar para que pueda expresarse con palabras o solo con lágrimas y pueda vaciarse. Que sienta que estamos presentes en este momento en que tanto nos necesita.

La madre debe, si le apetece, llorar, enfadarse, exteriorizar todo el miedo o todo el sufrimiento que acaba de vivir para poder, después, acoger el llanto de su hijo. Si esto no ocurre, si el llanto es cortado, bloqueado, reprimido..., a esa mujer le costará mucho más acompañar a su bebé cuando llore o sienta algún malestar. Entonces se mezclarán los dos malestares: el de la madre, que ella no ha podido sacar hacia fuera, y el del hijo. Una madre y su hijo están conectados. El bebé sabe perfectamente que ella lo ama, y lo que no llore ella, lo que no saque ella, lo hará el bebé. Madre y bebé son vasos comunicantes, y si uno no puede expresar toda aquella angustia, lo hará el otro.

De modo que si queremos una madre feliz con un bebé feliz, no nos debe dar miedo escuchar qué pasó mientras lo paría. Que no nos dé miedo ver a una madre rota, a una madre que no puede parar de llorar. No se trata de una depresión posparto. Acojamos este llanto, acompañémosla y haremos que esta mamá se aleje más de lo que seguramente tememos, es decir, que caiga en una depresión.

A veces es solo cuestión de un rato, de desahogarse del primer impacto, y con unos pocos minutos de acompañamiento íntimo la madre se siente mucho más reconfortada y empieza ya a sonreír y a estar más tranquila y contenta. En otras ocasiones esta sensación de choque dura unos días. Pero con la familia y los amigos que saben estar a la altura de las circunstancias, esto acaba por pasar. Sale, se llora, se repara y pasa.

En mi caso, durante mis dos partos, el personal médico del hospital me dijo que no llorara. En los dos partos pude notar que les incomodaban mis emociones. Me querían silenciosa y, a poder ser, contenta. En el primero, sobre todo, recuerdo haberme enfurecido y haber gritado «¡Dejadme llorar!» o algo por el estilo. Mostrar mi indignación cuando me decían qué debía sentir fue la única manera de que me dejaran llorar en paz en reanimación. Se fue todo el mundo. Entonces entendí profundamente eso de que mejor sola que mal acompañada.

Por suerte, con mi familia no he sufrido esta rotunda incomprensión cuando he necesitado llorar. Pero, precisamente por esa necesidad, sentía que si no me hubieran acogido tal y como lo precisaba, me habría deshecho.

Cuando a una madre le decimos «No llores, mujer, ¿no ves que él está bien?», no solo la hacemos sentir sola e incomprendida sino que, además, la hacemos sentir culpable, y esto es aún peor.

Culpable de no estar radiante de felicidad. Culpable de no estar todavía babeando por ese bebé, contenta y satisfecha. Lo cierto es que lo que siente esta mujer (este dolor o tristeza que parece que no tenga) no lo puede evitar. No puede sentirse de otra manera. Desde luego que no lo hace a propósito para molestar a la familia.

Tengamos presente que esta mujer, si pudiera elegir, estoy segurísima de que escogería no sentirse así, especialmente en un momento como este.

Por el bien de los bebés que vienen al mundo y de sus madres..., estemos a la altura.

Si me estás leyendo y has vivido lo que cuento, quizá ahora te estén saltando las lágrimas. Te entiendo. Resulta duro, durísimo, darte cuenta de que no te entienden, sentirte sola en el momento en que deberías estar más acompañada. Es desagradable sentirse vulnerable e incomprendida. Y si leyendo ha regresado todo eso acompañado de lágrimas, ten por seguro que es bueno. Suéltalas, deja que salgan... y respira. Respira esa desazón que seguramente sentiste en esos momentos y que quizá nadie supo acompañar. Respira lo vivido en el parto y que tal vez no se canalizó emocionalmente después. Respira cada sensación y llórala si lo necesitas.

Nunca es tarde para reparar. Tampoco lo es para curar heridas, para acariciar cicatrices físicas o emocionales a las que no queríamos mirar. Hacerlo será bueno para ti, sin duda, pero también para tu hijo.

Y si acaso me estás leyendo con tu bebé latiendo fuerte en tu vientre y, de repente, te has asustado.... Bueno, deja que te diga que no está de más que hayas leído que puede pasar a veces. Muchas mamás, después de una experiencia que no creían que pudiera resultar tan fuerte, dicen eso de «nadie te lo cuenta». Yo acabo de hacerlo: a veces nada es como habías imaginado y, después de parir, solo te apetece llorar.

Además, ¿sabes por qué está bien que lo sepas? Porque si te sucediera (y ojalá que no), espero que este mensaje haya calado hondo: lo que sientas antes, durante y después del parto es legítimo, tienes todo el derecho a sentir y a expresarte libremente, y no permitas que nadie te diga si puedes llorar o no o qué tienes que sentir.

Si te sucede lo que he contado, al menos sabrás que llorar es algo normal, y que no debes asustarte. Sabrás que muchas hemos estado en esa situación y, quizá, de alguna forma, te sentirás menos «rara» o menos «sola». Serás consciente de que todo este duelo necesitará encontrar la forma de salir al exterior; llorando, explicando lo vivido, abrazando a los que más quieras porque siempre, siempre es mejor sacar hacia fuera que permanecer con eso dentro, doliendo... muy adentro.

Nace una familia

El parto tiene un elemento sumamente transformador, pues con el niño nace una nueva familia. Claro que durante el embarazo ya se empezaba a dar forma a esa nueva realidad, pero está claro que el parto le da una dimensión y una densidad distintas.

El proceso es intenso y mágico, pero a veces nos pasa desapercibido justamente porque en el parto suceden muchísimas cosas. Sin embargo, hay un momento que muchas parejas describen de una forma similar: el instante en que perciben que todo ha cambiado y que han nacido como familia.

Se trata del momento de estar finalmente tranquilos, cuando el clímax del parto ha pasado. Justo cuando el bebé reposa apaciblemente con su madre y los dos adultos de la escena admiran a esa preciosa criatura, con sus cinco dedos en cada mano, con su nariz, con su piel todavía arrugada...

Porque, además, no solo nace una nueva familia después del parto, sino que podemos decir que renacemos cada uno de nosotros en un papel distinto que, en caso de ser nuestro primer hijo, todavía no desempeñábamos: el de madre o el de padre. Y aunque es cierto que durante el embarazo ya empezamos a imaginarnos como tales, hasta que no se tiene al bebé en brazos uno no se da cuenta de la transformación de la persona que tienes delante y viceversa.

De repente ves a tu pareja con un bebé diminuto en brazos. De repente le ves hacer, decir, mirar, etcétera, de una forma que quizá no le habías visto nunca. De golpe le ves en una nueva faceta. Nace el bebé, es cierto, y nace una familia, y unas nuevas identidades a las que será necesario darles tiempo para que puedan encajarse en estos nuevos papeles que nunca han interpretado antes.

Es maravilloso si podemos verlo desde este punto de vista: como una preciosa transformación, un extraordinario crecimiento como personas que nos cambiará para siempre.

Hay quien asegura que en ese momento que he descrito antes supo que todavía no estaban todos y bromeando le dice a su pareja: «¡Cuando quieras podemos ir por el siguiente!», normalmente fruto de la emoción, la oxitocina y el buen sabor de boca que deja un buen parto. Pero muchas veces también porque intuimos que esta nueva familia que acaba de nacer no está completa.

Muchísimas parejas me han explicado que, años más tarde, en el parto de su segundo, tercero o cuarto hijo sintieron que esa familia que había nacido con el primero finalmente estaba completa.

Porque cuando nace el segundo o tercer hijo, la familia ya está constituida. Sin embargo, será necesario recolocarnos igualmente. Siempre, y con cada nuevo nacimiento, la familia (sea nueva o lleve ya años e hijos de carrerilla) necesitará estructurarse o reestructurarse. Tendremos que encajar las piezas del puzle otra vez, encontrar nuestro lugar, situarnos en lo que somos ahora y que es distinto, siempre, de lo que éramos. De modo que podemos afirmar que con el parto nace siempre algo nuevo, algo que no existía más allá del nacimiento de un nuevo hijo. Nace una nueva familia.

CLAVES PARA UN PARTO FELIZ

Infórmate

Infórmate sobre todos los aspectos. Acude a sesiones de preparación al parto, y devora (si te apetece, claro) toda la información que encuentres sobre el acto de parir. La información es poder, y te ayudará a defender tus derechos, a saber qué es lo que quieres, a escoger el equipo médico y el centro que deseas, a tener idea de lo que puede pasar y cómo actuar, a saber cuáles son los protocolos, etcétera.

Sí, es cierto, hay mucha gente que no se informa y sus partos van bien igualmente. Por suerte, la naturaleza está en nosotras y nuestro cuerpo sabe qué es lo que tiene que hacer, pero sin información estamos más expuestas a maniobras innecesarias, a exigencias que no nos benefician, etcétera. Con información serás siempre menos vulnerable y disminuirán las posibilidades de que aceptes cosas inaceptables por desconocimiento.

Desconecta de todo aquello que te invite a estar «conectada»

Quítate el reloj, apaga el móvil, etc., entra en una nube donde no importe nada más que escuchar tu cuerpo y hacer lo que te pide. Deja que hable por ti. Permítete sentirlo y abrirte. Céntrate en cada contracción y olvídate del mundo exterior. La familia, las horas y lo de «afuera» ahora no importa y tampoco te va a ayudar a hacer lo que tienes que hacer en este momento: relajarte para que el dolor sea lo menos intenso posible, conectarte a tu bebé y ayudarle a salir. Relojes, mensajes, llamadas e incluso simplemente hablar nos puede desconectar del aquí y ahora. ¡Sube encima de vuestra nube, aíslate y vuela!

Acepta cualquier sensación o emoción que te sobrevenga
Es fácil decirlo y menos fácil hacerlo, pero eres capaz de ello. Durante el trabajo de parto puedes sentir de todo: alegría, miedo, pánico, dolor, excitación, tristeza, frustración, ilusión... Acepta cualquier emoción que te sobrevenga, no tengas miedo de sentir ni te preguntes si esto debería ser así o no. Este es TU parto. Vívelo sin juzgarlo y siéntelo libremente desde las emociones que vengan a cada momento. No juzgarte te ayudará mucho en este camino que empiezas. Piensa siempre que con cada emoción estás más cerca de ver a tu hijo.

El equipo médico
El papel del equipo médico es fundamental y la manera en que trate y considere este momento tan importante de tu vida puede hacer que te sientas muy bien o como un mero número. Todos los profesionales que atienden nacimientos, a mi parecer, deberían creer que un parto es algo sagrado y que para ellos es un privilegio estar presentes y, si es necesario, ayudar a nacer al bebé. Las faltas de respeto a las mujeres que están pariendo, su infantilización, serán mucho menos frecuentes si el personal vive y siente el parto como algo profundamente importante y especial para la nueva familia y, ya puestos, para el mundo entero. Cada nacimiento respetado y feliz hace de este mundo un lugar mejor.

Por eso, elige bien dónde quieres parir. Infórmate y busca el lugar y las personas más adecuadas para atenderte cuando estés de parto. Sentirte respetada, escuchada y tratada con empatía resulta fundamental para poder aceptar lo que tenga que venir y para que te quede un buen recuerdo del nacimiento de tu hijo.

Confiar en tu pareja para que te acompañe en este proceso será muy importante para poder vivir el parto más serena y tranquila. Os recomiendo que os preparéis como pareja para este acontecimiento, que habléis de vuestros miedos y de cómo os podréis apoyar en esas circunstancias. ¿Se siente tu pareja preparado o preparada para sostenerte? ¿Se suele sentir inseguro o insegura en situaciones de tensión? Hablad de todas estas cosas para que juntos podáis experimentar el momento del nacimiento con seguridad, serenidad y apoyo mutuo.

Lo que no sale, queda

Hacía cinco meses que Raquel había tenido a su hijo. Ella decía «tenido» y nunca «parido». Se había pasado nueve meses soñando el parto perfecto que, ¡oh, sorpresa!, no había sido el suyo.

La decepción fue enorme y, quizá por eso, porque todavía estaba enfadada, decía «tenido». Desde que nació su hijo Aran, sabía que tenía una espina clavada. Aquella cesárea que le hicieron tras seis horas de trabajo de parto con dilatación lenta estaba grabada en su cuerpo, con una cicatriz que aún dolía, y en su alma, porque la rompió por un lugar muy profundo.

Sentía que no la habían respetado y eso la encendía por dentro. Sentía que ella habría tenido que quejarse y no tuvo fuerzas y está enfadada también consigo misma.

Sentía que él, Víctor, habría tenido que protegerla más y, un poco, también estaba enfadada con él porque no lo había hecho. Sentía que todo lo que deseaba se había desmenuzado en un abrir y cerrar de ojos... Pero no quería removerlo.

Con su hijo Aran en brazos, intentó centrarse en esto: criarlo. Tratando así de borrar lo que tanto le había dolido. «Tienes a Aran, ¿qué más quieres?», le decían los familiares, que no entendían nada de nada... Ella bajaba la cabeza y decía que sí. Porque sabía que remover aquellas aguas levantaría demasiado lodo y tenía miedo de que luego todo quedara embarrado.

Durante esos cinco meses se había dedicado a disfrutar de un niño gordinflón, de mejillas rojizas. Había intentado pasar por alto el dolor de aquella cesárea que no creía imprescindible y tirar hacia delante. No quería quedarse atascada para siempre, y si alguna vez le pasaba por la cabeza algún recuerdo referente a ese día, lo echaba de su mente.

Pero Raquel no sabía que todo vuelve. Todo lo que no está resuelto, regresa. La vida, aunque a veces no nos lo parezca, es generosa y nos da siempre otra oportunidad para reparar.

Víctor llegó a casa con una sonrisa enorme. Entró por la puerta y gritó: «¡Raquel!». Ella, al oír aquel grito, salió de la cocina para ver qué pasaba con tanto ajetreo...

—¡Raquel! ¡Me acaba de llamar Xavi! ¡Lina ya ha nacido!

—Ah, ¿sí? —dijo ella con cara de sorpresa.

—Sí, hace solo una hora. Parto natural, todo ha ido superbién y Geni está estupenda.

—Ah..., qué bien —dijo ella, y se hizo el silencio.

Xavi y Geni eran sus mejores amigos. Bueno, digamos que Víctor y Xavi eran amigos de toda la vida, y desde que habían empezado a salir con ellas, los cuatro habían acabado haciéndose muy buenos amigos. Iban de fin de semana juntos, y se querían. Eran, de los del grupo, con quienes conectaban más.

Raquel no se lo esperaba. Geni no le había dicho que estaba de parto y aquella frase que le acababa de decir su marido, entrando por la puerta, la había dejado medio aturdida.

Su amiga había tenido el parto que ella quería. Era un sentimiento desagradable: sentía envidia. ¿Por qué Geni sí y ella no? ¿Por qué...?

—Se ha puesto de parto a las ocho de la mañana y a la una ya nacía... Se ve que ha sido todo muy fácil. ¡Xavi estaba eufórico!

—Ya...

Víctor se dio cuenta de que la noticia no era muy bien encajada. Sabía por qué, pero creía que ella ya lo tenía superado. ¡No había hablado de ello durante cinco meses!

Él estaba convencido de que Aran había compensado aquella cesárea con creces y de que su mujer ya había ubicado ese trauma en el cajón de «agua pasada». Pero no.

Ahora, por la cara que ponía ella, se daba cuenta de que él estaba muy equivocado. Veía que el anuncio del parto de Geni le había caído como un jarro de agua fría.

—¿Qué pasa?

—Nada...

—¿Te alegras?

—Pues claro que me alegro...

—Y entonces ¿por qué no me lo parece?

Raquel se volvió y se fue al sofá. Se tapó la cara con las manos...

—¡Mierda!

—¿Qué pasa, Raquel?

—Así era como quería parir yo... —Empezó a llorar—. No sé..., no es que no esté contenta por ellos pero ¿y por qué nosotros no? ¿Por qué nosotros tuvimos esa matrona que lo hizo todo tan difícil, aquel ginecólogo con prisas...? ¿Por qué fue de esa manera?

—No lo sé..., Aran está bien...

—¡Eso ya lo sé! ¡Y no tiene nada que ver! ¡Quiero decir que una cosa no quita la otra!

—¿Por qué no me decías antes que todavía te sentías así?

—Es que no lo sabía... No volvimos a hablar más del parto, y quizá lo necesitaba.

—¿Sí? Yo pensaba que lo que necesitabas era justo lo contrario, no hablar de ello.

—Pues no. Es de lo que intenté convencerme, pero mírame ahora... ¡Incapaz de sentir alegría después del nacimiento del hijo de nuestros mejores amigos! Soy horrible... ¿Cómo puedo sentir envidia de Geni?

—Cariño, lo siento... No te culpes, es normal... Nada de lo que pasó fue tu culpa... No tuvimos la mejor atención y nos aconsejaron fatal... La próxima vez será distinto.

—Siento que no estuve a la altura...

—Raquel, lo hicimos tan bien como supimos... Todo era nuevo, yo estaba asustadísimo, tú también... e hicieron con nosotros lo que quisieron... Pero Aran está bien y ya ha pasado...

—Ya lo sé..., pero yo todavía tengo un nudo aquí dentro... Todavía duele...

—Pues sácalo... Y hazlo antes de ir a ver a Geni, que ella no tiene ninguna culpa de nuestra cesárea.

—¿Crees que no lo sé? ¡Como si fuera tan fácil!

—Perdona..., no quería hacerte enfadar...

En ese momento oyeron que Aran se despertaba..., ya había dormido suficiente siesta o los había oído hablar en aquel tono que incomodaba.

Raquel se secó las lágrimas y le dijo:

—¿Puedes quedártelo un momento, que voy a ducharme?

—Claro.

Entró en el baño y abrió el grifo. Quería llorar y quería hacerlo libremente, sabiendo que nadie la escuchaba, ni la compadecía, ni le decía que no llorara. Sabía que desde el comedor, él no la oiría.

Quería llorar su parto, y su culpa, y la envidia que la hacía sentir mala persona, y la felicidad por su amiga, y la herida de dentro y la de fuera..., quería llorarlo todo o, más bien dicho, necesitaba llorarlo todo.

Entró en la ducha y cerró la mampara. Puso la cabeza bajo el agua y no paró de llorar hasta que, diez minutos más tarde, oyó que él llamaba a la puerta:

—Raquel..., ¿todo bien?

Hizo de tripas corazón y dijo:

—Sí, solo estoy llorando mi cesárea.

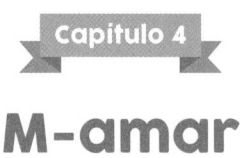

M-amar

A veces, cuando aún estamos embarazadas, tenemos como una única meta el parto y pensamos más bien poco en lo que viene después, que no es ningún final sino el GRAN principio de todo. De eso te das cuenta enseguida: a la que tienes en brazos a tu bebé recién nacido ya percibes, con una claridad que a ratos asusta, que aquí empiezan un montón de cosas nuevas, y una de ellas es alimentarle.

Un día leí que la palabra más inteligente que se podía transmitir a los padres y madres del planeta en cuanto a la crianza de sus hijos era *WAIT* («espera»). ¿Por qué? Porque por lo general tenemos prisa, y para criar a un hijo hay que tener paciencia y saber esperar. Respetar los tempos, esperar el momento...

Con la lactancia, sobre todo al comienzo, pasa lo mismo. A menudo tenemos mucha prisa por poner al bebé al pecho, pero lo más recomendable es, también, esperar. Mantenerlo piel con piel y esperar a que sea él el que empiece a dar muestras de que quiere mamar. ¿Cómo lo notarás? Porque va a comenzar a moverse, empujando con los pies y las piernas, reptando hacia el pecho, buscando esa areola que en los últimos meses se te ha ido oscureciendo.

Es un momento maravilloso que no puedes perderte. Resulta un privilegio ser testigo de cómo la vida se abre paso y da las herramientas incluso a un recién nacido para que sepa dónde está el pecho y pueda empezar a mamar.

Pero... ¡un momento! Estoy hablando de lactancia y quizá no tienes claro si vas a querer dar el pecho, o tal vez te gustaría pero dices la típica frase de «si puedo..., me gustaría».

No te preocupes, yo también la usé. ¿Qué demonios nos meten en la cabeza para que tantas mujeres pensemos que quizá no podemos dar el pecho? Si de verdad fuera tan sumamente difícil, ¿hubiéramos (como especie), llegado al siglo xxi? No, por supuesto.

Así que, lo primero: tus dudas, si las tienes, no son culpa tuya. Son fruto de muchos años de dudas con respecto a la lactancia que, de una forma u otra, han ido calando en todas nosotras. Son fruto de incontables tópicos, de infinidad de frases falsas que han ido propagando millones de personas con escasas nociones en materia de lactancia y que también han ido expandiéndose. Se deben a no haber experimentado, en nuestra piel, lactancias felices y duraderas... Provienen de no haber vivido un entorno donde la lactancia esté normalizada como lo que es: lo más natural del mundo.

De modo que ya sabes, si notas algo de miedo con respecto a si podrás o no, respíralo, acepta ese temor sin culpabilizarte y agárrate a lo que te acabo de decir: si fuera realmente tan difícil, nos habríamos extinguido como especie, no lo dudes.

Dicho esto, no agregaré nada más referente a qué es lo que tienes que hacer. Tú decidirás si quieres o no dar el pecho a tu hijo. Yo no lo dudé: quería hacerlo. Había visto a mi madre dar el pecho a mi hermano Joan durante tres años y notaba lo felices que eran durante la lactancia. Siempre supe que no quería perdérmelo.

Lo que hayamos visto, escuchado y sentido respecto a la lactancia durante toda nuestra vida va a influir nuestra visión de ella, lógicamente. Así que te animo a que intentes recordar y observar qué ideas previas tienes de la lactancia materna. Apúntalas, si lo prefieres, para después poder repasarlas y comprobar si se trata de conocimientos reales o si son más bien prejuicios, cosas que te han dicho pero que no sabes si son ciertas, etcétera.

Es muy útil también hablar con nuestras madres y preguntarles, si se da el caso de que no lo sabemos, si tomamos el pecho. Preguntémosles también durante cuánto tiempo, si les resultó fácil, qué sintieron, cómo dejamos de mamar, si les gustaba darnos el pecho o no, si las ayudaron, qué les decían, qué les recomendaban... Toda esta información nos será de suma utilidad y reconstruirá un poco más ese puzle que somos, ya que podremos encajar las piezas de nuestra llegada al mundo. Estas conversaciones con mamá a veces son muy reparadoras y reveladoras. Te las recomiendo muchísimo.

En mi caso, siempre estaré eternamente agradecida a la lactancia materna porque me salvó de unos partos muy duros. Después de un cansancio tremendo, que no me ahorré ninguna de las dos veces, después de la frustración de que ninguna de mis hijas hubiera podido bajar por el canal del parto, después de no haber podido conocer qué se siente cuando te dan a tu bebé húmedo y recién nacido y tenerlo en brazos..., reencontrarnos y que empezaran a mamar me calmó el alma.

No solo en ese momento: las hormonas que segregaba con la lactancia (oxitocina, prolactina, etcétera) me ayudaban a recuperarme antes tanto física como anímicamente y, poco a poco, iba superando mis partos eternos y duros.

Algo parecido a lo que te estoy contando explican muchísimas mujeres. Incluso algunas que en un principio no querían dar el pecho se descubrieron luego felices amamantando a sus hijos.

Primeras tomas

Ante todo: *keep calm*. Las primeras tomas a veces no son fáciles porque, recuerda, estamos todavía casi en el ojo del huracán del parto. Sí, es cierto, ya ha pasado, pero nos ha dejado con tal desbarajuste hormonal que no sabemos ni dónde estamos, y de repente tenemos un bebé en brazos que vemos que quiere mamar y no tenemos ni idea de cómo ayudarlo.

Lo primero que debes pensar es que tú no lo has hecho nunca y tu hijo tampoco (por lo menos en esta vida, si acaso hay otras). De modo que relájate. Nada de fustigarse a las primeras de cambio: estáis aprendiendo. Los dos, y solo la paciencia os ayudará a ir encontrando la forma. Recuerda lo que te decía antes sobre el hecho de parir: sois un equipo, también ahora durante la lactancia, así que confía en ti y confía en tu hijo.

En el caso de la lactancia, igual que con el parto, es recomendable contar con algunas nociones previas. Es decir, lo ideal sería que a lo largo del embarazo hubieras leído sobre el tema, supieras lo más importante y te hubieran explicado cómo tienes que ponerlo al pecho y cómo tiene que agarrarse a él. Si conoces todas estas cuestiones fundamentales te será muchísimo más fácil. Como te he dicho anteriormente, la información es poder, y cuanto más sepas, menos nuevo te resultará todo y de más elementos dispondrás para distinguir si está o no mamando bien tu hijo. Pero no te fíes solo de la información teórica, pues ver a otras mamás amamantando te ayudará un montón y te irá poniendo en situación. Así que te recomiendo que te fijes en cómo dan el pecho otras madres, y que vayas a grupos de apoyo a la lactancia mientras estás embarazada, hacia el tercer trimestre, para ir situándote. Observar cómo lo hacen te resultará útil cuando seas tú la que vayas a amamantar. Ya verás, te sentirás un poco más preparada.

Porque... ¿sabes qué es lo más habitual en estas primeras tomas? Que todo el mundo te diga lo que tienes que hacer, y más de uno y de dos se contradigan. Sí, tanto el personal sanitario en el mismísimo hospital como los familiares que te visiten en las primeras horas. «Ponlo así, este niño tiene hambre, ¿y se lo das tumbada?, ¿estás segura de que está tragando?, pero si acaba de comer, yo lo ponía de esta otra forma, pero no se lo vuelvas a dar todavía, ¿no?»... y así hasta el infinito. Parece exagerado, lo sé, pero te prometo que no lo es.

Cuantas más cosas sepas tú, menos te harán tambalear todos estos consejos quizá no deseados que te caerán encima los primeros días, y más segura te sentirás. La seguridad en una misma resulta vital en cuanto a la lactancia materna. Sí, porque cuanto menos dudosa estés, más tranquila te vas a sentir, con lo cual dispondrás de más serenidad para transmitirle una parte a tu hijo que, en consecuencia, podrá agarrarse al pecho más tranquilamente, etcétera. La calma en lo del criar y el mamar es básica. Con estrés todo empeora, y no poco.

Lactancia materna: lo que no se ve

Muchas veces, sobre todo si no hemos dado nunca el pecho antes, cuando pensamos en lactancia materna pensamos en leche. Pero la lactancia es mucho más y conlleva otras cosas que no se ven. Para la mayoría, como no son evidentes, prácticamente no existen, por eso hay quien critica tan alegremente algo que para mí es tan sagrado. Pero ya sabes, a veces lo que no se ve es lo más importante.

Cuando un bebé mama no solo se está alimentando, sino que está de alguna forma evocando ese lugar donde tan a gusto ha estado durante nueve meses, es decir, el vientre materno. Cuando mama, el bebé, además de alimentarse y nutrirse de mamá, se siente seguro, pues durante ese rato todo el estrés que puede generarle el mundo extrauterino a un recién nacido va desapareciendo.

Yo prefiero sin duda la expresión «dar de mamar» que «dar el pecho». Porque para mí, mamar es mucho más que dar leche, o dar el pecho, o alimentar, o que un niño succione con los labios y la lengua la leche de mamá.

Para mí, mamar es recibir a mamá, en todos los sentidos. Es entregarse y darle leche, evidentemente, pero también consuelo, calor, contacto, mirada, presencia, energía, reposo, salud, defensas, amor, linaje, esencia y, finalmente, vida.

Significa todo eso y, seguramente, muchísimas cosas más que tampoco se ven, pero para mí hay una que es primordial que se estrecha en cada toma más y más. Me refiero al vínculo materno. Es imposible dar de mamar y no estar presente. Tienes que sentarte, ponerte el bebé encima, quitarte la ropa que lleves en el pecho… y dejar de hacer lo que estuvieras haciendo durante el tiempo que tu hijo necesite para alimentarse. La lactancia provoca que, sin darnos casi cuenta, hagamos algo importantísimo: estar disponibles y presentes. Detenerse un momento y permitirnos ese tiempo de mirada, de atención, de contacto físico y emocional. De vínculo entre los dos.

Un vínculo que se estrecha por el tremendo poder regulador que tiene la lactancia materna. ¿Que a qué me refiero? La lactancia regula al bebé y regula el tándem madre-bebé de una manera increíble. Y si no, fíjate:

cuando un recién nacido está cansado, cuando necesita dormir, la teta le regula ese malestar para que pueda relajarse y conciliar el sueño, o bien enganchado a la teta, o bien una vez la haya soltado. Cuando un bebé va pasado de vueltas, cuando está excitado porque ya sabe caminar y no pararía nunca, vuelve a la teta y se tranquiliza. Le calma la angustia, esa ansia de quererlo todo aquí y ahora.

Ayuda a que el bebé regrese al centro, y también ayuda a la madre a parar por un momento y a conectarse con la criatura. Quizá no en todas las tomas las madres conseguimos centrarnos y aquietarnos a todos los niveles, pero sí en muchas. Cuando el bebé ya es más mayor y gatea o camina, y digamos que hace «sus cosas», y mamá quizá también ya está trabajando (con lo cual, hay horas en que están separados), cuando se reencuentran, la lactancia materna les ayuda a poner las baterías a cargar: mamá en el hijo y el hijo en mamá.

Es simple y normal. En plena fusión madre y bebé nos necesitamos el uno al otro, y la lactancia nos ayuda a no desconectarnos. Y aunque sé que es absolutamente normal y sencillo, pero al mismo tiempo me parece tan mágico que no deja de fascinarme.

No está de más aclarar que la lactancia no duele, que dar el pecho no molesta en absoluto, y que si duele es que algo está mal, que debemos revisar la postura, el agarre, etcétera. Porque si algo tiene la lactancia es que resulta placentera. La lactancia materna va vinculada al placer para el bebé pero también para la madre. Yo he sentido auténtica paz dando el pecho. Se trata de algo que cuesta describir y que quien no ha dado el pecho quizá no llega a comprender, porque estamos hablando de sensaciones muy profundas y personales. Tal vez esto choca porque te han contado que dar el pecho duele y que es un suplicio y no sé cuántas cosas más. Bueno, yo te confieso ahora que dar el pecho no duele, al revés: cura. Cura al bebé de un montón de cosas (no solo físicas, sino también emocionales) y cura a mamá: del cansancio que haya podido acumular porque la obliga a parar y relajarse un momento, del parto por el que pasó, de un estrés que la supera...

Placer, recuerda esta palabra. Placer que os vinculará en cada toma.

Qué te va a ayudar a tener una lactancia feliz

LOS EFECTOS DEL PARTO

Sin duda, la manera en que se haya desarrollado el parto puede influir en lo que pase después con la lactancia. Por supuesto que no es determinante, yo soy un ejemplo de ello: partos larguísimos, de días, que terminaron en cesárea y separación madre-bebé durante un rato, y a pesar de todo, lactancias muy exitosas, felices y largas.

Pero si en el parto hemos vivido alguna experiencia traumática que nos ha dejado afectadas, y si luego no encontramos el apoyo que necesitamos para poder salir adelante, puede ser que la lactancia nos resulte un poco más difícil. Porque el hecho de habernos sentido vulnerables o no tratadas con suficiente respeto, el haber podido ser víctimas de violencia obstétrica, etcétera, puede provocar que luego nos sintamos fatal. Hay mamás que han pasado tanto miedo que, a la hora de empezar a dar el pecho, ese miedo todavía está ahí y termina por convertirse en dudas como «¿Seré capaz de cuidarle y, por lo tanto, de alimentarle?».

Por supuesto, sería genial que viviéramos en un mundo donde a las mujeres se les tratara siempre de la forma más delicada posible durante el parto, y se sintieran apoyadas, respetadas y tenidas en cuenta. Pero lamentablemente esto no es así en más casos de los que creemos posibles, y eso tiene consecuencias, después, en la pérdida de empoderamiento por parte de la mujer y en la sensación de no ser capaz de cuidar, dar el pecho o sacar adelante a ese bebé.

Me acuerdo de cómo me afectó, la primera vez, el hecho de no poder cambiar el pañal a mi hija. Con la cesárea, me dolía un montón levantarme y, el primer día, se ocupó de todo él. Yo solo me dediqué a una cosa: darle el pecho, y a pesar de sentirme muy mal a consecuencia del parto y de no poder cambiar y vestir a mi hija, pensar que por lo menos podía alimentarla me calmaba el alma.

Es importantísimo que tengamos en cuenta que las mujeres que lo han pasado mal en el parto van a necesitar ayuda y, sobre todo, sentirse muy apoyadas y sostenidas, para que puedan llorar y deshacerse de todo lo que han sufrido para, después, poder volver a coger las riendas de su vida y cuidar y alimentar a su bebé sin problemas.

Los profesionales que nos atiendan en nuestro posparto serán una pieza fundamental que puede o bien cargarse una lactancia o bien ayudarnos un montón para que sea exitosa. Así que mira muy bien dónde parirás a tu hijo o si, después, puedes rodearte de mujeres expertas en lactancia materna por si necesitas que te echen un cable. Hoy en día tienes grupos de apoyo a la lactancia, asesoras, IBCLC,[1] doulas, etcétera, que te pueden hacer el camino muchísimo más fácil.

LA INFORMACIÓN

La información también se convertirá en un apoyo enorme: disponer de libros, aplicaciones de móvil, contactos o webs a los que puedas recurrir cuando te surjan algunas dudas facilitará que vuestra lactancia resulte beneficiosa y feliz. Realmente creo que hoy no tenemos excusa a propósito del tema de la información: disponemos de tanta que es de excelente calidad dentro y fuera de la red que pienso que nunca había sido tan fácil para las mujeres informarnos sobre este asunto de una manera cómoda y sencilla.

Pero no te limites solo a la información que puedas obtener en libros, la red, etcétera, sino también información de tu propia historia. Aunque parezca que esta no tiene ningún tipo de influencia en tu lactancia, puede ayudarte mucho a comprender qué dificultades están apareciendo y por qué (si es que tienen lugar). Por eso es fundamental hablar con tu madre e intentar saber lo máximo posible sobre tu propia lactancia.

No hagas todo esto cuando ya estés en pleno posparto, pues lo aconsejable es que busques y te informes sobre lactancia materna durante el embarazo. Resulta sumamente recomendable acudir, antes de parir, a un grupo de apoyo a la lactancia. Ahí verás qué hacen las mamás que amamantan y tu cerebro empezará a crear imágenes de ti misma amamantando. Esto infunde fuerza: el hecho de haberte rodeado de mujeres que te

---

1. Asociación Española de Consultores Certificados en Lactancia Materna, también llamados IBCLC por sus siglas en inglés.

contarán sus experiencias y poder visualizarte ya en esa etapa. Y no solo eso, habrás roto el hielo para volver cuando ya tengas a tu hijo entre tus brazos y quieras resolver dudas o, simplemente, rodearte de mujeres que hacen lo mismo que tú, amamantar y criar.

ADIÓS AL RELOJ Y AL CALENDARIO

A menudo, cuando empezamos a amamantar estamos muy pendientes del reloj. Tenemos miedo de que nuestro hijo no engorde o que la lactancia no transcurra bien y por eso contamos tomas y horas, a pesar de saber que la lactancia materna es a demanda y que solo el niño sabe cuándo tiene que volver a tomar pecho y cuándo no.

Tan acostumbradas que estábamos a tenerlo todo bajo control, nos cuesta aceptar que en esto perdamos las riendas... A menudo en esta etapa empezamos a pensar en plazos: «Yo quiero dar el pecho hasta que pueda, si son dos meses, dos meses». «Pues yo hasta que vuelva a trabajar, después paso de sacarme leche.» «¡Yo no! Hasta los seis segurísimo, lactancia materna exclusiva, y luego quizá aguanto hasta los ocho o los nueve, ya veremos.» «Yo le quiero dar el pecho hasta los dos años, y después dependerá de si ya estoy harta de hacerlo.»

Los plazos... Los plazos que nos fijamos las mujeres... Las expectativas, las ideas preconcebidas, las creencias que nos han metido en la cabeza, las historias que nos hemos imaginado nosotras sin saber (a veces) gran cosa... Todo esto sucede mientras en el mundo real hay un bebé que mama y una mujer que amamanta.

Puede parecer un tópico pero lo mejor, lo que hará que vuestra lactancia sea más feliz, es que te olvides del reloj, que confíes en tu hijo y que dejes de lado el calendario. Que te fíes de tu cuerpo y de tu bebé y que goces de eso que solo tú puedes hacer. ¿Hasta cuándo? Tranquila, ya lo sabrás. Un día te darás cuenta de que ha llegado el final, no te preocupes. Pero hasta entonces, ni pienses en ello porque lo único que vas a conseguir es agobiarte y es justo lo que no necesitas ni para criar ni para amamantar.

BE WATER, MY FRIEND

¿Qué hace el agua? Fluir... y sí, parece que esté en boga hablar del fluir pero es más antiguo que cualquier moda. Deja que te hable de ello, de lo importante que resulta que te conviertas en agua.

Para dar el pecho tenemos que estar tranquilas y debemos pensar que la lactancia será un éxito si conseguimos hacer lo mismo que la leche: fluir. Fluir en este nuevo estado de madre que amamanta, fluir en este nuevo cuerpo de mujer que se va transformando con los pechos grandes y duros, con alguna cicatriz o algún punto, con una barriga que poco a poco va volviendo a su lugar, con un cuerpo a veces cansado de un esfuerzo titánico como es un parto.

Fluir y alejarnos de todo lo que pueda interferir en el acercamiento diario y en cada toma de nuestro bebé. ¡Nos estamos conociendo! Como cuando estamos en pleno enamoramiento con otra persona, las opiniones de los demás nos estorban y alejan de este estado de éxtasis, y solo queremos estar juntos, juntos y tranquilos para irnos conociendo, para ir llenándonos, para empezar a decirnos lo importantes que somos el uno para el otro.

La lactancia está reñida con el miedo, con la culpa, con la ambivalencia. Con el temor de no poder conseguirlo y tantos otros. Con el remordimiento de no estar haciéndolo lo suficientemente bien para nuestro hijo y de otras culpas acumuladas. Con la ambivalencia de querer dar el pecho pero quizá no a demanda, y de otras contradicciones maternales y anteriores...

La leche fluye mejor cuando no pensamos. Cuando, simplemente, estamos disponibles para un bebé que sabrá perfectamente cómo regularse. La leche será la adecuada y en la cantidad justa que necesita el bebé si no estamos dudando a cada instante. Somos capaces, somos poderosas, podemos hacerlo.

Pero primero tenemos que creérnoslo, aunque no como una elaboración mental, sino como una verdad integrada en cada porción de nuestro cuerpo y, sobre todo, de nuestro corazón. La lactancia, al igual que el amor, no fluye si pensamos demasiado. La lactancia, al igual que el amor, requiere paz, conexión y presencia. Este es el secreto.

LA IMPORTANCIA DEL ENTORNO

Algo que descubrirás enseguida, ya durante el embarazo, es que todo el mundo va a opinar. ¿De qué? De todo. A veces te parecerá que tu embarazo, tu parto o tu lactancia son públicos porque muchas personas, a menudo con la mejor de las intenciones, soltarán su parecer sobre todo lo que hagas.

Durante la lactancia esto se produce frecuentemente con las visitas. Parece que todo el mundo sea experto y puede que hasta se atrevan a decirte cómo lo tienes que hacer, incluso aunque no hayan amamantado nunca a ningún bebé. Y tendrás que curtirte en este terreno. Sí... Tendrás que aprender a no hacer caso a todo el mundo, a filtrar qué opiniones tienen valor para ti y cuáles no.

Lo que pasa es que la avalancha de opiniones suele llegar cuando estamos todavía flojitas, en pleno posparto, a veces tocadas física y anímicamente, y cuesta (ahora que carecemos de filtros) que tanta opinión no abrume o no penetre, y duela. Pero poco a poco vamos a ir aprendiendo y sobre todo evitando que cualquier opinión pueda afectarnos.

Será imprescindible (y te lo recomiendo de todo corazón) que te procures un entorno que te apoye. A veces podrá ser la misma familia, pero otras no. A veces se tratará de tus amigas de toda la vida, pero otras no, y tendrás que hacer nuevas amistades, quizá en un grupo de apoyo a la lactancia o a la crianza. Rodearte de un entorno que te entienda, que empatice contigo, que sepa lo que sientes y por qué, que te acoja y te permita derrumbarte si lo necesitas, resultará fundamental para hacer que tu lactancia sea muchísimo más feliz.

Por supuesto que no es imprescindible. He conocido a muchas mujeres que han amamantado a sus hijos estupendamente contra viento y marea, con toda la familia en contra y sin ni una amiga que las apoyara. Pero claro, no es lo mismo. La felicidad con que podrás gozar de tu lactancia si te rodeas de un entorno que te apoye puede cambiar mucho las cosas.

Así que te recomiendo que busques tu tribu, la que te ayudará y apoyará a la hora de amamantar pero también a la hora de criar a tu bebé. Y así, poco a poco, te irás haciendo más fuerte. Así, paso a paso, iréis aprendiendo las unas de las otras, fortaleciendo vuestros lazos y vuestra confianza en vosotras mismas.

Si cuentas con un entorno que apoya, que envuelve, que comprende, que empatiza..., te empoderarás. De ese modo, poco a poco, irás tomando conciencia de que en esta relación, la de vuestra lactancia, ya no se atreven a entrar ni el padre, ni el pediatra, ni la enfermera, ni la suegra, ni la cuñada, ni el hermano, ni la abuela, ni el abuelo, ni la vecina, ni nadie, porque todo el mundo ha entendido (o quizá no, pero ya no te importa) que esto es solo vuestro y que durará hasta que queráis. Porque es así: la lactancia es solo vuestra, de nadie más, y solo vosotros dos decidís. Recuerda, sois un equipo.

CUÍDATE

Amamantar a tu hijo puede ser una experiencia maravillosa y te permitirá sentir cosas que jamás habías vivido, pero, a la vez, notarás que es entregado. Que en cada toma te entregas no solo en cuerpo, sino también en alma. Desde luego que no es algo que pueda hacer cualquiera por ti; no, tienes que estar tú. Y esto, a veces, también es agotador.

Por eso es importantísimo que te cuides, que te tengas en cuenta y que no te olvides de ti. Que cuando te sepas desbordada con tantas horas de crianza intensiva, te des un respiro. Que aprendas a pedir ayuda si te cuesta, porque la vas a necesitar.

Muchas mamás recurren a mí para que las ayude a destetar a sus hijos. Cuando abordamos el asunto de por qué quieren destetarles, a menudo hablan del cansancio que sienten, que por lo general achacan a la lactancia materna. Pero cuando entramos en profundidad en el tema, a muchas les cambia la cara y me dicen (a veces incluso con lágrimas en los ojos): «No quiero destetarle... En realidad me encanta darle el pecho porque son nuestros momentos para gozar los dos, pero estoy cansada porque tengo la sensación de que tiro del carro en todo».

A decir verdad, es muy frecuente ver a mamás sobrepasadas y agotadas porque no solo amamantan a sus hijos y los crían, sino que además trabajan fuera y dentro de casa más de lo que deberían asumir. De modo que estallan. Como muchas veces ante la queja de la mamá que dice que está cansada el entorno salta enseguida con el «pues deja de darle el pecho», la madre acaba creyendo que la teta es la culpable y que quizá sin ella ya no se sentiría tan cansada.

Pero en realidad lo habitual es que el cansancio provenga de otros menesteres, de una falta de apoyo de la pareja, de una sobrecarga de trabajo fuera y dentro de casa, de esa sensación de «tengo que hacerlo todo yo», que poco a poco va minando a esa mamá.

En cuanto la madre para un momento y se escucha puede darse cuenta de que lo que quiere en realidad no es dejar de dar el pecho, sino ¡no tener que asumir tantos quehaceres!, que es muy distinto.

Por eso: cuídate. Aquiétate a ratos y presta atención a qué te pide el cuerpo para que esta desconexión entre lo que necesitas y lo que tienes no se produzca y puedas sentirte más en sintonía contigo misma y con tu bebé. La lactancia que viváis será mucho más feliz si tú, la mamá, puedes sentirte cuidada y sostenida.

EL IMPORTANTE PAPEL DE LA PAREJA EN LA LACTANCIA

La lactancia os pertenece solo a vosotros dos, es cierto, pero el papel de tu pareja a la hora de proteger el tándem madre-bebé, de resguardaros de las críticas, juicios, etcétera, del entorno va a ser muy importante para permitiros vivir una lactancia feliz. Pero no solo eso: en las primeras horas y días después del nacimiento de vuestro hijo, el papel del compañero o compañera resulta fundamental. Porque tiene que revisar si el bebé está bien agarrado o si la postura es correcta, porque cuatro ojos ven más que dos, y a veces cuando acabamos de parir, estamos tan agotadas que no tenemos ánimo de fijarnos en nada.

Que la pareja entienda la lactancia materna como algo importante y sagrado que debe ser protegido y respetado te ayudará muchísimo a sentirte segura y a tirar hacia delante. Te sabrás sostenida, apoyada y también muy amada, y con todo eso la lactancia será, sin duda, muchísimo más fluida y feliz.

BUSCA AYUDA

Si dar el pecho te duele, si no hay manera de conseguir que el bebé se agarre bien, si a pesar de vuestros cuatro ojos mirando no encontráis por qué demonios las tomas producen grietas en el pezón..., buscad ayuda. No esperes tres meses a ver qué puede estar funcionando mal porque lo vais a pasar fatal sin necesidad. Insisto: la lactancia es placentera, así que si no la vives de ese modo, busca ayuda. Contacta con una asesora de lactancia, con una IBCLC, con tu matrona o con quien sea que sepa muchísimo y te pueda echar un cable, porque a veces simplemente se necesitan esos cables.

Si no das el pecho

Si algo he procurado a lo largo de mi vida profesional trabajando con madres es que ninguna madre, diera el pecho o no, se sintiera jamás juzgada por mí.

En mi caso, he dado muchísimo tiempo el pecho a mis hijas (a la primera tres años y medio y a la segunda, que tiene cuatro, todavía la amamanto una vez al día aproximadamente, mientras estoy escribiendo este libro). La lactancia ha sido una de las mejores experiencias de mi vida, pero jamás discriminaría a ninguna mujer porque no ha amamantado a sus hijos. Nunca he pensado que una madre que no da el pecho sea menos madre, menos mujer, que una que sí.

Esta cuestión, la de dar o no el pecho, resulta muy delicada, toca considerablemente la fibra y remueve emociones profundísimas. Cuando vemos que la lactancia materna no se ha instaurado cabe preguntarse por qué. Debemos ponernos en el lugar de la madre, en su circunstancia, en su entorno, en su realidad en el momento posterior al parto. Quizá acabada de parir apenas disponía de información, contaba con pocos referentes porque ni ella había mamado nunca ni conocía a nadie que hubiera dado el pecho, se sentía vulnerable, tenía un hijo que lloraba a gritos y que no se le agarraba al pecho o que le hacía grietas en el pezón, escuchaba un montón de comentarios contradictorios de gente (familiares, amigos...) que se creían más sabios y más preparados que ella... y tenía miedo. Mucho miedo a que su hijo pasara hambre y no parara de llorar nunca más. ¿Quién no tiraría la toalla en circunstancias así? ¿Quién no se agarraría al biberón como a un salvavidas?

A veces un tiempo después, cuando aquel niño hace meses y meses que toma biberón, esta mujer se encuentra con otra amiga-madre o conocida-madre que le dice que da el pecho a su hijo y que está feliz de la vida, y le pregunta: «¿Cómo es que no lo hiciste, si es lo mejor para los bebés?». Con esos comentarios, ¿cómo os sentiríais? Juzgadas.

Enfadadas. Culpables. Quizá tristes. O tal vez más convencidas que nunca de que el biberón es lo mejor del mundo, porque lo podíais dar ambos progenitores, y que las que dan el pecho son todas unas esclavas pertenecientes a una especie de secta extraña de la que no tenéis intención de formar parte.

¿Qué quiero decir con todo esto? Pues que lo mejor para la lactancia materna, lo mejor para las mujeres (todas) es que nos relacionemos sin juicios, que podamos hablar de crianza y de lactancia libremente sin construir ningún muro de acero.

Que nos sintamos juntas y unidas, haciendo lo mismo: criando los hijos de la mejor manera que podemos y sabemos. Quizá si nos acercamos de otro modo las unas a las otras, entenderemos todas nuestras razones, todos y cada uno de los motivos, y nos podremos ayudar mucho mejor y más si algún día decidimos tener un segundo hijo, o un tercero, ¡o un cuarto! Esto es lo que nos puede hacer más sabias, más fuertes, más madres.

El resto, es decir, las defensas a ultranza de cualquier postura en relación con la lactancia no me interesan, porque para mí lo más importante es lo que hay bajo el agua, lo que queda escondido por las olas y que da vergüenza, que no explicamos porque nos deja en una situación de vulnerabilidad. Porque se trata de historias (a veces incluso inconscientes) de temor, de carencia, de soledad, de vulnerabilidad extrema. Me gusta mirar al fondo porque si no conseguimos sacarlo todo hacia arriba, tantas emociones sumergidas enturbian las aguas hasta la misma superficie.

Hagas lo que hagas, hazlo con la responsabilidad de una persona adulta informada que toma sus propias decisiones. Y sé feliz con lo que decidas; sin culpas, sin agobios, sin guerras sobre quién es más o mejor. Todo esto resulta estéril y tienes algo mucho más importante que hacer ahora que meterte en guerras absurdas: ser madre.

El destete

Con respecto a la lactancia materna se habla muchísimo de cómo empezar, de los problemas que surgen entonces y de qué podemos hacer para superarlos, pero no tanto de cómo finalizar la lactancia, de cómo poner el punto final a este camino recorrido juntos. Siempre he creído que es tan importante saber terminar las cosas lo mejor posible como saber empezarlas bien, pero si te fijas, no se les da el mismo valor a las dos situaciones. Pasa igual con las relaciones de pareja: mucho empeño en los inicios, pero a menudo los finales son catastróficos.

Yo te invito a que vivas tu lactancia de manera consciente: teniendo en cuenta cada paso del camino, tanto en sus inicios y durante su recorrido como en su final, sea cuando fuere que llegue. Te recomendé que tiraras el calendario y no te fijaras en fechas ni en expectativas. Sin embargo, aunque los calendarios te traigan sin cuidado, quizá un día empiezas a sentirte distinta respecto a la lactancia materna. Puede que llegue un día en que ya tengas suficiente, en que ya no te apetezca seguir dando el pecho.

Pero no solo puedes ser tú quien crea que el camino ha finalizado, sino que quizá, y a pesar de que tú te sientas muy a gusto amamantando a tu hijo, de repente él note que ya tiene suficiente, que ya no quiere más. Sois dos, y este final del que vamos a hablar en este capítulo puede llegar por tu parte o por la suya, y puede hacerlo por voluntad propia o por obligación, por ejemplo, por un asunto médico.

Pero antes de entrar en materia, en cómo llevar a cabo el destete, deja que te proponga una mirada amplia a tu lactancia. Lo que habéis compartido no ha sido solo un suministro de leche, sino mucho más. Debemos valorar todo lo que la lactancia da y que quizá no está a la vista, porque si no entendemos esto, si no vemos todo lo que hay «debajo», nos costará comprender lo que nos pueda pasar a nosotras y a nuestros hijos cuando ponemos el punto final a la lactancia.

La lactancia materna es cosa de dos: tuya y de tu hijo, así que no dejes que nadie más entre en la discusión de cuándo darla por terminada. De verdad, a veces nos dejamos influir demasiado por personas que ni están viviendo nuestra experiencia ni (quizá) la han vivido jamás. Por lo tanto, desconocen qué sentimos, o qué nos aporta la lactancia. No dejes que nadie se apropie de este momento, de esta decisión tan importante que solo vosotros dos debéis tomar, nadie más. Si no lo haces, es probable que dentro de un tiempo te sepa mal no haberte escuchado más y, en cambio, haber hecho demasiado caso a gente que, en realidad, ahí no pintaba nada.

Se trata de vuestra lactancia: desde el inicio, desde el primer segundo hasta el último. Que no os la arrebaten, vosotros decidís.

SI EL DESTETE LO DECIDE TU HIJO

Si el punto final decide ponerlo tu hijo porque ya tiene suficiente o porque ha estado enfermo con llagas en la boca (por ejemplo) y después de unos días sin mamar ya no quiere o no se acuerda de cómo hacerlo (sí, a veces pasa), no quedará otra que respetar su ritmo y su voluntad. A veces esto nos choca: quizá teníamos la idea de que daríamos el pecho hasta que fuera bastante mayor, o hasta que nosotras decidiéramos, y cuando vemos que no es así, que no hemos tenido ni voz ni voto, puede que nos invada una pena tremenda.

Porque quizá nuestro hijo estaba preparado, pero nosotras no. Ni mental ni físicamente: nuestro cuerpo anhela que tome leche y sentimos cómo nos cuesta adaptarnos a este importante cambio. Hay mujeres que se apenan terriblemente y lloran muchísimo, pues sienten que acaban de perder algo que solo les pertenecía a ellos dos. En realidad, no deja de ser un duelo: ya no volveremos a hacer lo que tantas veces hemos hecho y, si no lo hemos decidido nosotras porque todavía lo disfrutábamos muchísimo, puede costarnos acostumbrarnos y hacernos a la idea.

Recuerda que es normal que te sientas así, que tengas tantas ganas de llorar y que te parezca como si te faltara algo. Lo cierto es que se trata justo de eso: a tu cuerpo le falta la succión para volver a segregar esas hormonas cuyo efecto tanto te gustaba experimentar. Pero emocionalmente también puedes sentir que te falta ese contacto físico, ese momento solo vuestro durante el que compartíais tanta intimidad, tanto vínculo y tanto amor.

Procura entender lo que te pasa, tratarte de manera amable, sin machacarte, sin reproches, comprendiendo que lo que te sucede es absolutamente normal y legítimo. No te culpes por sentirte así, ni creas que te has vuelto loca, porque no es así. A la vez, respeta profundamente lo que de alguna forma ha «decidido» tu hijo y evita ir repitiéndole eso de «¿Seguro que no quieres teta?».

SI EL DESTETE LO DECIDES TÚ

Lo más habitual, sin embargo, es que quien decida poner punto final a la lactancia materna sea la madre. A veces porque empezamos a sentirnos distintas respecto a dar el pecho y ya nos apetece menos, o lo disfrutamos menos, o estamos más cansadas porque trabajamos más o, simplemente, nos parece que ya no lo vivimos como antes. Muchas madres se sienten culpables cuando se dan cuenta de que están pasando a otra fase con respecto a la lactancia materna. Ven a su hijo todavía pequeño y se apenan cuando saben que ya no lo viven, los dos, de la misma forma.

En muchos casos empieza una especie de ambivalencia: quiero pero no quiero, me gustaría pero no sé cómo, me apetece pero me da pena... Estas contradicciones pueden durar mucho tiempo y hay madres que se quedan en esta fase durante meses y meses. En realidad, existe un miedo que es bastante común y que se resume con la frase siguiente: «No quiero que lo pase mal». Ninguna madre quiere nunca que su hijo sufra, y a pesar de que aceptamos que muchas veces no podremos evitarlo, con el destete, si somos nosotras las que decimos «hasta aquí hemos llegado», a menudo nos sentimos molestas porque nos consideramos «culpables» de provocar dolor a nuestro hijo.

Como en tantas cosas, por lo general lo importante es el punto de vista desde el que miras esa situación, la manera en que la vives. Puedes verlo de esta forma: tú eres el origen de un posible dolor tremendo que no podrá soportar (modo dramático o trágico), o puedes centrarte en lo maravilloso que ha sido el viaje juntos hasta aquí y decidir acompañarle emocionalmente en este proceso, también importante, de poner fin a la lactancia materna. Este último sería el modo más natural de aceptar que las cosas, las situaciones, los momentos cambian, para lo cual disponemos de la confianza de que podemos sostenerlo y acompañarlo.

La lactancia materna es una relación de dos, donde ambos contáis, y también es una relación de amor y de respeto. No solo resulta importantísimo que respetes a tu hijo si quiere dejar el pecho, sino también que te respetes a ti si sientes que ya no quieres seguir amamantándolo. Porque también tienes derecho a poner tú el punto final, sí, aunque seas la adulta, y aunque sepas que la leche materna es buenísima para él. Da igual ahora mismo; si ya tienes suficiente, no lo dudes más.

A mi modo de ver, debemos evitar darle el pecho al niño sin querer dárselo, sin disfrutarlo, sin sentir que nos hace felices y nos conecta profundamente. Respetarte en este momento es importantísimo, porque a veces no nos escuchamos lo suficiente y acabamos alargando una lactancia que ya no nos resulta placentera y que entonces puede convertirse en un auténtico agobio para los dos: para nosotras y para nuestro hijo, que no acaba de comprender por qué ahora le damos el pecho de esta forma tan distinta a como lo hacíamos antes.

Con frecuencia creemos que queremos dejar de dar el pecho porque estamos agotadas (aunque no necesariamente de amamantar): nos sentimos cansadas, agobiadas y con ganas de pasar página y empezamos a pensar que, sin dar el pecho, estas sensaciones desagradables desaparecerán. Ya he explicado que muchas mamás a las que he acompañado y ayudado a destetar confesaban precisamente esto: se sentían agobiadas. A la que empezábamos a hablar de su momento, de su realidad y del destete, de repente se daban cuenta de que la verdad era que no se veían preparadas para destetar porque no era lo que querían.

Tomaban conciencia de que ese agobio y cansancio que sentían no se debía precisamente a la lactancia, sino al contrario. Dar el pecho las hacía conectar con su hijo después de un duro día de trabajo, o las ayudaba a relajarse. Se daban cuenta de que estaban cansadas y sobrepasadas por todo lo que hacían y sostenían en su día a día: trabajo fuera de casa, trabajo dentro de casa, con poco apoyo y sintiéndose bastante solas.

Por eso, lo primero que quiero decirte si sientes que quieres destetar es que te escuches profundamente para darte cuenta de los motivos: ¿Se trata realmente de lo que quieres o lo que pasa es que estás agotada y crees que es por culpa de dar el pecho? ¿Qué es exactamente lo que quieres? ¿Qué es lo que necesitas? Permítete sentir qué viene a ti cuando te imaginas sin dar el pecho y nota qué sensaciones percibes si te imaginas alargando más vuestra lactancia. Lo que sientas seguramente te dará la respuesta.

ENCUENTRA TU FÓRMULA

Puede que después de escucharte sientas que lo que necesitas es destetar, pero no totalmente sino de forma parcial. Destetar, por ejemplo, por la noche o por el día. Tienes que encontrar tu fórmula, la que te haga sentir a gusto y feliz con vuestra lactancia. Puede que si tu hijo tiene veinte meses y llevas todo ese tiempo despertándote con frecuencia por la noche, te cueste mucho ya amamantar de noche. Bueno, en este caso quizá un destete nocturno puede ser la solución a tu agobio en este momento.

O quizá notas que lo que te agobia es dar el pecho durante el día porque tienes la sensación de que lo llevas todo el rato pegado a tu teta y eso no te hace sentir nada bien ahora que ya no es un bebé. Bueno, en este caso quizá mantener la lactancia de noche, si no te molesta, y destetar de día puede ser una buena opción para ti. Escúchate y haz lo que te pidan tu cuerpo y tu corazón. Si estás bien, estaréis bien.

El destete diurno puede resultar un poco más fácil porque de día hay más distracción. Puede que jugando, distrayendo, ofreciendo cosas interesantes que hacer a cada momento te sea más sencillo conseguir que no tome teta como lo hacía. Tal vez lo que te genera más dudas es el destete nocturno.

DESTETE NOCTURNO

Para destetar, ya sea de forma parcial, ya sea de manera total, es importantísimo que lo tengas claro. Si estás confundida, si crees que no va a funcionar, si piensas que lo vais a pasar fatal o si no te ves capaz, déjalo, no es ahora tu momento. Resumiendo: la ambivalencia y el destete son muy malos compañeros, así que si te sientes así, es que no ha llegado la hora aún.

Para destetar debemos tenerlo claro y estar seguras de ello, porque de lo contrario, se nota. Nuestros hijos van a percibir que cuando ponemos ese límite, ese «no» no es de verdad. Van a notar nuestra indecisión, nuestra inseguridad y nuestra ambivalencia, y nada de lo que digamos será tomado como verdadero porque, simplemente, no lo será.

Cuando mi hija mayor había cumplido los veinte meses aproximadamente, yo tenía que reincorporarme al trabajo en turno de noche en los servicios informativos de Catalunya Ràdio. Tres noches por semana yo no iba a estar en casa, así que decidí destetarla de noche para que así su padre no lo tuviera tan complicado si ella me reclamaba.

Tenía clarísimo que había llegado el momento, por mi reincorporación y porque empezaba a estar cansada de despertarme tantas veces por la noche. Así que cuando decidí que iniciábamos el destete nocturno se lo conté de forma muy segura. Cada niño es distinto y cada relación de lactancia también, así que no esperes de tu hijo la misma reacción que tuvo el hijo de tu amiga, porque quizá no sucede lo mismo. Da igual, en realidad, lo que hagan los demás. Aquí solo importáis vosotros. Hay niños que lloran la primera noche un buen rato y las siguientes ya no, solo protestan un poco y se vuelven a dormir. Otros lloran muchos más días reclamando su teta querida.

Aquí lo importante será tu determinación y tu capacidad de acompañar emocionalmente a tu hijo. Tiene todo el derecho a no estar de acuerdo en que le quites la teta de noche (o de día) y te tocará aguantar el chaparrón y acompañarlo en su llanto. Sin embargo, si estás segura de tu decisión, podrás hacerlo de forma amorosa sin sentirte culpable o empezar a dudar de todo, y esa actitud va a liberarle de cargas que no le pertenecen. Entiende que necesita expresar su enfado por esta nueva situación y acompáñale lo mejor que puedas. Más adelante dedico un capítulo entero al tema de acompañar el llanto de un hijo, y te puede servir también para el momento del destete.

Si tu hijo es mayor de un año y medio y empieza a distinguir entre el día y la noche, el sol y la luna, para el destete nocturno puedes utilizar estas palabras: «Por la noche las tetas duermen y podrás volver a mamar cuando salga el sol», por ejemplo, o las que te hagan sentir más cómoda o creas que él va a entender mejor. En los dos destetes nocturnos que he hecho con mis hijas (a los veinte y a los veintinueve meses respectivamente) hubo desvelos (cosa normal, pues tienen que acostumbrarse a volver a dormirse sin teta) y también algunas veces las niñas necesitaron cambiar de habitación y no quedarse en la cama. En este caso (me pasó con mi hija pequeña), íbamos al sofá, la niña se tumbaba y se volvía a dormir mientras yo le daba masajes en la espalda. Esto duró alrededor de tres semanas, hasta que se habituó a dormirse de nuevo sin mamar y sin necesidad de cambiar de lugar. Supongo que cuando nos quedábamos en la cama se le hacía más evidente que ya no había teta por la noche y la echaba más de menos. En los dos casos yo abría la «barra libre» a eso de las seis y media. Pero tendrás que comprobar qué hora es para ti la óptima para volver a dar el pecho, si antes de irte a trabajar, si cuando os hayáis levantado de la cama, etcétera. Lo que decidas estará bien.

Se trata de un proceso y has de armarte de paciencia para acompañar a tu hijo en él. Algunos niños se acostumbran al poco tiempo. Según me confesaron algunas mujeres, el destete nocturno fue muchísimo más fácil de lo que se habían imaginado, pero en otros casos es un poco más lento. No pasa nada, está bien. Relax, seguridad y acompañamiento.

Si tu hijo aún no distingue entre el día y la noche y lo ves demasiado pequeño para todo lo que te he contado, o si no te ves capaz de acompañarlo y sientes que necesitas dormir más, otra opción puede ser que tu pareja sea quien acompañe el destete nocturno. De ese modo, no serás tú quien atienda al niño por la noche, sino tu pareja (el padre de tu hijo o la madre, en caso de parejas homosexuales). En estas ocasiones hay niños que lo llevan bastante bien y en poco tiempo seguro que empiezan a dormir más y otros a los que les cuesta más aceptar que no vaya mamá a atenderles. Ambos miembros de la pareja tendréis que valorar qué creéis que puede funcionar mejor teniendo en cuenta a vuestro hijo y vuestra capacidad de acompañarle. Yo te recomendaría que atienda el destete el que mejor lo lleve: el que se ponga menos nervioso, el que tenga más paciencia, el que sea más amoroso y sereno en momentos de llanto o de tensión. Esto, sin duda, ayudará muchísimo. Quien le atienda, le puede ofrecer agua, leche, brazos, masaje, canciones, etc. «La teta ya no está por la noche, pero puedo ayudarte a dormirte también de otra forma».

Sea como fuere, si el destete nocturno cuesta muchísimo de asentar, pregúntate si es que en realidad no estás muy segura de hacerlo. ¿Acaso notas un poco de ambivalencia? ¿Puede que no te sientas del todo preparada para destetar todavía? ¿O quizá te cuesta aceptar la contrariedad de tu hijo al respecto? ¿Es el llanto lo que llevas peor? ¿Qué es lo que puede estar pasando y que no se ve? Seguramente la respuesta a estas preguntas te ayudará muchísimo en el proceso.

DESTETE TOTAL

Vale, quieres destetar del todo porque sientes que ha llegado el momento de decir adiós a la teta. Pueden existir mil motivos para tomar a esta decisión: el mío con mi primera hija se debía a que quería ir por el segundo y prefería no empalmar lactancias, tenía claro que no quería hacer tándem. Me apetecía pasar un tiempo sintiendo el cuerpo «solo mío» y estar unos meses sin dar el pecho a nadie, así que decidí destetarla. Lo tenía clarísimo, y también sabía que el destete había de ser tranquilo, a un ritmo que ella pudiera tolerar, así que lo hicimos progresivo, pasando de dos o tres tomas al día a ninguna en unos meses. En ese momento me surgió la idea de hacer una «fiesteta» para celebrar nuestra lactancia cuando ya se hubiera destetado del todo. De modo que el día que le conté que yo ya sentía que quería dejar la teta, le dije que la acompañaría, que nos tomaríamos el tiempo necesario, que la ayudaría y que cuando lo hubiéramos conseguido lo celebraríamos.

Conservo un gratísimo recuerdo de esos meses, por lo bonito y por lo fácil que fue, respetando a diario sus tempos. Había días que no echaba de menos ninguna toma y otros que estaba más nerviosa y necesitaba la de antes de dormirse por la noche. Si estás en este punto, te recomiendo que vayas quitando las tomas que notes que le son más «prescindibles», aquellas que algunos días os saltáis y no pasa nada. Cada niño tiene unas tomas que son «sagradas»: para algunos son las de antes de acostarse por la noche y para otros las de después de despertarse por la mañana. Bueno, observa qué toma es la sagrada para tu hijo y que sea esa la última que quitéis. Hazlo progresivamente porque os vais a adaptar mejor tanto tu hijo como tus pechos. Con paciencia, con seguridad y muchísimo amor podréis hacerlo.

De la misma forma que te estoy contando todo esto, te diré también que he conocido a algunos niños que no llevan bien lo de que sea progresivo o lo de que el destete sea parcial (diurno o nocturno). Son de «o todo o nada» y lo toleran mejor si saben que el «no» es definitivo, sea cuando sea. Bueno, tendrás que ver cómo es tu hijo y qué le resulta más conveniente. Ya te digo, cada niño es un mundo y lo que sirve para uno no sirve para otro.

Aquí lo más importante es que te conozcas a ti, que te escuches y que conozcas a tu hijo y le prestes atención. Así, de la mano, iniciaréis este camino de destete de la mejor manera posible y juntos. No os merecéis menos: habéis vivido una lactancia materna maravillosa y es justo que le pongáis un punto final maravilloso también.

Al cabo de un tiempo de haber destetado totalmente a mi hija mayor, decidí contarlo en mi blog. Conté cómo fue nuestro destete y expliqué mi idea de «fiesteta», y qué hicimos para celebrar nuestra lactancia. ¡Menudo éxito tuvo! Empecé a recibir e-mails de seguidoras en los que me daban las gracias por describirles un destete de manera positiva y por darles la idea de celebrar también el final. Me decían: «Por fin puedo darle la vuelta y pensar en nuestro destete como algo bueno y no como una tragedia». De ahí salió también el cuento infantil *La fiesteta* que escribí y que ilustró Joan Turu, y empezó la avalancha de fotos en mi buzón de correo electrónico de «fiestetas» de niños y mamás de todo el mundo; no hay semana que no reciba alguna y te aseguro que me hace tremendamente feliz.

Lo bueno hay que celebrarlo siempre, y las lactancias maternas, lo que compartimos mamás e hijos no es solo bueno, ¡es buenísimo! Así que deseo que puedas vivir un destete sereno y feliz, que sepas valorar cada paso, cada toma hasta el momento en que decidas terminar. Todas cuentan. Todas os han unido más y más. Valora la lactancia como lo que es: un regalo que vais a llevar siempre con vosotros. ¡Que el final sea también precioso!

El día que Ana se soltó

Ana llevaba tres semanas agobiada. Esto de dar el pecho le parecía muy difícil y andaba todo el día cambiándose el anillo de casada de mano para saber qué pecho le tocaba dar. Sus amigas le decían que no hacía falta, que solo tocándose los pechos sabría perfectamente cuál era el que estaba más lleno y, por lo tanto, cuál era el que tenía que dar a su bebé.

Pero ella no las escuchaba. Tenía intenciones de hacerlo muy «bien» y no quería equivocarse en nada, tampoco en el pecho que tocaba darle. Así que, poco a poco y sin darse cuenta, empezó a entrar en una especie de prueba de examen que no terminaba nunca. Una prueba en la que examinadora y examinada eran la misma persona: ella, Ana.

Su compañero, su madre, su hermana..., todos le decían que se relajara, que la niña engordaba bien y que ya le habían explicado que, si el pecho era a demanda, debía confiar en ella, pues tenía claro lo que debía hacer. Pero esas palabras no calaban en ella. Las escuchaba, sí, pero era como si no le resonaran dentro y, en vez de calmarse, se sentía cada día un poco más estresada.

Quería saber cuándo volvería a mamar María, y claro, esto era imposible. Quería saber cuántas veces querría pecho por la noche y si siempre serían tres como la anterior, pero tampoco podía estar segura. Ese no saber, esa imposibilidad de controlar la lactancia, a Ana la mataba.

Estaba tan angustiada que María llevaba dos días mamando inquieta, moviéndose mucho, llorando a ratos, sin hacer una toma tranquila y relajada. Verla así a Ana la desasosegaba y se preguntaba qué demonios le pasaba a ese bebé que no mamaba como antes...

Cuando ya creía que iba a enloquecer, llamó a la amiga que la había invitado a su grupo de apoyo a la lactancia, pues hasta el momento no se había sentido suficientemente fuerte para ir a ningún sitio. «Mañana por la mañana hay grupo. Te recojo y vamos andando las dos hasta allí, ¿vale?», le propuso, y Ana, agobiada como estaba, solo contestó «Vale».

Pasó una noche de perros; María peleándose con el pecho todo el rato. Ana perdió la cuenta de los despertares y también de qué pecho tocaba darle. Literalmente, sentía que la lactancia se le había escapado de las manos, se había descontrolado y estaba a un paso de dar ese biberón que le regalaron antes de parir.

Cuando llegaron al grupo de apoyo a la lactancia Ana se sentía supercansada e incómoda. Allí, con tantas mujeres que no conocía de nada, le daba mucha vergüenza contar lo que le pasaba. Pero llegó Marta. Una asesora que se le acercó y le preguntó, simplemente, cómo estaba.

«No lo sé», dijo Ana con absoluta sinceridad. Porque era así, ya no sabía ni cómo estaba. «Ven», le dijo Marta, pues notó la incomodidad en sus ojos, y se la llevó a un rincón, donde pudieran estar un poco al margen del grupo.

María empezó a llorar y Marta le dijo: «Si quieres, póntela al pecho y así veo cómo mama», y Ana, como una autómata, hizo lo que le sugirió. Cuando la niña llevaba unos dos minutos mamando, Ana sintió un nudo en el estómago..., no sabía por qué. Tenía la mano de Marta en su hombro, simplemente observando cómo mamaba María y Ana sintió que iba a reventar...

Y lo hizo. Empezó a llorar, al principio solo un par de lágrimas que corrió a enjugarse, pero fue en vano porque le sobrevino un llanto desconsolado que no pudo ni supo contener...

Marta solo dijo: «Llora tranquila, Ana, estoy aquí»... y al cabo de unos minutos Ana se atrevió a decir: «Es que me resulta muy difícil..., me cuesta darle el pecho..., no sé cuál le toca, ni si ha tomado suficiente, y tengo miedo de que se quede con hambre, o de que no engorde, y todo eso me agobia».

Marta esperó un instante y le dijo: «Ana, respira un momento... así, poco a poco... y, ahora, mira a María... mira cómo mama, qué bien lo hace... Ahora cierra los ojos..., nota cómo sale la leche de tus senos... Mira, todo está perfecto tal y como está sin que tengas que esforzarte en hacer nada... Fíjate en cómo tu cuerpo sabe al dedillo qué es lo que tiene que hacer, así como María, que mama como si lo hubiera hecho toda la vida... Respira y confía..., todo está bien, Ana, todo va bien. No tienes que demostrar nada a nadie... Eres una mamá fantástica, lo estás haciendo muy bien y vas a hacerlo perfectamente. Eres la mejor madre para María».

Ana empezó a llorar. En tres semanas nadie le había dicho nada parecido. Sintió que la presión que se había impuesto salía en forma de lágrimas y se disipaba. Necesitaba tanto que alguien le dijera que lo estaba haciendo bien...

Se quedaron allí un buen rato, simplemente mirando cómo María mamaba sin inquietud ni agobios. En silencio. Permanecieron allí mientras Ana seguía llorando, ahora ya más calmadamente, soltando toda esa tensión que había acumulado durante tres semanas del más profundo estrés. No había ningún examen que pasar. No existía prueba alguna, ni nadie que tuviera que examinarla de nada, tanta exigencia no era necesaria y, en cambio, se convertía en un obstáculo.

Llegó a casa muchísimo mejor y decidió dejar de cambiarse el anillo de dedo. Un gesto absurdo, quizá, pero muy importante en ese momento y de una gran fuerza. Decidió confiar en su cuerpo, en lo que le dijeran sus pechos. Decidió confiar en María, decidió soltarse, poco a poco, o, por lo menos, intentarlo.

Así, un día tras otro, y con cada toma, más vínculo. Y con cada toma, más mirada, más risas de reojo mientras María tenía el pezón en la boca. Y con cada toma, una nueva siesta de esas tan dulces. Y con cada toma, un «te quiero cada día un poco más»... Y con cada toma, aquella baba que nos cae a las madres cuando los vemos con las manos completamente abiertas y esa cara de placer.

Y con cada toma, más amor. Y con cada toma, más y más conexión, más y más vínculo entre las dos.

Poco a poco, fue aprendiendo a vivir el presente con cada toma sin pensar ya en lo que quería, lo que esperaba, lo que imaginaba que haría o hasta cuándo pensaba amamantar. Se dio cuenta de que no tiene ningún sentido fijarse plazos, de que, en el fondo, carece de importancia.

Se dio cuenta, de alguna manera, de que era la misma lactancia materna la que las tomaba (a Ana y a María) de la mano y las iba llevando, si la dejaban fluir. Tomó conciencia de que es un privilegio poder disfrutar de eso y entonces se deshizo de calendarios mentales y expectativas, y se dio el permiso de nutrir y nutrirse.

Ese día, el día que tiró el calendario, el día que las expectativas se esfumaron, el día que lo que dicen los demás ya no le importó fue el día. Ese día sintió que su lactancia materna había triunfado.

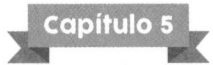

Capítulo 5

La hora de la verdad

Me acuerdo de la primera vez que tuve en brazos a mi primera hija. Estaba abrumada con tantas sensaciones nuevas, pero lo que sentí lo recuerdo perfectamente, y entre el barullo de emociones había también un «Dios, ahora empieza todo», y era así. En ese momento comenzaba todo y encima todo era nuevo.

Desde la cosa más básica como cambiar el pañal a mi hija o vestirla, hasta colgármela en el fular, todo, absolutamente todo, tenía que aprender a hacerlo.

Es cierto, son cosas que consigue hacer todo el mundo pero, en ese momento, cuando estás con las hormonas desbocadas y acabas de salir de tu primer parto, que esas cosas las hagan todos los padres y madres del mundo no las convierte en más fáciles. No podía ni pensar en que millones de personas de todo el planeta habían atravesado esos momentos antes que yo. Me daba igual. Bastante tenía con aprender a cuidar de un bebé tan pequeñito y que me necesitaba tanto como para tomar distancia y mirar el asunto con perspectiva.

Lo que viene después del parto es muy intenso. ¿Con qué podría compartártelo? Quizá con estar dentro de la lavadora mientras está centrifugando..., sí, creo que se le acerca. Sin duda sientes un montón de emociones, y, tranquila, todas y cada una son normales.

Te das cuenta, sin embargo, de que ha llegado la hora de la verdad cuando entras en casa por primera vez con una nueva personita que va a quedarse a vivir contigo. ¡Qué sensación tan intensa! Una mezcla de ilusión, de alegría por estar al fin en casa, pero también aparece a veces cierto miedo por quedaros solos con un bebé. Ya no hay enfermeras a las que preguntar, ya no pasa el pediatra cada día a verte... De repente las riendas las llevas tú y, con el cóctel de hormonas en ebullición, las sensaciones que se pueden experimentar esas primeras horas en casa son infinitas.

De esos primeros días me interesa mucho que te quedes con una cosa: todo lo que sientas está bien. Desde una alegría inmensa a la que todavía no sabes ponerle nombre o palabras hasta una tristeza o desazón que te deja fuera de juego y que no comprendes por qué aparece justo ahora. Olvida lo de «debería sentirme así o asá». No escogemos cómo nos sentimos..., simplemente, estamos de esa forma. A veces son emociones con sensaciones muy agradables y otras no.

Si te permites sentir lo que sea te resultará más fácil atravesar cualquier emoción que pueda sobrevenirte durante esas primeras horas, días o semanas después del parto. Y esto es muy importante, porque a veces lo que hace más difícil vivir el momento es que nos juzgamos a nosotras mismas por no estar sintiendo o viviendo lo que creíamos que sentiríamos o viviríamos.

Ya te lo dije hace algunas páginas: ¿cómo prever lo que íbamos a sentir después de algo que desconocíamos absolutamente? Resulta imposible. Así que acepta cualquier emoción que te invada y, si es demasiado desagradable, busca a alguien que sepa acompañarte. Puedes contárselo a tu pareja, o a tu madre, o a una amiga, o busca a un profesional que sepa qué palabras decirte para que vayan curando tu alma, pero nunca te juzgues.

Un día me dieron ganas de salir de casa sola con el cochecito. No lo había hecho nunca, siempre iba acompañada o con la peque en el fular, pero me apetecía probar a ver qué tal. Salí de casa con la inseguridad metida en el cuerpo; no estaba acostumbrada a maniobrar un cochecito, ni a subir bordillos, ni a sortear mil y un obstáculos. Me acuerdo de que después de haber andado dos calles, casi sudando y absolutamente insegura, decidí volver a casa. Ya tenía suficiente para ser el primer día.

Entré y me eché a reír. ¡Cuánto me habían estresado esas dos calles, por favor! ¿Cómo era posible? Y me dije para mis adentros: «¡Con lo segura e independiente que soy yo! ¿Qué me ha pasado?». Pues me habían pasado un montón de cosas y eso que acababa de ocurrirme (sentirme absolutamente insegura andando por la calle con mi bebé en el cochecito por primera vez) era normal. Había sentido lo mismo el primer día que salí con ella sola colgada del fular. También me sentía insegura, también lo viví como una gran aventura. ¿Querría mamar enseguida y tendría que buscar un banco donde sentarme? ¿Haría caca y tendría que cambiarla en algún lugar? ¿Dónde?

Esos primeros días decidí vivir cada pequeña hazaña como una victoria. Y digo hazaña pero en realidad se trataba de las cosas más normales y cotidianas de la vida, pero en un estado (en posparto, con un bebé recién nacido con el que nos estábamos conociendo, etcétera) que no había vivido nunca antes. ¡Eran auténticas proezas!

Aceptar que tendría que aprender que a partir de ahora todo sería nuevo constituyó un gran reto. Requiere un gran ejercicio de humildad el hecho de convertirnos en madres o padres, porque tenemos que aceptar, más tarde o más temprano, que debemos aprender un montón de cosas que quizá creíamos que ya sabíamos, y no.

Confieso haber pensado, antes de tener hijas, que no podía ser tan difícil si los tenía todo el mundo. Confieso haber creído que sabía muchas cosas y haber tenido muy claro qué iba a hacer y cómo. Menudo baño de humildad, otra vez, el convertirme en madre y darme cuenta de que, por muchos libros que hubiera leído durante el embarazo, había infinidad de cosas que desconocía por el simple hecho de que algunas hay que vivirlas para saber de qué van. Necesitamos sentir para saber qué hacer. Es tan fácil teorizar cuando no se está en el meollo, ¿a que sí? Pero a la hora de la verdad, pasar a la práctica es otro cantar.

Aunque también es normal darte cuenta en algún momento de que esto de tener hijos es distinto a como te lo habías imaginado. Tomar conciencia de que, en realidad, sabías menos de lo que creías saber y que muchas veces habías hablado sin conocimiento de causa sobre temas que ahora, que estás de lleno en ellos, ves ligeramente distintos. Con otro prisma..., uno que toca la piel y ya no te es ajeno.

De dos a tres

Nos conocíamos siendo dos, siendo pareja, novios o como quieras llamarlo. Pero hemos entrado por la puerta de casa siendo tres. De repente, el puzle que teníamos de solo dos piezas ha aumentado y hay otra pieza que encajar: debemos acoplarla a las piezas que ya estaban, además de ensamblar esas piezas primeras entre ellas... Todo un movimiento que es menos fácil, a veces, de lo que puede parecer.

Porque, sin duda, ya no somos los mismos. ¿Cómo serlo con todo lo que acabamos de vivir, con todo lo que acaba de pasar? Y no solo eso, sino que nuestra condición de madre y padre se van forjando día a día... Vamos evolucionando, cambiando sin parar porque no dejamos de aprender cosas nuevas, de comunicarnos con un nuevo ser, de tener que hacer cosas que no habíamos hecho nunca... y todo esto a diario y sin descanso. Cambiamos, y no poco. Amamos, sufrimos, nos transformamos.

El ritmo frenético de los primeros días con un bebé nos afecta a todos y necesitaremos un tiempo para ir asentándonos en esta nueva situación. Esa pareja con la que convivíamos la conocíamos como lo que era entonces, nuestra pareja, pero no como padre o madre. La imagen que tenemos de ella va a ir moldeándose, así como también la que tenía ella de nosotros, adquiriendo nuevos matices y colores.

Ojalá esa nueva faceta que nuestra pareja despliega ante nuestros ojos nos guste, será muchísimo más fácil encajar las piezas y pasar de dos a tres, sin duda. Pero a veces esto no ocurre: el padre que nace ante nuestros ojos no nos acaba de gustar, porque hace cosas que no pensábamos que haría. O al revés: la madre en la que nos estamos convirtiendo tampoco termina de coincidir con lo que nuestra pareja se había imaginado.

En estos casos hará falta mucha comunicación y empatía para hablar de esas cosas que producen roces en casa en un momento de sensibilidad máxima. Necesitaremos mucha comprensión del presente, de la importancia de ponernos en el lugar del otro y entender qué mochilas emocionales cargamos cada uno.

Porque te aseguro que las mochilas se muestran, y de qué forma, cuando tenemos un hijo. Parece que todo sale a la luz. Quizá intuíamos algo sobre nosotros o sobre nuestra pareja, pero quedaba oculto entre las capas del caparazón. Pero ahora, en un momento como este en el que casi no hay filtros, todo queda despejado y a la luz del día. Entonces... quedamos desnudos con lo que siempre hemos llevado encima pero que tal vez habíamos conseguido disimular.

Lamentablemente no hay fingimiento posible cuando tienes un hijo: saltan las corazas y los disfraces. Estalla todo por los aires y no creo que sea nada malo, a pesar de que pueda parecerlo, al contrario: es fantástico. El hecho de poder vernos de verdad, con nuestras fortalezas y nuestras carencias, nos ayudará a estrechar todavía más el vínculo que nos une, rodeándolo de empatía, compasión y mucho, mucho amor.

En este mundo tenemos mucha prisa: queremos que todo sea para anteayer y nos cuesta esperar. Sin embargo, para pasar de dos a tres, a pesar de que este cambio pueda desarrollarse más o menos rápido dependiendo del parto, necesitaremos una gran dosis de paciencia y de saber esperar. Recuerda la palabra que te decía antes: *WAIT*.

Esperar a que cada uno se vaya resituando en la nueva etapa. Unos necesitarán más tiempo para asumir el nuevo papel y amoldarse a él, y otros necesitarán menos. Pero más allá de lo que cada uno de nosotros precise para comprender y aceptar la nueva realidad, tenemos que pensar que hay otra «entidad», la pareja, que también habrá de resituarse.

Hay parejas que creen que esto ocurrirá en un abrir y cerrar de ojos, y a veces es así, es cierto. Pero con frecuencia se requiere más tiempo, en ocasiones hacen falta semanas o incluso meses para poder ir encajando esas nuevas piezas del puzle entre sí. Tratando de comprender al otro y el momento que estamos viviendo, con empatía, amor y sobre todo con humor, nos será más fácil ir situándonos en la nueva realidad de pareja con niño.

Parece evidente, pero cuando estamos en la centrifugadora no lo es: cada uno vive la nueva situación como puede y es posible que esta vivencia no coincida. Por lo tanto, hay que permitir que cada uno haga este tránsito al nuevo estadio de convertirse en madre o padre sin ponernos nerviosos. Es fácil decirlo y mucho más difícil hacerlo, porque cuando llega un bebé a casa, aparte del montón de emociones nuevas también aparece nuestro enemigo *number 1*, que no es otro que el cansancio.

Un cansancio que pondrá a prueba nuestros cimientos de pareja, nuestra fortaleza. Aun así, no te asustes: todo lo que pasa es normal, recuerda que estás dentro de la lavadora y centrifugando. Lo importante es que pienses en ello a menudo; cuando te entre el miedo, cuando lo veas todo gris oscuro, piensa: «Estoy en la lavadora, *keep calm*, tarde o temprano el ciclo de lavado terminará».

Te lo garantizo: aprenderás a lidiar con el cansancio, aprenderás a hacer todas esas cosas nuevas que quizá al principio te parecen un mundo y se te hacen cuesta arriba... Todo llegará, aunque como siempre, a su debido tiempo. No conozco a ningún padre o madre que haya podido saltarse pasos, pues por mucho que te lo cuenten, es una vivencia solo tuya y tú tendrás que ir aprendiendo a resituarte en tu nueva realidad. Pero créeme, lo harás, y cuando te des cuenta, habrás crecido muchísimo más de lo que imaginabas.

La familia

Sois una familia nueva, recién estrenada, pero que proviene de dos familias distintas, y, sí, esas también van a entrar en juego. Quizá estás leyendo estas líneas y empiezas a sonreír porque intuyes qué te voy a contar... o tal vez te preguntas por qué hablaré a continuación de vuestras familias de origen si, total, os lleváis superbién ahora que todavía no ha nacido vuestro hijo.

A decir verdad, te hablo de ello porque este tema es de los que provocan más malestar en el primer tiempo de la crianza de un hijo a muchos nuevos padres y madres y creía que tenía que dedicarle unas páginas. «Bueno, esto solo debe de pasarles a los que se llevan mal con sus padres o sus suegros», quizá estés pensando, y siento decirte que no, que no es así. Que a lo mejor nos llevábamos de fábula antes de que naciera nuestro bebé pero después, de repente, esa relación tan fantástica con padres o suegros empieza a hacer aguas. Se trata de algo muchísimo más habitual de lo que puede parecer y te voy a contar por qué.

Antes me refería a las mochilas: todos llevamos una más o menos cargada, más o menos llena de apoyo emocional, de experiencias agradables o desagradables de nuestra infancia, con mayor o menor autoestima, etcétera. Ahora deja que te hable de las alfombras: cuando tenemos un hijo es como si alguien llegara a nuestra casita emocional y empezara a levantar todas las alfombras y dejara al descubierto cuánta suciedad había escondida. Sin alfombras, las heridas que no encontraron cura en su momento quedan a la luz, esos traumas más o menos visibles, más o menos conscientes, se destapan.

Con mochila, sin alfombras que tapen y, recuerda, sin filtros, de repente nos encontramos con un bebé en brazos y como si, de golpe, nuestro pasado viniera a encontrarnos. A veces ni nos damos cuenta, abrumadas como estamos. Otras sí, y vemos cómo nos molestan ciertos comentarios que antes ni siquiera nos chirriaban. O cómo ciertos comportamientos nos remueven las entrañas y nos cuesta horrores simular que no nos están afectando.

Pondré ejemplos: esa suegra que entra en casa casi sin ni saludar y nos quita a su nieto de nuestros brazos aunque estuviera dormido y tranquilo. Ese padre que hace el comentario que ha hecho toda la vida pero que ahora, cuando lo escuchamos con nuestra hija en brazos, nos molesta mil veces más. Esa madre que no se da cuenta de que hoy no tenemos ganas de conversación y sí muchas de llorar. Esa tía a quien parece no importarle que le hayamos dicho que mejor no nos visite hoy, que el bebé está intranquilo, y se presenta a las ocho de la tarde como si no nos hubiera oído. Y podría seguir hasta el infinito, porque hay un montón de situaciones con la familia susceptibles de producir tensión.

Puede parecer tonterías cuando no somos nosotros quienes vivimos estas situaciones, pero producen muchísimo sufrimiento. A la madre, porque, por ejemplo, no le gustan ciertas cosas que ha empezado a hacer la suegra, pero el padre (su hijo) no lo encuentra tan grave y allí empiezan los roces entre la pareja. Sufrimiento para él, que no sabe cómo lidiar con esa situación sin ofender a su madre y sin que su pareja no se sienta apoyada en ese momento. Sufrimiento a menudo también para los abuelos porque quizá les gustaría tener más protagonismo en semejante momento, o poder cuidar más de su nuevo nieto, que ahora es lo más preciado para ellos.

Con todo esto pretendo transmitirte un mensaje: si te sientes así con alguno de vuestros familiares, no eres mala persona. Hay madres que piensan que se han vuelto locas: «¿Qué me pasa, si siempre me había llevado bien con mi madre, mi suegra y mi padre? ¿Por qué siento esa rabia cuando les veo o me dicen según qué?». Lo que sientes es normal y legítimo. Tranquila, no te has vuelto loca, solo estás en pleno puerperio y te has quedado sin filtros, con una mochila más o menos pesada y con todas las alfombras levantadas, desnuda ante tantas situaciones nuevas.

Respira, acepta aquello que sientas sin culparte, y si te resulta insoportable, busca ayuda profesional. Quizá se han removido aguas estancadas que necesitan ser purificadas; no te preocupes y hazlo sin miedo. Intentar mirar hacia otro lado no te va a ayudar. Procura mantener una buena comunicación con tu pareja para ir a la una en eso, y para no sentiros solos en este momento.

A veces hará falta también hablar con los abuelos porque quizá su ansia, su alegría y felicidad con el nuevo nieto les hace perder el mundo de vista y anteponen su necesidad o ganas de estar con el niño a lo que el bebé o sus padres necesitan. Se trata de conversaciones delicadas, en las cuales tendremos que buscar bien las palabras que utilizaremos y sobre todo el tono de voz, procurando no dañar a nadie. Pero aunque sean delicadas, a veces hay que afrontarlas porque rehuirlas no hace más que empeorar la situación.

En todo caso, tened claro que lo más importante ahora es que estéis bien vosotros, esta nueva familia que estáis creando. Que os sintáis a gusto y que os respetéis y escuchéis qué necesitáis y qué no. Los demás..., bueno, ya lo irán entendiendo y si no lo comprenden, no es vuestra responsabilidad.

Pasará. Poco a poco tu hijo irá creciendo y tu capacidad para lidiar con nuevas situaciones familiares, también. Aprenderás un montón y es probable que parte de la tensión que se ha producido debido a tanta novedad vaya remitiendo simplemente porque cada vez todos estaremos más cómodos en nuestro nuevo lugar. Dejaremos de ser madres primerizas, padres primerizos o abuelos primerizos... y la experiencia nos ayudará a ver más pequeños los obstáculos, esos que al principio de nuestra maternidad y paternidad nos parecían las montañas más altas.

Mamá leona

Transformándote en mamá tienes muchas probabilidades de convertirte también en lo que se llama una «mamá leona». Es cierto, las mamás protegemos y cuidamos del bienestar de nuestro cachorro de forma bastante animal y eso provoca, a menudo, que la gente que nos rodea piense que nos hemos vuelto locas porque empezamos a hacer y sentir cosas que quizá no les parecen «normales».

Por ejemplo: sentir rechazo a que cojan en brazos a nuestro bebé, aunque sean personas de más o menos confianza. Muchas madres lo pasan realmente mal cuando su hijo no está en sus brazos o los de su pareja. Si el bebé está en brazos del abuelo y comienza a hacer sonidos como para avisarnos de que empieza a tener hambre, podemos sentir unas ganas locas de que nos devuelva a nuestro hijo inmediatamente.

Muchas mujeres creían que lo que hacían sus amigas con hijos era exagerado y criticaban que no dejaran al bebé con los abuelos para quedar con ellas, o que siempre quisieran tenerlo en brazos o que, de recién nacido, no permitieran que otras personas lo sostuvieran. Pero cuando son ellas las que se encuentran en esas situaciones de repente se dan cuenta de que sienten lo mismo.

¿Qué problema hay en convertirse en una mamá leona durante un tiempo? Ninguno, a mi parecer. El único problema es que muchas mujeres se culpan de serlo, o las personas más o menos allegadas les recriminan el hecho de ser excesivamente posesivas con su bebé. Y estas críticas hacen que muchas mujeres se sientan juzgadas y llenas de dudas con respecto a si están haciendo mal, a si deberían separarse más de sus bebés, etcétera.

Mi opinión es que no están haciendo nada malo, simplemente están conectadas con su instinto y sus sensaciones, que en este momento se dirigen por completo a proteger, alimentar y cuidar a esa criatura que tie-

nen que sacar adelante. Es cierto, no estamos en la sabana africana ace-
chados por mil peligros, pero ¿qué le cuentas a un bebé de dos meses?
Mamá y bebé están conectados de una forma muy instintiva, igual que lo
estuvieron millones de mujeres muchísimos siglos antes. Esta conexión no
entiende de razonamientos lógicos, pues es intuitiva y así se manifiesta.

Durante la etapa en que la mujer está puérpera, sin filtros y con lo que
hay debajo de las alfombras al descubierto, el instinto está a flor de piel, y
a pesar de que a veces puede llegar a sentirse muy vulnerable, otras puede convertirse en mamá leona que defiende a su cachorro en plena sabana
africana. Y está bien así. Si nuestra especie ha llegado hasta aquí, en parte
es gracias a ese instinto de mamá leona que ha protegido a su bebé y ha
procurado que tirara siempre hacia delante.

Resulta curioso que a mucha gente, cuando mira un documental de
animales, le parezca fantástico que las hembras cuiden tanto de sus cachorros y lo hagan de esa forma tan bonita, tan clara, sin ambivalencias,
tan animal y lo aplaudan, y que en cambio cuando una mamá humana hace
lo mismo, lo critiquen. Sería estupendo que también lo vieran con buenos
ojos y no las llamasen «raras» ni intentasen que se desconectaran de su
instinto separándolas de sus bebés. Sería genial que la sociedad, en general, aparte de entender a las mamás leonas, elefantas u orangutanas, entendiera también a las mamás humanas.

QUÉ PUEDES HACER SI ESTÁS EN MODO MAMÁ LEONA

Ponle mucho humor: hay situaciones que en ese momento no te harán ni
pizca de gracia, pero al cabo de unas horas, comentándolas con tu pareja,
echarles una buena dosis de humor rebajará la tensión al instante. Reírse
es una gran terapia para la maternidad y la paternidad.

Acepta que ahora te encuentras así: no intentes ir en contra de lo que
sientes. Lo pasarás mal y no sirve de mucho. Procura comprender qué es lo
que te sucede y acéptalo tal y como es.

Pasará, no estarás así toda la vida, te lo garantizo. Poco a poco y a medida que tu bebé vaya creciendo y notes que cada vez es más independiente y capaz, ese instinto protector se irá relajando y comenzarás a confiar
más y más en la gente que os rodea.

Si te critican, haz oídos sordos: es posible que te encuentres con familiares, amigos o conocidos que censuren que te comportes como una mamá leona. Bueno, ellos no están en tu piel, así que no pueden saber lo que sientes. Es normal que no te entiendan, pero no por eso hay que hacerles caso o dudar de ti. Te recomiendo que aceptes tu estado actual y también que hay personas que no puedan comprenderlo. No pasa nada, tú sigue con lo tuyo.

Respira: en esos momentos en que te das cuenta de que tu instinto protector de mamá leona se está acelerando, respira. Porque a veces es tan animal que puede pasarnos factura... Respira, toma conciencia de lo que sientes y analiza si existe un motivo real para que ahora te notes con tanta tensión. Si hay una razón, haz lo que sientas que debes hacer sin dudarlo. Si no, respira de nuevo y dite mentalmente que está todo bien, que no hay motivo para sufrir y que puedes relajarte.

¿SI NO ME SIENTO MAMÁ LEONA ESTÁ MAL?

Quizá estabas leyendo con tu bebé de tres meses en brazos y te has preocupado porque lo que acabo de contar no te ha sonado en absoluto, pues no lo estás viviendo en este momento. No te preocupes. Tranquila, no pasa nada si no te sientes mamá leona. De verdad, cada mamá es un mundo y hay tantos sentires y maternidades como mujeres en el planeta.

A veces parece que todas tenemos que ser iguales y sentir lo mismo, pero la verdad no es así. Mientras escribo sobre maternidad, en ocasiones tengo que generalizar porque sería pesadísimo aclarar cada tres frases lo de «pero quizá no sientas eso, no a todas les pasa» etcétera. De modo que relájate: tú eres tú, y no tienes por qué sentir lo mismo que siente tu amiga que también tiene un bebé de tres meses. Venís de realidades distintas, sois dos personas diferentes con dos bebés únicos.

Así que no te preocupes si ese instinto protector tan fuerte no se ha despertado tal y como lo he descrito antes. Esto no quiere decir que no protejas a tu bebé ni que lo quieras menos. Es importante que las mujeres empecemos a dejar de sentirnos mal por no ser o hacer como la de al lado. Es fundamental sentirnos plenas con lo que somos y con vuestros sentimientos más allá de lo que hagan o sientan las demás. Empoderarse es eso.

La sexualidad después de tener un hijo

La cuarentena: cuarenta días y parece que después de salir de la revisión del ginecólogo o la comadrona ya puedes dar el pistoletazo de salida a las relaciones sexuales. Como si fuera un pim pam, ya ha pasado todo, retomémoslo donde lo dejamos. Y no. Nada más lejos de la realidad.

En los talleres que imparto para parejas, cuando abordamos el tema de la sexualidad les pregunto: «¿Cuánto dura la cuarentena?», y se echan a reír enseguida, especialmente ellos, porque también en algún momento se dieron cuenta de que la cuarentena no fue exactamente igual a como creían que sería.

El tema de la sexualidad después de tener un hijo está bastante poco y mal tratado. Por un lado porque la sexualidad sigue siendo un tema tabú en sí mismo, y después porque las relaciones sexuales durante el posparto han quedado llenas de tópicos, por ejemplo, el de que después de la cuarentena enseguida se instaura la vuelta a la normalidad, o que la mujer no tiene nunca ganas. El tema, creo, es mucho más complejo.

Bañadas en oxitocina a mares después de parir, hay muchas mujeres que sienten la libido por las nubes en el mismo hospital. No me lo invento, yo fui una de ellas. Al cabo de dos días de nacer mi hija me sentía tan absolutamente feliz y enamorada de ella y de mi marido que tenía muchas ganas de estar con él. Puede parecer raro si limitamos la sexualidad a la penetración (la cual no me apetecía en absoluto). Era distinto.

Me sorprendieron mucho mis sensaciones, pero con el tiempo me he dado cuenta de que no son pocas las mujeres que describen un incremento de la libido después del parto. Otras, en cambio, justamente por la avalancha de sensaciones del parto y de todo lo que viene después, en lo último que piensan es en intimar con su pareja. ¿Qué es lo normal? Todo.

A medida que pasaron los días y el baño hormonal quizá ya no era tan explosivo, noté que mi libido iba bajando. Me iba enamorando más y más de mi hija y eso llenaba un gran espacio en mí. El cansancio, el hecho de tener que aprender tantas cosas nuevas en el día a día con un bebé, etcétera, hacía el resto. Lo cierto es que no tenía muchas ganas de hacer el amor. Por suerte, a mi lado, había un hombre-amigo-compañero-amante que comprendía perfectamente mi momento. Íbamos de la mano en eso. Hablando, explicando cada uno cómo nos sentíamos, nos dimos cuenta de que el cambio en la vivencia de la sexualidad durante el posparto no constituía ningún obstáculo, sino algo nuevo más de esta nueva vida que estábamos abrazando.

Hay mujeres que me escriben preocupadas: «¿Dónde está mi libido?», y me confiesan que se sienten mal por no desear como antes. La culpa, la dichosa culpa, aparece cuando menos la necesitamos. Tranquilas, no estamos haciendo nada incorrecto por no sentir esas ganas. En absoluto. Nuestro cuerpo, nuestras hormonas, se encargan de que ahora nuestra prioridad esté fijada en el bebé que está creciendo. Nos fusiona a él y nos es difícil a veces desconectar. Y para hacer el amor es imprescindible «desconectar» (aunque sea un ratito) de nuestro bebé. De lo contrario, la libido no aparece.

Imagínate la siguiente situación: tienes ganas de hacer el amor porque, ¡oh, sorpresa!, de repente el bebé parece que está durmiendo plácidamente y disponemos de ese momento de intimidad que añorábamos. Nos ponemos al tema y la mente empieza a hacer de las suyas (a veces en los dos adultos que están en juego): «¿Y si se despierta ahora? No podemos tardar mucho, porque si no nos quedamos a medias seguro... Ay, pero así sin preliminares... es raro con estas prisas». Y con la mente *on fire* es difícil estar por la labor.

Esta situación, es decir, que a la mujer le cueste desconectar y por lo tanto excitarse, puede causar preocupación en la pareja. Se activan los miedos y la inseguridad: «¿Y si ya no le gusto? Ya no se interesa por mí», etcétera. Sin embargo, no se trata de eso. A veces, lo que sucede es que los cimientos de la pareja se nivelaron de una forma muy poco igualada: ella hacía más de madre con su pareja que de mujer, y quizá en ese momento estos roles satisfacían a los dos, pero al llegar un bebé los cuidados que ella dedicaba a su pareja van destinados íntegramente a la criatura. Esa parte de instinto maternal que tal vez llenaba atendiendo de esta forma a su pareja queda sobradamente satisfecha acudiendo a las demandas de un bebé pequeñito y vulnerable. Los roles deben ser modificados, los antiguos ya no sirven, y este nuevo reparto de papeles, esta nueva conjunción en este sistema que es la nueva familia, necesitará mucha comunicación, tiempo y conciencia para que el crecimiento de la pareja no produzca dolor y malentendidos.

Muchos hombres viven esta etapa realmente mal. Sienten el instinto a flor de piel y les apetece mucho mantener relaciones sexuales. Notan que su mujer no se siente igual e intentan respetarlo, pero les cuesta. Así, cuando ella se acerca buscando un abrazo o una caricia, él se viene arriba y cree que hoy sí que sí, o no piensa en nada y, simplemente, esa mano suya aterriza en alguna parte del cuerpo de ella buscando algo más que una inocente caricia. Ella, que no buscaba más que un simple contacto cariñoso, nada más, se molesta; él se siente rechazado y molesto también y ya tenemos lío en casa.

En realidad, todo lo que acaba de ocurrir es natural, lo que pasa es que los dos van a ritmos distintos y están en situaciones diferentes. Las expectativas también pasan factura. Quizá él se había hecho a la idea o que su mujer podía tardar un poco en volver a tener ganas de sexo, pero pasan los días y cuando llega ese límite que él mentalmente se había señalado (cuarenta días, dos meses, o el tiempo que sea) lo lleva fatal. Si encima algún amigo le dice algo como «prepárate que esto va para largo», dependiendo de qué actividad sexual deseara volver a tener, se deprime.

Si esto no se habla con normalidad entre la pareja, aparece un malestar emocional que se irá manifestando a veces en cosas que no vienen al caso. Sintiéndose los dos molestos por un tema sexual y de contacto físico y de necesidades no satisfechas tanto sexuales como emocionales, pueden estar a la que saltan por auténticas tonterías del tipo: «Has vuelto a dejar la chaqueta fuera de su sitio».

Es importante que nos demos cuenta de si nos pasa eso y que podamos echarle un poco de perspectiva y calma al asunto. Ni estamos tan mal porque nos pase ni es algo que no se pueda solucionar y mejorar. Pero será necesario comunicarnos y hacerlo bien; no con reproches sino poniéndonos en lugar del otro. «Me siento rechazado y entonces creo que quizá ya no te gusto como antes», o «Me siento sola porque me gustaría que fueras un poco más cariñoso sin necesidad de que tu mano acabe siempre en mi teta, porque luego ya intento evitar el contacto, pero en realidad te necesito y te quiero mucho...». Poco a poco, mientras vamos hablando, poniéndole humor también y comprendiéndonos mutuamente, podremos ir sincronizándonos de nuevo.

Pero ¿después de tener un hijo la sexualidad siempre va a ser así? Ni por asomo. A medida que mamá y bebé se vayan desvinculando y el bebé vaya creciendo, será cada vez más independiente y maduro; en ese momento la libido va a ir recobrando su lugar, si alguna vez estuvo baja. Pero a la vez, y a pesar de ese período en que quizá estamos más por otras cosas que por el sexo, los encuentros sexuales pueden ser incluso mejores de lo que eran antes de tener hijos. ¿Por qué? Porque hemos evolucionado y crecido. Porque se respira más madurez, también como pareja. Porque una mujer que pasa por un embarazo y un parto y está lactando no puede sentir lo mismo que antes. Muchas veces lo que siente es más y mejor, con más matices, con más colores, con más sensaciones que le abren un mundo nuevo en esta sexualidad casi recién estrenada.

La transformación del cuerpo también transforma la sexualidad, así como la manera de abordarla y sentirla, y a muchas mujeres les produce una satisfacción nunca antes percibida, fruto (en muchos casos) del gran empoderamiento que han obtenido por la maternidad y el gran trabajo de aceptación del cuerpo, si se da el caso de que antes no nos sentíamos en paz con él.

Porque si algo se transforma en la maternidad es nuestro cuerpo, el de las mujeres. Con esta renovación, cada una vamos notando cómo va cambiando, cómo comienza a adoptar otras formas que unas veces nos gustan y otras no... Sin embargo, termina llevándonos a un lugar magnífico: tanta transformación para entregarnos a nuestro hijo, lo que más queremos en este mundo. Este gran amor que nace hacia él hace que muchas nos demos cuenta también de lo poderoso que ha sido nuestro cuerpo, del gran trabajo que ha hecho y de la magia de lo femenino, que puede gestar, parir y amamantar a nuestro nuevo retoño.

¿Cómo ser las mismas después de tanto? ¿Cómo sentirnos igual con nuestro cuerpo? ¿Cómo vivir de la misma forma la sexualidad? Es imposible. Si podemos transitar esta transformación con plena conciencia de este cambio importantísimo, es probable que nos ayude a amarnos más, a vivir más y mejor la sexualidad y a gozar más también de nuestra feminidad.

SEXUALIDAD EN EL POSPARTO: QUÉ OS VA A AYUDAR

La comunicación

La comunicación jugará un papel esencial para que no aparezcan roces, malentendidos o situaciones que no se hablan pero que van minando la relación de pareja. Hablad sobre lo que sentís y cómo lo vivís. Procurad no hablarlo cuando os notéis removidos emocionalmente. Es decir, si por ejemplo te ha abrazado con intención de tener sexo pero a ti no te apetecía y te ha molestado, no es momento de hablar de ello con enfado. Tampoco si es tu pareja quien se ofende y te recrimina que no te apetezca. Hablar del tema partiendo de esta situación va a hacer que os ataquéis, y el ataque solo conlleva defensa y más ataque. Comunicaros a través de la emoción en un momento de tensión os hará perder objetividad, empatía por el otro y asertividad. Te recomiendo que, en vez de eso, esperéis a estar tranquilos, de buen rollo, y entonces, quizá sí, empezar a hablar de vuestra sexualidad, de qué es lo que os apetecería, de cómo estáis viviendo estos cambios en vuestros sentires, etcétera.

La empatía

Considerar qué es lo que puede sentir el otro, cómo puede estar viviendo esta situación os ayudará a comprenderos mejor. La empatía tiene que retroalimentarse hacia las dos direcciones, no sirve que solo sea empático uno de los dos, y la empatía se activará muchísimo más si os habláis teniendo en cuenta los sentimientos. No tanto de lo que pasa (que esto lo sabéis sobradamente los dos) sino de cómo os sentís cuando pasa. Qué miedos os atacan, qué frustraciones os persiguen en esos momentos… Qué os parece que necesitáis. De esa forma podréis empatizar el uno con el otro y eso os va a acercar, creando conexión de nuevo entre los dos.

La amabilidad

Practicar la amabilidad hacia nuestra pareja y hacia una misma nos ayudará. Y digo hacia una misma, pues a veces parece que seamos nuestra peor enemiga, y criticamos lo que sentimos y lo que hacemos. Eso de «noto que debería apetecerme más hacer el amor», «tal vez debería forzarme un poco» no sirve. La sexualidad no debería ser nunca forzada en ningún sentido, tampoco por uno mismo. No te culpes ni si no te apetece, ni si tienes más sueño que ganas de sexo y priorizas dormir porque estás hecha polvo, ni si te gustaría pero te da pereza. Trátate bien. Observa cómo te sientes, acéptalo y sé amable contigo siempre.

El humor

Reírnos de nuestra nueva realidad actúa como un bálsamo para nuestras almas y cuerpos. Reírnos de lo que nos pasa, de las dificultades para encontrar el momento de hacer el amor, de que el bebé se despierte cuando estamos en plena faena, de que no tengamos casi tiempo para los preámbulos, de las ganas que nos entran en momentos en que no podemos y de que a veces podríamos pero entonces no nos apetece porque estamos destrozados de cansancio...

Nosotros, cuando teníamos alguna racha de estas, citábamos siempre la frase de un amigo nuestro: «Ahora ya no sé si tengo ganas o curiosidad», y nos echábamos inevitablemente a reír. Reír, reír y reír será una muy buena terapia para seguir yendo de la mano en este tema, pasarlo bien y crecer juntos. Además, la risa relaja, y con la distensión, soltándose, es mucho más fácil que aparezcan las ganas de estar juntos y ¡quién sabe! Quizá en un momento que no preveíamos acabamos haciendo el amor.

Saber que nada es para siempre

Tranquila, todo pasa, y esto también pasará. Esta situación en que cuesta encontrar el momento y quizá también las ganas pasará. Llegará un día en que no estaremos tan pendientes de si se despierta o no porque dormirá como un lirón y de un tirón. Llegará un día en que tendremos la libido más alta y que podremos volver a vivir el sexo e incluso será mejor de lo que experimentábamos antes de convertirnos en padres. Relax. Esto también pasará.

Sexo a medias

Acababa de salir de la visita de la cuarentena con su comadrona. «Está todo bien —le dijo—, cuando queráis ya podéis volver a mantener relaciones sexuales. Quizá sientas alguna molestia durante un tiempo.»

Ella, en vez de alegrarse al saber que tenía «carta blanca», sintió pánico. No le apetecía en absoluto hacer el amor. Tenía una sensación de tirantez permanente en la zona vaginal, todavía ahora le molestaba cuando estaba demasiado rato sentada y no se podía ni imaginar que por allí tuviera que entrar un pene en plena erección. No, no quería. No estaba preparada.

Mientras volvía a casa, se notaba enganchada completamente a un sentimiento de culpa que casi no la dejaba respirar. «Le quiero, le quiero mucho —repetía como un mantra—, me gusta hacer el amor con él, me gusta su cuerpo, pero no puedo, no me apetece.» Habría pagado el dinero que no tenía para volver a notar aquella libido exuberante de cuando estaba embarazada. Ella, con sus pechos enormes y aquella barriga morena y preciosa que le había salido, se sentía una Venus y solo tenía ganas de hacer el amor con su marido, de disfrutar de aquel cuerpo tan de mujer, tan femenino que la maternidad le había regalado.

Él, durante el último tramo del embarazo se sentía raro, no estaba acostumbrado a que ella lo buscara con aquel deseo. Durante toda la vida le habían enseñado que eso lo hacían los hombres y no acababa de encontrar su lugar junto a tanta libido femenina.

Todo cambió después de parir: un parto con espátulas que obligó a que cosieran a su mujer durante más de media hora. No le dijeron cuántos puntos llevaba, ni tampoco lo detallaron en el informe. «Mejor —pensaba ella—, no quiero ni saberlo.» La llegada a casa fue feliz y extraña a la vez. El bebé mamando a cada rato de unos pechos que derramaban leche, ella sentada todo el día encima de un flotador con cara de dolor: feliz pero con dolor. Dolor de los puntos, dolor de la irritación de los senos y, sobre todo, dolor en el alma por tantas manos haciéndole tactos, por tantas máquinas, por tantos utensilios entrando dentro de su cuerpo una y otra vez. Dolor en el pecho recordándose infinitamente vulnerable y sin fuerzas para disfrutar del parto que le acercaba al amor de su vida.

Y ahora ya podía volver a hacer el amor, y, mientras pensaba: «Le quiero, le quiero mucho», sonó el móvil por un mensaje: «¿Qué te ha dicho? ¿Todo bien?». Temía contestar, la verdad. Simuló no haberlo visto y volvió a casa. Sabía que él llegaría a las seis de la tarde y que al saber que sí, que todo estaba bien, la volvería a mirar con esa mirada de deseo que a él ya se le había despertado desde el día que le desapareció la enorme barriga. Verla todo el día con los pechos al aire, con esa belleza indescriptible de mujer que ha crecido, que ha aprendido y madurado después del parto, lo ponía a mil. Tenía ganas de tocarla, de hacerle el amor y de sentirse de nuevo dentro de ella. La espera se le hacía eterna.

Eran las once de la noche. Se metieron en la cama y el bebé ya hacía diez minutos que dormía, en la cuna pegada a ellos. Ella solo quería sentir que la abrazaba. Él, en cambio, ya notaba su erección en la entrepierna. Reinaba el silencio, como si el hecho de no decir nada lo hiciera todo más fácil cuando, en realidad, los dejaba a más distancia.

Él empezó a tocarla, ella fingió tener ganas: no quería decepcionarle y, en parte, le apetecía recuperar aquel tiempo solo de dos. Pero no sentía deseo, sino ganas de llorar y de decirle: «Abrázame y dime que me quieres... también así». Pero no dijo nada y se dejó hacer. Él, aunque la notaba lejos, tampoco dijo nada porque el deseo, a esas alturas, ya le cegaba. Cuando intentó penetrarla ella no pudo evitar soltar un grito de dolor. Un grito sordo, que soltó con toda la tensión acumulada. Un grito de recuerdo de las espátulas, los tactos. Un grito de «Basta, no quiero, déjame en paz». Un grito de culpa, un grito de miedo, un grito de tristeza y de demasiada soledad... Un grito de «Pero ¿no te has dado cuenta de que no me apetecía?», un grito que a él le bajó toda la erección y lo hizo sentir estúpido y egoísta.

Se separaron aún sin saber qué decir... Nadie les había contado que eso pasaba. Nadie les había comentado que se podían sentir tan solos después de ser uno más en casa. Nadie les había explicado cómo volver a acercarse después de tantas cosas pasadas... Ella lloraba en silencio notando como cada lágrima mojaba un poco más la almohada. Él habría llorado si no fuera porque no recordaba cómo se hacía.

Hizo un esfuerzo terrible y buscó su mano. Se la apretó con fuerza y sintió que ella lloraba. «Lo siento», le dijo. «Yo también.» «No pasa nada —le contestó él—, no hay prisa.» Y a ella le pareció que aquel «no» sonaba a un «sí», y se sintió aún más sola, deseando que esa distancia que se había instalado en casa desapareciera para siempre. Y él, sin saber identificar aún qué demonios pasaba, deseó exactamente lo mismo que ella. Lo que no sabían ninguno de los dos era que en el fondo, en lo importante, los dos, y a pesar de todo, continuaban yendo a la una.

Puerpe ¿qué?, fusión ¿qué?

Para cuando entramos en la maternidad a menudo ya hemos oído hablar bastante sobre posparto, pero quizá un día, antes o después de parir, nuestra comadrona nos suelta una palabra: «puerperio». «Puerpe ¿qué?», porque se habla bastante de posparto y muy poco de puerperio, que dura considerablemente más tiempo y que, para mí, es mucho más importante.

El puerperio es esa etapa de la maternidad en la que mamá y bebé están en plena fusión emocional. Vale, otro concepto del que quizá se habla demasiado poco y con el que tal vez no te habías enfrentado nunca... La naturaleza es muy sabia y se ocupa de que mamá y bebé, mientras este es tan pequeño, dependiente y vulnerable, se transformen en vasos comunicantes para que así sea más fácil ir a la una, estar conectados. De esta manera, mamá puede saber de una forma instintiva, a pesar de no haber tenido nunca un hijo, qué es lo que necesita su bebé o qué es lo que le pasa.

Digamos que en la relación entre la mamá y el bebé, durante un largo período de tiempo (los expertos hablan de los primeros dos años de vida del niño), no sabemos dónde empieza uno y dónde termina el otro en el terreno emocional. Si mamá está triste, el bebé lo está también. Si el bebé no está bien, mamá tampoco. Si uno vibra de alegría esta alegría invade al otro, pero si uno está nervioso, el otro se nota enseguida con los nervios a flor de piel.

Puede parecer raro pero no lo es, y si no, pregúntale a cualquier mamá y te dirá que si ella está tranquila, el niño se duerme antes y más relajadamente. Pero que si ella tiene prisa, no hay manera de que el bebé se pueda relajar. Te contará también que a veces no están juntos y a mamá le sube la leche cuando el bebé, a kilómetros de distancia, quizá, se despierta. O que el bebé estaba muy inquieto desde hacía tres días y, al preguntarse qué pasó, mamá se dio cuenta de que hace tres días le dieron una muy mala noticia que no puede quitarse de la cabeza.

Yo había leído sobre fusión emocional pero hasta que no fui madre no fui capaz de experimentarla y comprenderla más profundamente. Resultaba curioso que no me fuera necesario el aparato escucha-bebés para saber que mi hija se había despertado de la siesta. Siempre lo sabía antes.

Recuerdo un día que estaban unos amigos en casa y había un poco de alboroto. Teníamos el escucha-bebés encima de la mesa, de aquellos a los que se les enciende una luz azul cuando detecta algún sonido. De pronto dije: «Se ha despertado», y todo el mundo opinó que no, que aquello no había encendido la luz y que no se había oído nada. Yo insistí: «Se ha despertado». Al cabo de cinco segundos o diez, no lo sé, aquello se iluminó y oímos su voz diciendo «güe». Todos elogiaron la sensibilidad de mi oído, pero no se trataba de eso. Yo, en realidad, no la había «oído». Lo que pasaba es que sabía que se había despertado. No me preguntéis por qué ni cómo lo sabía. Esto no me pasó solo ese día. Me ha sucedido casi siempre.

Las madres a veces me consultan: «¿Es normal que cuando yo me voy de casa o la dejo en la camita y me alejo un poco se despierte y llore?». Y les contesto: «Normalísimo». Quizá a ellas les gustaría que no ocurriera, pero es lo habitual.

Porque el hilo invisible que nos une nos conecta más allá de paredes y puertas, calles o kilómetros, especialmente si estamos bien vinculados. Esa fusión emocional hace que, de alguna forma, vibremos en la misma frecuencia y nos cueste separarnos porque casi nos sentimos un solo ser. En realidad, nuestro bebé nos percibe de esa forma, como si no hubiera diferencia entre nosotras y ellos.

De que la fusión emocional existe no tengo ninguna duda. De que hay gente que no la siente, tampoco. Porque estar fusionado no siempre resulta agradable, porque notas todo el amor que va y viene, pero también puedes percibir todo el dolor del otro como si naciera directamente de ti. Todos los sentimientos, todas las emociones, las buenas y agradables, las amargas y duras, se fusionan, y a veces no se sabe de dónde nace una y dónde acaba la otra. ¿Qué fue primero, el huevo o la gallina? Y así navegamos muchas por la maternidad, fusionadas, enamoradas y, a días, a la deriva.

Para vivir un puerperio y una fusión emocional feliz es importante que aceptemos el momento tal y como se presenta. Que podamos abandonarnos a vivir esta etapa de maternidad de esa forma, fusionados, con las emociones a flor de piel, comportándonos como vasos comunicantes, manteniendo esta unión tan fuerte y tan presente.

La fusión emocional nos conecta a un nivel que seguramente, antes de ser madres, quizá solo habíamos sentido (en el mejor de los casos) con nuestra madre, si se permitió fusionarse con nosotros cuando fuimos bebés. Sentimos ese recuerdo (que no está guardado en nuestra mente sino en nuestro cuerpo, en nuestra piel, en nuestra alma) del amar y ser amado incondicionalmente. Se trata de una sensación tan hermosa... Poder vivir esta fusión con libertad y sin reparos es un regalo valiosísimo para nosotras mismas y para nuestro bebé.

Pero, como en todo, existen dos polos, supongo, y de la misma forma que experimentar la fusión emocional con nuestro bebé puede resultar fabuloso, también puede provocarnos momentos duros. Porque a veces estamos removidas emocionalmente, cansadas, preocupadas por cualquier cosa, y nuestro bebé, que lo nota, demanda más todavía, y su demanda, que vivimos como una necesidad vital e inaplazable, nos remueve aún más... Si encima estamos solas, sin apoyo, sin sostén en unos momentos en los que nos haría falta que alguien nos echara un cable, esta fusión puede hacernos sentir un profundo dolor.

El hecho de saber que se trata de algo normal, que este tiempo pasará, que podemos pedir auxilio, que podemos recurrir a nuestra parte adulta para sustentarnos y, así, sostener a nuestro bebé nos ayudará a hacer frente a esos momentos que a veces aparecen durante el puerperio.

Primeras veces

Mentalízate: el primer año de tu hijo abundará en primeras veces. Habrá tantas que a ratos te sentirás tan dentro de la centrifugadora que quizá pienses que serás incapaz de salir. Pero tranquila, estará lleno de primeras veces maravillosas: la primera vez que lo bañéis, la primera vez que se descubra una mano, la primera vez que vayáis a pasear al bosque, la primera vez que vea el mar, la primera vez que gatee hacia delante y no hacia atrás, la primera vez que diga «papá», la primera vez que diga «mamá», la primera vez... Habrá tantas que te recomiendo que te compres una libreta y las apuntes todas. Porque a pesar de que en ese momento te parecerá imposible olvidarlo, con el transcurso de los años quizá ya no recuerdes cuándo fue la primera vez que anduvo solo sin tu mano de apoyo.

Sin embargo, a veces tanta primera vez agota. Porque es el reflejo de que el primer tiempo con un hijo está lleno de aprendizaje y novedades a las que tenemos que adaptarnos. Y claro, esto significa cambio. Hay personas que están muy acostumbradas al cambio y a las que le gusta y no les da miedo; pero hay otras, sin embargo, a las que cualquier modificación les da inseguridad.

A mí me pasaba antes de ser madre: ante un nuevo cambio me inquietaba muchísimo y me costaba aceptar las modificaciones que, inevitablemente, te trae la vida. La maternidad me ayudó a crecer en este sentido. A la vida le da igual si te adaptas bien o no a los cambios: ella te trae un montón, y es tu problema cómo lo lleves. Así que, de alguna forma, cómo los vivamos dependerá de nuestra decisión. No me quedó otra opción: tuve que aprender. Primero aceptando que tanto cambio continuo a veces me hacía sentir insegura; después poniéndome las pilas y procurando adaptarme a ellos con mis mejores sonrisas.

Tuve que aprender que no puede ser de otra forma: nuestro hijo ha de crecer y nosotros con él, y tendrá que pasar por mil cosas nuevas. De hecho, quien más cambios experimentará y de una forma más profunda porque, además, todavía no puede racionalizarlos, es nuestro hijo. Así que decidí darles la mano (primero a una hija y después a la otra) y procuré considerar cada cambio no como una jugarreta que viene a complicarme la vida sino como algo que conviene abrazar y aprender de él. Este punto de vista me ayudó mucho a afrontar los miles de cambios que se avecinaban con la maternidad. Y sigo adaptándome.

Este aprendizaje a través de las primeras veces de mis hijas me ha convertido en una persona más tranquila, pues acepté que a veces las cosas no son como yo me había imaginado o como había trazado en mi plan mental, sino como son. Y este cambio de chip me ha hecho una persona muchísimo más feliz, pues la realidad se moldea, y a veces el nuevo cambio nos lleva a rincones preciosos donde jamás hubiéramos llegado si no hubiera sido por esas «primeras veces».

Las primeras veces que me impactaron más fueron la primera vez que enfermaron, la primera vez que me abrazaron, la primera vez que (después de ser padres) fuimos a comer solos y la que fui a trabajar después de tener a mi primera hija, la primera Navidad con ellas, el primer cumpleaños...

No puedo hacer nada

El primer tiempo con un bebé resulta sumamente pausado, muy lento, casi de «otra dimensión». Sin duda, no se asemeja para nada con nuestra vida anterior a él. Ese no parar queda ya lejos en la memoria y de repente nos encontramos con un niño encima, en casa, sin poder hacer apenas «nada». Efectivamente, lo parece. Muchas mamás me escriben preocupadas: «Con mi bebé de dos meses no puedo hacer nada», y yo les contesto que entiendo cómo se sienten, porque yo también me sentía así, pero que lo que hacen es mucho. Es más, es algo crucial, con importancia a corto, medio y largo plazo, y que solo pueden hacer ellas.

Me acuerdo de ese tiempo con mi primera hija: días en los que el simple hecho de conseguir ducharme era toda una proeza. En los que prácticamente me pasaba los días sentada en el sofá dando el pecho, meciendo y cuidando... Poco más era capaz de hacer. Incluso algo tan cotidiano como cenar, a veces lo hacía en dos partes, o de pie mientras paseaba a la peque que, en plena «hora bruja», necesitaba contacto y movimiento.

Sí, durante el primer tiempo el bebé lo abarca todo y nuestra vida, tal y como la conocíamos, tal y como era, llena de cosas relacionadas con el verbo «hacer», desaparece. Pero claro que hacemos, y mucho, lo que pasa es que la mayor parte de ello no se ve. Cuidamos, nos entregamos en cuerpo y alma, intuimos lo que le pasa y atendemos sus necesidades, le limpiamos, alimentamos, paseamos, distraemos, acostamos, volvemos a alimentar y un largo etcétera. Pero sobre todo, para mí, lo más importante es que lo sostenemos.

Lo sostenemos en este momento de vulnerabilidad extrema en la que solo no se podría valer y le cuidamos para que sus necesidades básicas sean satisfechas, se sienta amado y acompañado y pueda salir adelante. Y sostener es algo que no se ve. Sostenemos con el alma que cuida de otra. Sostenemos nuestro cuerpo con muchos brazos, mucha piel, mucha teta... Sostenemos el llanto con paciencia y respiraciones procurando que los nervios no se nos escapen. Estamos para que nuestro hijo pueda soltarse y sentirse sostenido, contenido, atendido y amado.

Cuando creas que lo que haces es igual a nada, cuando sientas que no haces gran cosa, que no puedes siquiera hacerlo, que lo que hacías se ha desvanecido, que necesitas la presencia de otro adulto para que tú puedas hacer algo tan simple como ducharte..., piensa que lo esencial es invisible a los ojos.

Porque el desconectarnos de alguna forma durante días, semanas o meses de lo que habíamos sido nosotras con nuestro ritmo de mujer sin hijos, etcétera, a veces nos descoloca sobremanera. Y ya no sabemos si lo que sentimos es normal, si es bueno atender a nuestro bebé o deberíamos hacer caso de los que insisten en decirnos aquello de que lo vamos a malcriar.

Todo esto son solo miedos. Miedos legítimos porque a ratos sentimos que estamos perdiendo el control de nuestra vida... Vale, de acuerdo, es lo normal. Pero no te aferres a ellos. Agárrate a la certeza de que lo que estás haciendo ahora no es solo importante, sino que es posible que sea lo más trascendente que realices en tu vida. Porque todas estas horas de sostén a tu hijo van a quedar como un poso increíblemente valioso en su interior para siempre. Formarán parte de su fortaleza para desarrollarse en el mundo y convertirse en el adulto que será mañana.

Estás haciendo mucho. No dejes que nadie (ni siquiera tú misma) te diga lo contrario.

La chica que no hacía nada

Hacía semanas que Ana vivía la maternidad más como un peso enorme imposible de soportar que como algo bueno que había venido a encontrarla.

Su hijo, de casi cuatro meses y medio, había hecho lo posible, sin saberlo, para ponérselo todo muy fácil. Para «molestarla» lo mínimo. Ella, a pesar de tener un hijo que dormía largas tiradas por la noche, que prácticamente no le entorpecía su vida con ninguna molestia, no estaba satisfecha ni feliz.

En cambio, Miguel, el padre, se sentía alegre como nunca. Satisfecho, como si de repente estuviera por fin completo. Como si todas las piezas del rompecabezas hubieran encajado de una vez por todas. De hecho, lo único que lo intranquilizaba era la mirada que le veía a Ana. Sin luz. Una mirada ausente, lejana, que dejaba entrever una tristeza profunda.

Cuando él le había preguntado qué demonios le pasaba, ella solo decía que no era esto lo que esperaba. «¿Y cómo pensabas que sería?», preguntaba él siempre. Y Ana solo respondía: «No lo sé». Lo que no le explicaba a Miguel era que se sentía poca cosa.

Muchos días ni siquiera se arreglaba un poco para salir a la calle, otros nadie la llamaba. Se sentía desconectada del mundo exterior y de su trabajo. A menudo se le hacía tan cuesta arriba salir con el cochecito y el niño a hacer cualquier cosa que renunciaba antes de probarlo. Entonces muchos días se encontraba con que, cuando le preguntaban qué había hecho, ella respondía: «Nada».

Para ella, todo lo que hacía con y por el niño no tenía valor, no contaba. O mejor dicho, no era visible a sus ojos. Desde que tenía un hijo todo le costaba, incluso las cosas más cotidianas y fáciles de la vida. Tender una lavadora podía convertirse en un trabajo titánico con él en brazos. Ir a comprar lo encontraba horroroso. Ella, una arquitecta abocada desde siempre al trabajo, sentía que se había convertido en justamente lo que odiaba. Se sentía «maruja», se sentía «solo» madre, y esto no le gustaba.

Por eso el día que su jefe la llamó para preguntarle cuándo volvería al trabajo, ella respondió: «Cuando me toque». No pensaba alargarse la baja ni un día más, ni juntar festivos que le permitieran quedarse más días en casa. Deseaba volver a trabajar y hacerlo cuanto antes. Quería dejar de ahogarse.

El día antes de ir a la oficina el niño empezó a llorar. A llorar sin cesar, como no había hecho nunca hasta entonces. Aquel niño al que todo el mundo llamaba «bueno» porque dormía y comía y poca cosa más, empezó a llorar con todas sus fuerzas.

Como si hubiera decidido dejar de callar. Como si hubiera decidido que aquella estrategia de apenas hacer ruido tenía pocos y malos efectos, y hubiera optado por hacer alguna otra cosa: expresarse, reclamarla, despertarla. Ana se sintió perdida, descolocada. No sabía qué pasaba, no sabía qué hacer. Miguel empezó paseándolo pasillo arriba y abajo. Comprobaron que no tuviera fiebre, lo cambiaron e intentaron darle el pecho, pero nada de nada. El bebé no callaba. Ella empezó a desesperarse... Aquel llanto casi histérico la volvería loca, pensaba... y a la vez se preguntaba cómo demonios iría a trabajar por la mañana si su hijo no estaba bien.

Su mundo pautado y estructurado de repente se hizo añicos. Ella lo cogió en brazos y le dijo: «Calla, por favor, para de llorar, por favor..., no me hagas esto..., ¡hoy no!», pero él no la escuchaba, no la oía... Solo gritaba con todas sus fuerzas, como si quisiera despertar un instinto, como si pretendiera romper algo con fuerza.

Ella, despacio, comenzó a decirle: «Estoy aquí, estoy aquí, estoy aquí...», como si de un mantra se tratara. Lo decía flojito sin apenas darse cuenta, solo andando con pasos decididos pasillo arriba, pasillo abajo... «Estoy aquí, estoy aquí, estoy aquí...», mientras aquel llanto se le iba pegando a todos los rincones de su cuerpo, penetrando por los poros de su piel, por cada rendija que encontraba sin coraza...

Al cabo de media hora lloraban los dos, casi a la vez, con el mismo lamento, con el mismo gemido... Ella, agotada, perdida y empequeñecida, se sentó en el borde de la cama con el bebé todavía en brazos. Lo abrazó y le dijo: «Perdóname», mientras lloraba ya mucho más fuerte que él. Miguel, que observaba la escena a cierta distancia, agobiado, preocupado y agotado como estaba, se mantuvo un poco alejado. Despacio, los dos, madre y bebé, se fueron calmando... Ella se tumbó en la cama, con su hijo cerca de su pecho, de su piel y de su corazón. Al cabo de diez minutos, dormían.

Cuando se despertó, vio que casi permanecían en la misma posición en la que se habían acostado horas antes los dos, agotados de tanto llorar. De repente, una ternura infinita se apoderó de su corazón, la ternura que hasta ahora aún no había conseguido asomar la cabeza fuera de su caparazón.

Eran las ocho. Tenía que vestirse, desayunar y sacarse leche para que la canguro se la diera al bebé. De repente era como si le pesara todo el cuerpo. Solo de pensar que él querría mamar y ella no estaría, se le cayó el mundo encima. No era esto lo que sentía ayer. No era esto lo que había sentido durante aquellos cuatro meses y medio. ¿Qué demonios había pasado?

Ya dentro de la ducha, dejando caer el agua caliente encima de su cabeza, se preguntó cómo era posible que en aquellos momentos sintiera cosas tan contradictorias. ¿A qué se debía que se hubiera sentido tan inútil todo aquel tiempo y que a la vez ahora deseara quedarse un día más con su hijo? De repente lo necesitaba, y lo necesitaba cerca. Cuando salió, Miguel entró en el baño con el bebé en brazos. «Ya se ha despertado», le dijo. Ella, al verlo con aquellos ojitos todavía un poco hinchados, sintió un no sé qué que le apretó la garganta...

Tragó saliva y dijo: «Todavía no me he ido de casa y ya le echo de menos», y empezó a llorar. Él la abrazó, sin decir nada, y respiró aliviado, porque sabía que en aquel momento, aquella noche y con tanto llanto, algo se había deshecho para siempre. Y en aquel preciso instante supo, sin lugar a dudas, que saldrían de esta.

Y si llora, ¿qué hago?

Es posible que nunca hayamos acompañado el llanto de un bebé hasta que no tenemos hijos. Lo que quizá creíamos mientras estábamos embarazadas es que no debía de ser tan difícil, pero cuando es tu hijo el que llora, es otro cantar. Me acuerdo del primer día que escuché llorar de verdad a mi primera hija... Cuánto me incomodó, muchísimo, empecé a ponerme nerviosa y solo tenía una cosa en la cabeza: «¿Qué puedo hacer para calmarla?».

Lo que yo sentí es muy frecuente: de repente es como si todo lo que el bebé siente se hiciera nuestro y ese malestar se nos contagiara. Recuerda que estamos en plena fusión emocional y resulta absolutamente normal que cuando un bebé llora con esa intensidad su llanto se nos clave en el alma y suframos como la que más. Porque nuestro hijo sufre cuando llora, tenlo claro, y su emoción se nos adhiere como si fuera cola de impacto.

En definitiva, esa sensación es normal. ¿Por qué? Imagínate que su llanto no nos afectara, que pudiéramos quedar impasibles, que su grito de desesperación (cuando la sienten) no provocara en nosotras esa incomodidad insoportable... Quizá no haríamos nada para suavizar su malestar, quizá no haríamos lo que fuera con tal de calmarle, consolarle... Si ese llanto fuera provocado por, supongamos, hambre, tal vez debido nuestra constante indiferencia no sobreviviría. Sí, lo sé, lo llevo al extremo para recalcar que la naturaleza en ese sentido se ha ocupado muy bien de que su llanto nos remueva por dentro, y de qué forma, para que hagamos lo imposible a fin de que nuestro hijo vuelva a estar bien y, por lo tanto, salga adelante.

El llanto de nuestro bebé nos inquieta y, además, podemos llegar a identificarlo entre muchos otros llantos.

Por supuesto que lo entiendo, pero si su llanto me afecta tanto, y teniendo en cuenta que somos vasos comunicantes, ¿cómo diablos podré consolarlo si cuando llora me pongo del revés?

Entonces debes acudir a la parte práctica e imprescindible para poder atender el llanto de un bebé. A pesar de que su llanto nos remueva, debemos echar mano del sentido común, de la parte racional para no acabar los dos hechos polvo. Un ejemplo: mi hija llora y no sé qué le pasa. Su llanto estridente empieza a ponerme de los nervios. Bueno, lo primero que he de hacer es repasar lo básico: ¿tiene hambre? ¿Está limpia o tengo que cambiarle el pañal porque por lo que sea ya le molesta? ¿Frío? ¿Calor? ¿Hay aquí demasiado ruido y quizá le estorba? ¿Está demasiado cansada y tiene sueño?

Es muy probable que la respuesta a alguna de estas preguntas dé en el clavo y descubra qué tengo que hacer para calmar su malestar, atendiendo una necesidad primaria que en este momento no está satisfecha. Acto seguido debo pasar a la acción, tengo que resolver lo que sea que le moleste o necesite y calmarle.

Pero a veces los bebés lloran por algo que desconocemos completamente y el motivo puede ser un montón de cosas: tengo sueño pero no quiero dormir porque me interesa mucho el mundo, tengo un malestar pero no sé cómo decírtelo, me siento raro fuera del útero materno porque tengo un montón de sensaciones nuevas que me son difíciles de procesar y me cuesta mucho adaptarme a ellas, solo me siento cómodo y seguro si me tienes en brazos y estás tranquila, y un largo etcétera que podría ocupar todo este libro. Hay tantas cosas que desconocemos de los bebés, de su sentir, de sus vivencias y sensaciones...

Pero allí estás tú, y tu bebé, al que tienes en brazos, sigue llorando pues no puede expresar con palabras qué es lo que le pasa, y empiezas a preocuparte porque su llanto se te clava dentro. Vale. Primero sitúate: tú eres la adulta, no puedes dejarte llevar por su desesperación porque si tú te pierdes, ¿quién va a acompañarle y consolarle? De modo que procura mantener la calma. Cuanto más tranquila estés, mejor para ti y mejor para él, que se sentirá más sostenido. Si has repasado todas las posibles causas y no es nada de eso, conéctate a tu parte sabia: ¿sientes que se trata de algo grave? Si crees que llora por un malestar físico, un dolor que se te escapa pero estás segura de que un médico tiene que verlo, acude de inmediato a tu pediatra porque quizá el bebé se encuentra mal y hay que revisar qué le pasa.

La mayoría de las veces, sin embargo, sentimos que se trata de otra cosa, y que está mal por algo, pero que no es nada físico. Quizá sea algo que tiene que ver más con sensaciones que le cuesta procesar, o con que está demasiado estimulado y se ha pasado de vueltas, o con que está muy cansado pero no sabe dormirse, etcétera. En este caso, respira hondo y permite que llore sin ponerte de los nervios y, a la vez, intentando consolarle. Despliega tus armas: que le cantes puede contribuir mucho a que se relaje, pero también el hecho de que tú respires lenta y acompasadamente. Ponle palabras a lo que le pasa: «Cariño, estás cansado, te entiendo, pero te voy a ayudar a que te relajes y puedas dormirte». Sentir tu voz calmada y atenta le irá mucho mejor de lo que crees.

Si sientes que su llanto te sobrepasa, repítete este mantra: «Yo soy la adulta, yo soy su madre y tengo que ayudarle», para que puedas mantenerte en la posición de quien sostiene y no en la de quien necesita que le sostengan. Y ahora deja que te cuente algo: nuestro hijo nos hace de espejo. A medida que va creciendo vamos proyectándonos en la etapa de nuestra vida en la que teníamos su edad y a veces se activan memorias conscientes o inconscientes que pueden removernos por dentro sin siquiera darnos cuenta.

Si fuimos un bebé que lloraba mucho y era poco sostenido; si llorábamos, pero nadie nos llevaba en brazos y nos consolaba, si nos desesperábamos solos en la cunita aguardando ese consuelo que no llegaba, es muy probable que el llanto de nuestro hijo nos afecte todavía más. Como si se activara un recuerdo que quedó guardado en nuestro cuerpo de criatura que lloraba una y otra vez en el moisés. Por supuesto, no recordamos nada, pero nuestro cuerpo registró un montón de sensaciones desagradables que quedaron archivadas y que se activan ante una situación similar, en este caso el llanto de nuestro bebé, también intenso y desgarrador. Es posible que estemos a punto de desesperarnos, además de que eso nos parezca insoportable, insostenible, y que acabemos también nosotras llorando como un bebé.

En ese caso, lo ideal es que alguien más esté allí con nosotras para ocuparse en ese momento de nuestro bebé y que podamos llorar tranquilas, desahogándonos de unas lágrimas que quizá no habíamos llorado antes y que necesitaban salir. Pero si carecemos de ese relevo, necesitaremos respirar de nuevo y seguir con nuestro mantra: «Yo soy la adulta. Sí, su llanto me remueve, pero ahora mismo me necesita. Yo soy la adulta y yo puedo sostener esta situación». Estos «mantras» nos darán fuerza para seguir consolando a nuestro bebé hasta que se calme en nuestros brazos.

Cambiar de habitación, cantar, pasear, el contacto piel con piel, el movimiento, todas estas cosas pueden servirnos mucho para consolar el llanto de un bebé que ahora mismo está inquieto y no sabemos por qué. Pero recuerda, lo que le ayudará muchísimo a relajarse es que tú estés tranquila, que sigas manteniendo la calma, que puedas continuar respirando y te sientas capaz de sostener emocionalmente a tu hijo en esta circunstancia, en vuestro presente.

Nuestra peor enemiga en estos casos es, a menudo, nuestra mente, que nos va enviando mensajes que no ayudan para nada y, al contrario, nos desesperan, como por ejemplo: «Esto no hay quien lo aguante», «Yo, así no puedo», «Debo de estar haciéndolo fatal, para que llore así», «Pobre, qué mala madre le ha tocado», «Yo no lo resistiré», «Quizá me equivoqué y no estoy preparada para tener hijos», «No puedo más».

Si te encuentras en esta situación, recuerda que tienes que ofrecerle a tu mente material positivo para que no vaya a buscar esas frases horribles que van a ponerte todos los palos en las ruedas posibles. Apréndete algunos «mantras» y repítelos sin cesar cuando estés acompañando el llanto

de tu hijo: «Estoy aquí», «Yo soy la adulta», «Puedo ayudarle», «Es pequeño, lo que nos pasa es normal», etcétera.

Pero si notas que eres incapaz de soportar y atender el llanto de tu
bebé, te recomiendo que busques ayuda profesional para descubrir por
qué te cuesta tanto. A veces, necesitamos sentirnos acompañadas y sostenidas para poder acompañar y sostener. Sin culpas, sin machaques: buscar
ayuda para poder dar a nuestro bebé lo que necesita y merece y que quizá
nosotras no tuvimos en su momento.

Dormir o no dormir

Cuando esperaba a mi primera hija esa era mi preocupación número uno:
¿dormiré? Porque a mí siempre me ha gustado dormir y todo el mundo me
decía que lo de dormir se acabaría para siempre. Ahora que tengo dos hijas y llevo años en esto de la maternidad, pero puedo asegurarte que vuelvo a dormir de un tirón y que sí, he vuelto a descansar tan bien como antes
de tener hijas.

Así que no todo es tan horrible como nos lo cuentan cuando estamos
gestando un bebé en nuestro seno. Pero ¿por qué se habla tanto del dormir? Pues porque la falta de descanso resulta muy desesperante y porque
muchas madres y muchos padres de verdad duermen tremendamente poco
y lo pasan muy mal. Pero no te asustes, como siempre hay de todo en la
viña del Señor.

Una vez más, las expectativas que construimos antes de tener a nuestro bebé en brazos nos juegan verdaderas malas pasadas. Mucha gente
cree que los bebés desde que nacen y hasta que tienen unos meses es
cuando más se despiertan y que luego, a medida que van creciendo, cada
vez duermen más seguido. Otros creen que los bebés pueden dormirse
solos y que si no pueden, hay que enseñarles. Otros están convencidos de
que cuando se tienen hijos no vuelves a dormir jamás, o que si no descan-
sas, es por culpa de tu hijo, etcétera.

Como madre novata descubrí un montón de cosas y la primera fue que
no dormía, era cierto, pero no por culpa de mi hija, sino porque tenía in-

somnio. El chute de oxitocina que llevaba en mi cuerpo y la alegría e ilusión de tenerla ya conmigo me desbordaban emocionalmente de tal forma que cuando quería dormir, no era capaz. Estaba en la cama, con mi marido a un lado y ella al otro durmiendo los dos como bebés y yo con unos ojos como platos. Esto me desmontó mis primeras creencias: jamás me había pasado por la cabeza que si no dormía sería porque no tenía sueño. Bueno, en realidad supongo que sí que lo tenía pero nunca en el momento en que podía dormirme. Y así pasé unos meses de mi primera maternidad, dando vueltas en la cama, con la mente ultradespejada, feliz por la llegada de mi hija, algo que todavía no podía creerme, y sin dormir.

Lo primero que debes saber respecto al tema del dormir es que conviene que borres de tu mente esas ideas preconcebidas que has ido elaborando sin saber mucho de niños y, sobre todo, sin tenerlos. Porque esas ideas te pueden condicionar y hacer que, entonces sí, dormir cueste más. De modo que empecemos de cero: borrón y cuenta nueva. Y ahora recuerda todo lo que te he contado antes de los bebés. Son cachorros y como tales necesitan sentir a mamá muy cerquita para saberse seguros, a salvo y también, claro, para alimentarse y garantizar que van a salir adelante.

Por lo tanto, parece evidente deducir que un bebé necesita despertarse por la noche. Mi experiencia se resume en que durante los primeros tres meses a menudo suelen dormir más que lo que sus padres pensaban en un principio. Muchos bebés alargan tres, cuatro o incluso cinco o seis horas de sueño por la noche, para sorpresa y alegría de sus progenitores. Sin embargo, una gran mayoría, a medida que van creciendo, van durmiendo menos y se despiertan más. A decir verdad, muchos ni siquiera se despiertan: hacen esos ruiditos, mamá les da la teta y, simplemente, duermen. Los ciclos de sueño de un bebé y de un adulto no tienen nada que ver, así que no los compares. No creas que porque tu hijo ha mamado cinco veces esta noche no ha descansado bien, pues él no funciona como nosotros.

Ten claro también que los bebés, salvo algunas excepciones, que como siempre haberlas haylas, no saben dormirse solos. Necesitan de nuestra ayuda a través del contacto, el movimiento, las canciones, y no se trata de que tengan algún problema, tan solo se debe a que su inmadurez no les permite todavía conseguir conciliar el sueño solos. Así que llega un tiempo en el que tendrás que observar cuándo tiene sueño el bebé y ayudarle a dormirse.

Los primeros dos años están tan llenos de cambios en la vida de un bebé o niño pequeño que resulta normal que observes que su sueño se ve afectado por tanta modificación. Es por eso por lo que a partir de los tres o cuatro meses, como te decía antes, gran parte de los bebés empiezan a despertarse más a menudo por la noche. Están mucho más estimulados, interactúan notablemente más con el entorno, y todo lo que pasa cuando están despiertos también tiene consecuencias durante la noche, con (a veces) un aumento de la inquietud.

Luego ha de transitar una etapa bastante movida en muchos sentidos: de los cinco a los ocho meses (dependerá de cada bebé) llega un montón de cambios simultáneos o casi: en cuanto a la capacidad motora hace un salto de gigante al conseguir desplazarse solo (gateo), comienza la alimentación complementaria, pueden empezar a salir los dientes si es que no lo habían hecho antes y se inicia la etapa de «angustia por separación de la madre». Todo esto, más la continua e inexorable interacción con el exterior, provoca una inquietud en el bebé que, por supuesto, tendrá consecuencias en la conciliación del sueño y en el cómo duerma durante la noche. Muchas madres, además, vuelven a trabajar entre los cuatro y los ocho meses del bebé, así que se presenta un nuevo cambio que puede acarrear, como «daño colateral», los despertares nocturnos.

Hay bebés que en esta etapa no son capaces de dormirse en la cama al inicio de la noche porque se ponen demasiado nerviosos, y aunque hasta ahora se dormían sin problemas, en este momento su madre o su padre necesitan tenerle en brazos y pasearle para que consiga relajarse profundamente y quedarse dormido. A otros no les cuesta tanto conciliar el sueño pero se despiertan muy a menudo y duermen nerviosos buscando constantemente el contacto o la teta de mamá.

Hay mujeres que, llegadas a este punto, se desesperan y achacan esta ansiedad a la teta, pero el pecho no es el origen, sino lo que consigue que la inquietud se rebaje y disminuya. Así que si tu bebé está en esta fase te aconsejaría que tengas claro que se trata de una etapa, que va a pasar pero que resulta convulsa y que requiere mucha paciencia y mucha comprensión del momento en el que está nuestro bebé. De esta forma te será mucho más fácil empatizar con él y serás más capaz de sobrellevarlo con calma y serenidad.

Pasada esta etapa, que puede alargarse más o menos, verás que tu hijo empieza a despertarse no tantas veces: tan solo uno, dos o tres despertares en una buena noche, tal vez cinco o seis en una mala. Y sí, es cierto que a medida que vaya creciendo se irá despertando menos, pero, como siempre, depende de cada niño. Cada bebé es un mundo y los hay que duermen de un tirón desde muy temprano (pocos) y otros que se despiertan un montón de veces hasta los tres años (también pocos).

Es importante que intentes no fijarte mucho en lo que hacen los demás. Lo sé, es difícil porque tenemos tendencia a buscar puntos de referencia y comparar, pero a menudo no sirve de nada más que para angustiarnos y para pensar que tenemos algún problema cuando lo más probable es que no. Simplemente los niños son distintos y nosotras, también. Recordar que tu sobrino dormía de un tirón a los tres meses no te aporta mucho y, ¿en qué ayuda en tu caso particular? Únicamente en agobiarte. Deja a los demás bebés a un lado y céntrate en el tuyo. Intenta comprender en qué etapa está, y procura vivirla con la mayor calma posible sabiendo siempre que pasará. Incluso aunque estés convencida de que no, de que esto no tiene fin, puedo asegurarte que lo tiene y que un buen día, volverás a dormir seguido como antes.

Pero no te lo negaré: la falta de sueño es muy dura, sea porque nuestro bebé se despierta por cualquier cosa (hambre, necesidad de contacto, etcétera), sea porque tenemos insomnio producto de las hormonas desbocadas. Es horrible. Porque en la oscuridad de la noche se ve todo negro. El cansancio no nos deja percibir de forma más amplia la situación y es entonces cuando empezamos a pensar que tenemos la culpa de algo, que no lo hacemos bien o que nuestro hijo tiene un problema y no es normal.

Si te pasa eso, si alguna o varias noches son para olvidar, si crees que no vas a salir de ese túnel, recuerda respirar y que este (en plena noche) no es un buen momento para tomar ningún tipo de decisión. Céntrate en respirar, y busca la perspectiva. Perspectiva de vuestro ahora y de su etapa particular. Perspectiva para que te dé objetividad en este momento tan difícil. Pero puedes hacer otras cosas que te ayudarán un montón:

✦ Procurar descansar durante el día. Echarte una siesta y descansar cuando el bebé duerma te ayudará a que el día no se te haga tan largo.

✦ Pedir ayuda a alguien de confianza para que pueda jugar o quedarse con el bebé mientras te tumbas un rato.

✦ Si estás muy agobiada, salir sola un rato a caminar, a tomar el aire y a darle la vuelta a la tortilla o, mejor dicho, al humor mientras el bebé se queda con tu pareja.

✦ Colechar puede hacerte las noches más fáciles, porque si necesita contacto y lo tienes al lado, puede sentirse más seguro cuando nota tu calor y tu cuerpo.

✦ La lactancia materna también te va a ayudar a sobrellevar las noches porque en muchas tomas os vais a dormir en el acto los dos. Sí, a veces dormimos con una teta fuera, pero qué fantástico es cuando nos levantamos y al preguntarnos cuántas veces se ha despertado, no sabemos qué número decir porque, en realidad, ¡ni nos hemos dado cuenta!

✦ Busca tu tribu de mamás con bebés de edades similares con las que poder compartir tus noches. Esto puede parecer poca cosa, pero ¡a veces nos da la vida! Mantener ese chat de amigas con las que desahogarte cuando has pasado una noche de infierno y que otra te diga que a ella le pasó anteayer y otra que también lo vivió pero que ahora están mejor Todas esas conversaciones con otras mujeres como tú, que puedan empatizar con tu situación y entiendan a la perfección cómo te sientes te darán alas y te harán sentir muy arropada y comprendida.

DORMIR JUNTOS O SEPARADOS

Quizá ahora que estás leyendo este libro ya te han dicho de todo tanto en un sentido como en otro, y te preguntas qué es mejor. Para mí lo mejor es que podamos dormir juntos, tantas veces como sea posible. Para lograrlo, es probable que la forma de dormir vaya cambiando a lo largo del tiempo.

Me explico: antes hemos comentado que un recién nacido lo que necesita es el cuerpo de su madre tan cerca como sea posible. Tener teta, contacto, calor, sostén y contención. Es normal deducir entonces que cuanto más cerca estemos, probablemente mejor dormiremos todos. En realidad, a lo largo de los siglos, los humanos hemos dormido más juntos que solos, porque somos mamíferos y nos gusta dormir acompañados. A los cachorros no solo les gusta sino que lo necesitan, y nuestros bebés son cachorros humanos.

Sin embargo, a veces el hecho de que nuestro bebé duerma con nosotros hace que nosotros no durmamos bien. ¿Sabes por qué pasa eso a menudo? Porque tenemos camas demasiado pequeñas en las que si el bebé duerme a sus anchas, ya no podemos ni movernos. Por eso te recomiendo que inviertas en una buena y enorme cama donde todos podáis descansar cómodamente. Cuando estén en ella los hijos y cuando no. Si no puedes conseguir una cama más grande no pasa nada, añade una cama individual de 90 centímetros al lado en la que pueda dormir tu hijo o uno de vosotros si lo necesitáis y os va mejor. Cuando algunas parejas me preguntan qué comprar ante la llegada del bebé les digo que una cama enorme y un portabebés. Para mí, estas dos cosas resultan imprescindibles.

La logística nocturna puede ser muy variada: a veces quizá tu pareja pasa la noche en otra cama y en otra habitación porque tiene que madrugar y si duerme con vosotros no descansa. Otras veces puede que te desplaces tú a dormir a ratos a otra cama para descansar un poco más, o dormiréis todos en una cama de 1,50 metros o, más adelante, tu hijo querrá dormir en su habitación y tú alguna noche acabarás durmiendo allí y tu pareja en la cama gigante y solo.

No pasa nada. Lo importante, insisto, es dormir. El cómo no importa mientras se trata de dormir bien para poder descansar al máximo. Criar y educar a los hijos se hace una tarea muy cansada y requiere que estemos descansados y con energía. Si no dormimos, tenemos menos paciencia y, en definitiva, acabamos siendo la madre o el padre que no queremos ser. Por lo tanto, deja a un lado lo que te digan los demás, eso de «Huy, no os lo vais a quitar de la cama hasta los dieciocho», y haz lo que mejor os vaya a todos.

En mi casa hemos transitado por todas las combinaciones posibles, creo, pero siempre sobre una misma base: dormir lo mejor posible y transmitir a nuestras hijas que la cama es familiar, y que allí caben, si lo quieren y necesitan. ¿Qué significa eso? Que es lo suficientemente grande como para dormir los cuatro si hace falta.

Recuerdo que la mayor empezó colechando con nosotros. A pesar de tener una cuna pegada a nuestra cama que su abuelo había construido, preciosa y de madera, ella no dormía bien si no lo hacía pegada a mí. A los siete meses empezó a dormir en su cunita a mi lado y solo nos acercábamos para las tomas de teta. Durmió así con nosotros hasta el año y medio cuando se dio cuenta de que en su habitación había una cama también muy chula y quiso dormir en ella. Pero como se despertaba un par o tres de veces por la noche pidiendo teta y yo tenía que levantarme con el desvelo que eso me suponía, después de un mes de dormir poco y mal le expliqué que este sistema no funcionaba porque yo cada día estaba más cansada. Así que le dije que si quería seguir tomando teta por la noche, mejor volviera a nuestra cama.

Volvió y dormimos los tres una buena temporada, ya que a los dos años aproximadamente empezó a tener miedo por la noche. Así que no quería ni oír hablar de no dormir pegadita a nosotros. Estuvo así hasta los cuatro años cuando se fue a dormir a su habitación. Pero cuando a los cuatro años y ocho meses nació su hermana, quiso volver a la cama familiar. Dos meses después se quejaba de que los ruidos que hacíamos la bebé y yo la despertaban y decidió que se iba otra vez a su habitación porque allí descansaba mejor.

Ahora, años después, sigue durmiendo en su habitación siempre, salvo cuando o su padre o yo estamos de viaje, que es cuando volvemos a colechar los tres. Ya ves cuántas combinaciones hemos realizado durante todos estos años. La peque sigue durmiendo con nosotros y lo de hacerlo con su hermana todavía no lo ve claro y lo confiesa sin problemas: «Por la noche tengo miedo y os necesito a mi lado». No hay nada más que añadir, señoría.

Tampoco en esto te voy a decir lo que tienes que hacer. Solo tendréis que encontrar vuestra fórmula, la que os funcione mejor y con la que todos durmáis el mayor tiempo posible. Dormir es media vida: si padres, madres e hijos descansamos bien, todo va bastante rodado. Si no lo hacemos, el malhumor lo acaba impregnando todo, la paciencia se reduce y terminamos viviendo un sinfín de situaciones de tensión que, descansando y durmiendo, desaparecen.

No olvidemos otra cosa no menos importante: no dejes que los demás se metan en cómo dormís en casa. Forma parte de vuestra vida privada y de vuestra intimidad, así que no hace falta comentar con todo el mundo cómo dormimos, especialmente si nos lo preguntan con la intención de juzgarnos porque saben que es probable que durmamos en la misma habitación. Si das pie, es posible que (si no han hecho lo mismo) te dibujen un panorama absolutamente catastrofista diciéndote un montón de cosas que te aseguro que no se van a cumplir, como que tu hijo no querrá salir nunca de vuestra habitación o que dormirá allí hasta los veintitrés. Seguro que llegará un día que querrá dormir acompañado, pero no precisamente de sus padres, sin duda. Así que si crees que tu interlocutor va a juzgar vuestra logística nocturna, haz la cobra y cambia de tema. No hay ninguna necesidad ni de dar explicaciones ni de justificarte. Lo que haces está bien.

Volver al trabajo: el impacto de la separación

Un día, cuando era adolescente, estaba en la consulta de mi madre porque había ido a recoger algo. Sonó el timbre y entró una mamá que en cuanto vio a mi madre empezó a llorar desconsoladamente. Venía con su bebé de cuatro meses. Yo me fui disimuladamente y al volver a ver a mi mamá le pregunté que qué le pasaba a esa mujer. Me contó que en dos días tenía que volver a trabajar y que a pesar de que su trabajo le encantaba, simplemente, se le hacía un mundo verse obligada a dejar a su bebé y separarse de él durante tantas horas.

Esa fue la primera vez que fui testigo, pero no la última. Esa misma escena, con diferentes matices y circunstancias, fue sucediéndose. A veces estábamos comprando y mi madre se encontraba con alguna mamá a la que había acompañado durante su gestación. La reacción siempre era la misma: la veían, la saludaban y en cuanto mi madre les preguntaba: «¿Qué tal? ¿Cómo te va?», empezaban a llorar.

No estoy exagerando, os lo prometo. Separarse de tu bebé cuando no estás preparada, cuando sientes que no es todavía el momento, cuando no quieres, es de las cosas más duras. Habrá mujeres a las que no les cueste y otras que quizá incluso desearán empezar a trabajar a las dieciséis semanas sin dudarlo. Pero me atrevo a decir que lo más habitual es justo lo contrario, que con dieciséis semanas no baste para tener ganas de separarte de tu bebé durante una jornada laboral.

El motivo es fácil de averiguar si has llegado hasta aquí: todo lo que te he contado sobre el estado de fusión absoluta que viven mamá y bebé lo explican de sobras. El bebé la necesita a ella y ella le necesita a él.

A decir verdad, las bajas maternales son extremadamente reducidas. En algunos países, pasada la cuarentena se supone que las mamás ya tienen que volver al trabajo. En otros, a partir de los tres meses del bebé. Dieciséis semanas, cinco meses... todas estas cifras a mí me parecen siempre demasiado poco. Nos estamos separando cuando nuestro bebé todavía no sabe probablemente ni desplazarse, ni siquiera comer con sus manos. Nos distanciamos cuando son extremadamente pequeños, dependientes y vulnerables.

Todo esto ya nos da una idea de qué mirada tiene cada país de la importancia de la maternidad y de la infancia. Nos aporta información de con qué ojos se ve el tándem madre-bebé. Y además de cómo se atienden las necesidades de los bebés, las más primarias, de contacto y presencia de sus adultos de referencia.

Lo cierto es que queda un largo camino que recorrer. Porque no solo se trata de eso, de que laboralmente te encuentres con que pasadas X semanas tienes que volver al trabajo cuando sientes que es demasiado pronto. Muchas veces la gente tiene asumido que eso es «bueno», que separarse a tan temprana edad es lo correcto. Y la mamá se siente angustiada porque tiene que volver al trabajo y no puede ni pensar en ello sin echarse a llorar. Entonces empieza a recibir, de su propio entorno, frases del estilo: «Te sentará bien retomar tu vida profesional», «Le irá muy bien estar en la escuela infantil pues va a estar mucho más estimulado».

Frases que desvaloran el día a día de la mamá con su bebé, como si con ella el niño no estuviera estimulado. Sentencias que minan su autoestima y que deslegitiman su angustia y sus emociones en este momento tan sensible y delicado. ¿Cómo le va a sentar bien volver al trabajo si no es lo que quiere? Así que la mamá fusionada no solo encuentra el poco apoyo de un sistema que la retorna a la oficina cuando no está preparada para ello, sino que, además ve que los que más deberían apoyarla, con la intención de ayudar, la hacen sentir más sola e incomprendida.

Si algo tenía claro yo mucho antes de ser madre es que haría lo imposible para no verme en la situación en la que se encontraban esas mamás con quien coincidimos a veces en la calle con mi madre, las que empezaban a llorar porque tenían que volver al trabajo demasiado pronto. Lo había visto tantas veces, me había conmovido su dolor tan a menudo que sabía que no se trataba de «casos aislados», y que si ellas vivían esa desazón a la hora de volver a las dieciséis semanas, también la podía sentir yo si no hacía nada al respecto.

Así que unos cuantos años antes de pensar en tener hijos empecé a ahorrar. Ahorré como una hormiguita para que, llegado el momento, pudiera permitirme llamar a mi jefe y decirle que no iba a volver a las dieciséis semanas sino que me tomaría el permiso durante más tiempo. Sin trabajo y sin sueldo hasta que me sintiera más capaz, más fuerte, con más ganas y, sobre todo, hasta que viera a mi hija más preparada para quedarse con otras personas. Y así lo hice.

Con la primera tardé veintiún meses en volver al trabajo y con la segunda no trabajé durante un año y, luego, como ya me dedicaba a acompañar la maternidad, me la llevaba conmigo a la consulta cuando era viable. A nuestro ritmo, separándonos las horas que las dos podíamos tolerar, no más. Poquito a poco, sin llantos, sin sufrimiento...

Qué fácil sería todo con otro apoyo a la maternidad... Con lo importante que es esta etapa, ¡qué poco la valora la sociedad! Sí, esta etapa de estar tan juntitos, tan pegaditos, tan a un ritmo de bebé creciendo y de mamá puérpera...

Los primeros meses a veces son difíciles y un poco caóticos. Es necesario darnos tiempo para conocernos y para poder empezar a gozar de verdad de ser uno más en la familia. Pero a menudo las familias me cuentan lo mismo: «Justo ahora que estábamos genial, que ya nos conocemos, que ya sé qué necesita a cada momento, que ya tenemos nuestras rutinas, que ya disfrutamos de cada momento..., justo ahora tenemos que separarnos».

Duele. Duele el hecho de no poder disponer de más tiempo para empaparnos, para aprender juntos con el día a día. Duele no poder ser testigo de la primera vez que levanta el culo para gatear, o perdernos cómo aprende a dar palmas o a decir adiós con la mano... y que sean otros los que vean esas «primeras veces» en lugar de nosotros. Duele.

Seguro que les cuidan bien, sin duda que vendrán otras primeras veces en las que sí estaremos y podremos verlo.... Peeerooo, no estamos ahí esa primera vez en que le ves la cara de «Guau, mamá, mira lo que he aprendido a hacer». Hay madres que lo llevan bien, con cierta resignación y aceptación de la realidad que les toca vivir. Otras se enfadan muchísimo y no soportan que quien cuida de su bebé les diga: «¿Sabes qué ha aprendido a hacer hoy?».

Resulta comprensible. Querrían estar ellas. Han ido a trabajar sin querer hacerlo. Sin estar preparadas, sin que les sea natural, evidente, normal. Hay como una «disfunción» en su alma que les dice: «Nooo..., no es esto lo que necesitooo, quiero estar con el bebé»... y salen corriendo en cuanto acaba su turno en el trabajo como si no hubiera un mañana, para volver a abrazar cuanto antes a su pequeño.

Vale, pero... ¿cómo lo gestiono?

Lo primero que debes hacer es ser muy sincera contigo misma y abrir la mente de verdad. Estar preparada para darte cuenta de que siempre hay más de una salida, lo que pasa es que a veces no somos capaces de visualizar ninguna otra realidad que la que habíamos pensado que nos tocaría.

Así que olvida de verdad los prejuicios y piensa: ¿cómo te sientes respecto a la vuelta al trabajo? ¿Te apetece reincorporarte? Si la respuesta es sí, ¿cuánto rato querrías estar allí? ¿Cuántas horas? Porque a veces hay mamás a las que les apetece volver a trabajar pero solo durante tres o cuatro horas, pero no las ocho completas. Si es así, visualiza la posibilidad de volver con reducción de jornada.

Resulta curioso que la sociedad a menudo tampoco ayude con eso. A pesar de que es perfectamente legítimo pedir una reducción de jornada por el cuidado de un hijo, en muchas empresas esto no es ni comprendido ni apoyado, y cuando una mujer lo pide a veces es cuestionada, relegada y criticada por hacerlo.

Cuando yo me reincorporé al trabajo lo hice con reducción de jornada. Me marchaba antes que algunos compañeros y, por consiguiente, también cobraba menos. Pero a menudo se quejaban en plan: «Vaya, vaya... mírala, ya se va, ya ha terminado, ¡qué suerte!». ¿Cómo que qué suerte? Cuando les contestaba que también podían hacerlo si querían aunque cobrarían lo mismo que yo, ya no les hacía tanta gracia. La verdad es que nunca me importó, mis ganas de volver a casa y disfrutar de mi familia pasaban por encima de las posibles críticas que podíamos recibir las mamás que reducíamos la jornada.

Pero estas cosas no ayudan. Ese retintín estigmatiza y puede hacer que algunas mujeres se sientan incómodas y opten por trabajar la jornada completa a pesar de no desearlo. Pero deja que te diga que si has reducido la jornada, tenías derecho a hacerlo, y te prometo que, ahora mismo, vuestro bienestar es lo más importante. Así que a quien le pique, que se rasque. ;)

QUÉ TE PROPONGO SI ESTÁS EN ESTE MOMENTO Y TE ANGUSTIA

Lo primero: que amplíes miras. Sé que en esta etapa del puerperio a veces resulta difícil y que tu realidad pasa al primer plano y no te deja ver más allá. Lo sé y lo entiendo. Pero por un instante, amplía tu campo de visión y hazte estas preguntas: ¿existe la posibilidad de alargar el período que puedes pasar con tu hijo? Es decir, ¿hay posibilidad de una excedencia o de unos meses de permiso sin sueldo? De esta forma, cada día que pasáis juntos es una victoria, cada mes juntos es un tiempo más que os va a favor: el bebé crece, madura, y poco a poco va siendo más capaz de separarse de ti.

Maternidad a flor de piel

Si la respuesta es sí o quizá, ha llegado el momento de plantearlo con tu pareja (si la tienes) y tomar cartas en el asunto: priorizar, pensar en qué gastos podéis recortar, analizar cuánto tiempo podéis alargar, etcétera, y comunicarlo a tu empresa o lugar de trabajo.

Si la respuesta es no, es hora de ser muy práctica. De tocar de pies en el suelo y hacer acopio de fuerzas. Porque si la respuesta es no, es decir, que no tienes la posibilidad de pasar más tiempo con tu bebé, es importantísimo que dejes de luchar contra ello. Llora tanto como lo necesites ahora, y pasa luego a la acción. Y ¿qué quiero decir con pasar a la acción? Pues que te digas «es lo que hay», respires hondo e intentes llevarlo lo mejor posible. Porque recuerda: sois vasos comunicantes y si tú lo llevas más o menos bien, a tu bebé le será más fácil sobrellevar esta situación de separación.

Es posible que, si tienes que volver al trabajo sí o sí antes de tiempo, te aceche la maldita culpa. Siempre está ahí, a la vuelta de la esquina, intentando pillarnos desprevenidas... Pues bien, toma conciencia de en qué momentos se presenta y no te dejes llevar por ella. Cambia ese remordimiento por responsabilidad: en vez de fustigarte con un látigo, sé práctica y toma las riendas. Prepara todo para que, cuando volváis a reuniros, puedas estar absolutamente presente con tu bebé y prestarle la atención exclusiva que no has podido darle antes.

Tal vez esta separación active lo vivido en el pasado con otras separaciones : la de tu madre cuando eras pequeña, la de una persona querida que ha fallecido, la de alguna pareja... Ese dolor, esa añoranza que se clava tan hondo en el alma cuando se sufre... Obsérvate y analiza si te está ocurriendo algo de esto. A veces la mamá está muy triste y el bebé, en cambio, lo lleva aparentemente bastante bien. Pregúntate: ¿qué está pasando en mi interior? ¿Qué se ha activado? ¿He vivido esta sensación que estoy sintiendo en otros momentos de mi vida?

Si la respuesta es afirmativa, si te das cuenta de que estás reviviendo una experiencia del pasado aunque en otras circunstancias, llévalo al plano consciente. Intenta recordar qué sucedió. Si hay una herida, quizá te entrarán ganas de llorar. Hazlo, no pasa nada; como dice una amiga, lo que no se ve, no se va. Así que míralo de cara y, sobre todo, respíralo. Respira ese recuerdo, respira ese dolor, respira esa sensación corporal que se activa y que el momento presente te está retornando. Tomar conciencia de estas situaciones te ayudará a poder distinguir entre lo que te pertenece a ti, experiencias tuyas que no tienen que ver con tu bebé, y lo que sí es exclusivo de vuestro aquí y ahora.

Y por último... recuerda que pasará. Este dolor que quizá sientes se desvanecerá, y además te empoderará para lo que sea: a lo mejor para plantearte otro trabajo, con otros horarios que te permitan ver más a tus hijos, tal vez para emprender a tu manera... La necesidad agudiza el ingenio y hay negocios o iniciativas extraordinarias que han nacido a partir de situaciones parecidas, de la conciencia de una mujer que no quería estar tanto tiempo separada de su bebé. Ánimo, seguro que va a ir muy bien.

En el ascensor

Julia tenía que volver a trabajar hoy. Era su primer día después de ser madre. Era, también, el primer día que se iba a separar de su hija, Elna, cinco horas seguidas. Hacía ya cuatro semanas que estaba angustiada. Bueno, de hecho la angustia empezó a los dos meses, una vez pasado ese tiempo tan absorbente de adaptación a la nueva vida... En cuanto empezó a saborear su nuevo estado de mamá *full-time* se dio cuenta de que ya habían volado dos meses y de que al cabo de poco tendría que volver a trabajar. Le pareció imposible.

¿Cómo iba a dejar a su bebé en casa mientras ella se iba a hacer cosas que, ahora mismo, no le importaban? ¿Cómo se dormiría su bebé sin su teta? En cuanto pensaba en eso se le hacía un nudo en el estómago automáticamente. Una amiga le dijo: «No pienses en eso ahora, ya llegará, ahora tú solo disfruta», y así lo hizo: intentó disfrutar, aunque seguía teniendo muy claro que allí, a lo lejos, divisaba como una sombra que no quería ver, pero que sabía que estaba: la vuelta al trabajo.

Cada vez que ese tema venía a su mente lo barría rápidamente y lo sustituía por algo más agradable, mientras se decía a sí misma: «Ya llegará, ahora disfruta». Y lo hizo. Hasta que cada vez quedaron menos días para tachar en el calendario hasta la fecha de su reincorporación. La gente de su entorno, que notaba en ella su angustia, empezó a decirle cosas con intención de, supuestamente, animarla, pero que no funcionaban. Al contrario, la hacían sentir más inquieta. «Bueno, tú tranquila, todas hemos vuelto a trabajar un día u otro», «Ya verás qué bien te sienta estar unas horas sin él», «Va a estar superbién cuidado conmigo, su abuela que tanto le quiere»... Cada frase se le clavaba en el pecho como un puñal. Ninguna la ayudaba, más bien terminaba de hundirse.

Porque cada vez que salía el tema, en cada frase, había algo implícito muchísimo más fuerte y que dolía más, que apagaba cualquier ánimo que pudieran infundirle los demás: «Tú no vas a estar», y Julia era su madre, ¡su madre! No se había percatado de la gran injusticia que se cometía con respecto a las bajas laborales por maternidad hasta que le había tocado a ella pasar por eso. Nunca se había planteado absolutamente nada sobre políticas de maternidad hasta que sufrió en sus carnes y su alma semejante violencia del sistema.

El día llegó: en la nevera había cuatro recipientes con leche materna por si Elna la necesitaba. Algo le decía que no hacía falta tanta leche, pero ella quería estar tranquila sabiendo que este no sería el problema. Ese amanecer con Elna al lado fue muy triste. Julia abrió los ojos, la vio durmiendo serena junto a ella y empezó a llorar... ¿Cómo dejarla? ¿Cómo? Sentía que algo muy profundo en ella dolía, que algo se rompía, que algo absolutamente inconsciente y a lo que no podía dar nombre no la dejaba casi ni respirar. Llegaban las dudas: ¿y si me necesita?, ¿y si llora?, ¿y si le pasa algo?, mientras las lágrimas caían humedeciendo la almohada...

Al cabo de dos horas ya habían pasado por su rato de «despertar *slow*», con su teta y sus cosquillas... y fue el momento de hacer acopio de fuerzas y abrir la puerta a su madre, que se quedaría esas cinco horas con Elna, hasta su vuelta.

—¿Cómo estás? —le preguntó su madre.

—No me lo preguntes —dijo Julia, que se volvió inmediatamente porque empezaba a llorar de nuevo.

Su madre calló. Sabía perfectamente que en ese momento lo que necesitaba Julia era que nadie dijera nada, así que le regaló silencio y fue a ver a Elna, que jugaba en el suelo con sus cosas...

Ya más serena, Julia le dio el listado de instrucciones, que corto precisamente no era. Se las repitió de nuevo hasta que su madre, que percibía en cada instrucción una orden nerviosa que en otra circunstancia le hubiera molestado, le dijo:

—Julia, quédate tranquila, todo irá bien.

Su hija respiró hondo intentando no volver a llorar de nuevo. ¿Cómo podía tener las emociones tan a flor de piel? ¿Cómo era posible eso? Y se agachó hasta el suelo para despedirse de Elna:

—Cariño, ahora tengo que irme a trabajar. Te quedas con la abuela y yo volveré dentro de un rato. Te quiero muchísimo, no lo dudes nunca.

Le dio un beso y se fue a la habitación a buscar la chaqueta mientras, de nuevo, caía una lágrima mejilla abajo...

Cuando ya llevaba el abrigo puesto recibió un mensaje en su móvil pero no lo miró. Dijo adiós desde el recibidor a su madre y a su hija y salió cerrando la puerta. Hacía dieciséis semanas que cerraba la puerta siempre con su hija junto a ella, jamás dejándola al otro lado. Esa imagen la impactó mientras subía al ascensor y marcaba la letra B para bajar los cinco pisos que la separaban de la calle. Se miró al espejo: suerte que no se había puesto rímel hoy, no habría aguantado seguro. Qué raro se le hacía verse con abrigo y bolso, sin mochila portabebés, sin Elna, sin todos los trastos que llevaba siempre encima cuando salían juntas... Entonces recordó el mensaje y miró el teléfono: «Eres la mejor madre y compañera que podríamos tener Elna y yo. Todo irá bien. Estoy contigo. Te quiero».

En el segundo piso volvía a llorar y sabía que hoy no sería la última vez. Se enjugó las lágrimas con la mano, respiró hondo y salió del ascensor intentando aparentar que todo estaba bien cuando en realidad, en su alma, nada lo estaba.

Capítulo 6

De dos a seis años: construyendo

Cuando me preguntan por qué dejé mi empleo en un medio de comunicación para dedicarme a hablar de la primera infancia, respondo que porque se trata de la etapa en la que ves desplegarse una vida ante tus ojos. La transformación que vive un niño desde que nace hasta que tiene seis años es tal que me parece alucinante que no estemos todos los adultos madres y padres dando gracias a la vida a diario por darnos la oportunidad de ser testigos de primera mano de ello.

Ver cómo un bebé se descubre una mano, ver cómo más tarde empieza a gatear sin mucho acierto para después convertirse en un experto que corre por la casa a una velocidad de vértigo y luego ponerse de pie y lanzarse a andar... Ver cómo empieza primero a pronunciar sonidos para luego comenzar a decir palabras con más sentido y finalmente elaborar frases con subordinadas... Darte cuenta de que un niño al principio es absolutamente vulnerable y dependiente para, más tarde, llegar a ser consciente de que piensa, que tiene sus propias ideas y que hace lo imposible para ser tenidos en cuenta...

Cada una de estas cosas más todas las que no he enumerado me parecen extraordinarias y me siento enormemente afortunada de poder haber sido testigo de cada avance, logro, retroceso, desarrollo, etcétera, de mis hijas. Yo no sería quien soy si no hubiera podido ver, acompañar y aprender del despliegue de alas de Laia y Lua, un acontecimiento maravilloso que se desarrolla ante mis ojos día a día.

Por eso, cuando oigo hablar de los «terribles dos», o de esta fase en la que los hijos van creciendo y, por las cosas que hacen, los adultos intuyen que los desafían, o les toman el pelo, o de que (como ya no son bebés) no hace falta ponernos a su altura y empatizar, me duele el alma. Cuánto se critica y se ha criticado a los niños por, simplemente, ser como son. Cuánto se les ha machacado por ignorancia, por desconocer en qué consiste su desarrollo, cuáles son sus necesidades... ¡Qué triste no poder percibir en ellos la belleza máxima de una vida abriéndose!

Porque en esencia son eso: una vida abriéndose a un mundo desconocido y que, en gran parte, no entienden. Un mundo que les resulta ajeno, que carece de mirada infantil y que lleva siglos aplicando y recomendando métodos que lo que consiguen es menospreciar la esencia misma de cada niño, esa individualidad que requiere ser percibida, escuchada y tenida en cuenta.

No nos engañemos, los niños, en gran medida, han molestado siempre. Yo creo que, en el fondo, se debe a que no son productivos, y como no lo son el sistema los excluye de alguna forma. Por eso las políticas de maternidad y paternidad son tan poco sensibles con las necesidades de los niños, por eso el entorno aconseja que el pequeño se acostumbre a estar sin ti, aunque nos refiramos a un bebé de cuatro meses. Por eso los parques infantiles son tan poco atractivos para su desarrollo... Siempre construidos con mirada adulta, todos iguales, tan poco creativos, tan poco interesantes.

Los niños molestan por eso, y también porque no les entendemos. Porque nada de lo que nos contaron acerca de cómo eran cuadra con el nuestro, el de aquí y ahora. Porque intentar comprenderlos y tener una mirada menos «adultocéntrica» deja al adulto fuera de juego, en una posición de: «Y a mí, ¿quién me cuida? ¿Quién me mira?». A menudo no queremos dejar de ser el centro... Quizá porque en algún rincón de nosotros sentimos que nunca lo fuimos para nadie, o por lo menos no se nos transmitió así.

Sin embargo, los niños están. Nacen, crecen... y nos suponen un reto constante: dejar de mirarnos el ombligo y lidiar con un afuera que, a la vez, nos remite dentro. Aprender a acompañarlos, tanto cuando son bebés y les vemos tan vulnerables como cuando ya corren, y hablan, y hacen cosas que no nos gustan. Aprender a guiarles en un crecimiento que no siempre les resulta fácil: ¿a quién no le ha costado crecer? ¡Es que no es sencillo! Dejar a cada rato lo conocido para encontrarnos, de nuevo, con un futuro (que es ahora) incierto, con un cuerpo que nos cambia, con unos pensamientos y una mente que evolucionan también, y con un sentir que a veces nos formula unas preguntas para las que no tenemos respuestas.

¡Crecer es muy difícil! ¿Cómo no va a serlo? En eso consiste el reto: acompañarles en su crecimiento y crecer con ellos. Aprender de su ahora para darles la mano y que tengan menos miedos mientras, avanzan en este mundo tan incierto y cambiante. A la vez, nosotros crecemos a su lado: a través de su desarrollo nos abrimos al nuestro propio, aceptando que nuestras ideas, conceptos, expectativas y prioridades con probabilidad vayan cambiando a medida que atravesamos nuevas etapas.

Así que no, esto no empeora. A pesar de que en Google las etiquetas que más encontrarás si buscas información con respecto a los dos años sean casi todas negativas («terribles», «desafiantes» y un largo etcétera), esto no empeora si no lo hacemos empeorar nosotros. Porque lo cierto es que, en buena parte, tenemos la clave para que la crianza de nuestro hijo sea un camino afable y lleno de aprendizajes, o agreste y abrupto, lleno de sufrimiento.

¿Qué escogemos?

Lo más importante: entender su mundo

A menudo el gran problema es que no les entendemos. Creemos que porque ya se mueven casi como nosotros, porque ya empiezan a hablar y ya no les vemos como esos bebés vulnerables, son igual que nosotros salvo que en pequeño, y que su mundo funciona igual que el nuestro. Luego les intentamos explicar las cosas desde nuestro punto de vista adulto y nos miran con cara de «¿Qué me estás contando?», pero dicen que sí con la cabeza (básicamente porque perciben que es lo que esperamos que hagan) y, al cabo de nada vuelven a hacer eso mismo que les hemos dicho que dejaran de hacer.

De ahí viene nuestra estupefacción: pero ¿qué pasa aquí? ¿Me dice que sí y luego vuelve a hacerlo? ¿Me toma el pelo o qué?, y así una vez y otra durante, si no comprendemos lo que sucede, años. Porque no, su mundo no funciona como el nuestro. Su mundo es absolutamente distinto y se rige por otros parámetros y otros ritmos. Es importantísimo que entendamos esto si queremos comunicarnos con ellos en el mismo idioma (y no estoy hablando de lenguas).

A partir más o menos de los dos años, nuestro hijo entra en lo que llamamos la «fase egocéntrica». Poco a poco se va individualizando y va saliendo su yo con toda la fuerza. Antes quizá aceptaba muchísimas cosas sin rechistar pero, de repente, empieza a mostrarnos qué quiere y qué no porque ya tiene más conciencia de eso. Empieza a decirnos «no». En algunos casos detectaremos tal actitud antes de los dos años, y en otros hasta los dos y medio no notaremos que empiezan a comportarse de esa forma. Cada niño va a su ritmo, también en eso.

Esta fase es larga y, sí, a veces a los padres nos fatiga. Es la fase del «yo solo», incluso con cosas que no saben hacer solos y, claro, luego llega la frustración, y con ella la necesidad de que sepamos gestionarla. Esto puede pasar varias veces al día, y si a ello le sumamos que reivindican con fuerza eso que quieren, pues suele ser agotador. En la fase egocéntrica se creen el centro del Universo y piensan que tú, evidentemente, tienes que darte cuenta de todo lo que quieren o piensan... ¡Son el centro! ¿Cómo no vas a saberlo?

Me acuerdo de un día en que mi hija pequeña, que en ese momento tenía tres años y estaba enferma, quería algo que yo no conseguía descifrar: se encontraba mal, estaba débil y me contestó de muy malas maneras en plan: «¡Esto no!». En un primer momento, ese tono de voz me molestó, pero pensé: «Respira, se encuentra mal», y le dije: «Lua, tú quizá crees que estoy dentro de tu cabeza y que sé perfectamente qué es lo que piensas en todo momento», y me respondió: «Pues claaaro». Por dentro, me reí.

Le expliqué: «Pues no, cariño, yo no sé qué es lo que piensas la mayoría de las veces, así que tendrás que decírmelo y no de esta forma, sino amablemente, ¿vale?». Para ella era evidente que yo tenía que saber todo lo que quería, deseaba, pensaba o necesitaba. De hecho, mientras nuestros hijos son bebés hemos sabido interpretar con bastante precisión todo lo que necesitaban o querían... Nos iba guiando el lenguaje no verbal, la intuición. De modo que ellos van dando por hecho que lo sabemos todo (o casi) porque antes, nada más desear una cosa, nosotros ya sabíamos qué era. Pero claro, han crecido y han ampliado muchísimo sus gustos, deseos y necesidades, y lamentablemente ya no llegamos a tanto.

Pero ellos nos siguen viendo como su diosa o su dios todopoderoso y se sienten el centro del Universo. Entonces quieren algo, no lo saben expresar y no entienden por qué demonios no lo adivinamos. Nos miran con cara de: «Pero, mamá, ¡que no te enteras! ¿Cómo es posible?».

Qué difícil tiene que ser... ¡Ser pequeño y que tengas que explicar las cosas! :) Darte cuenta de que tus padres a ratos no te comprenden, ver que no sabes expresarte como te gustaría, descubrir que a veces lo que quieres no puede ser... Yo no volvería atrás ni por todo el oro del mundo.

Y a la vez...

Qué difícil por momentos ser madre o padre y procurar mantener la calma cuando nos hablan en modo «desplante», indignados porque según ellos «no entendemos nada»... Qué complicado acompañar, a veces, su crecimiento, su desconcierto, su frustración... Qué difícil comunicarnos, también, a veces.

Pero su mundo igualmente tiene otras particularidades, y una de ellas consiste en que el ritmo es lento, muy lento. Eso que nosotros hacemos en un pim pam, ellos tardan siglos en lograrlo. Lo que para nosotros lleva un momento, para ellos es una eternidad. Al mismo tiempo, para otras cosas son muy rápidos, como por ejemplo para prestar atención a algo: cada muy poco rato pueden estar cambiando de actividad, y pueden tardar poquísimo en terminarse la comida o la cena. Con diez minutos quizá ya tienen suficiente de una actividad y prefieren pasar a otra cosa. Vamos, que los ritmos de los niños y de los adultos no son los mismos, y muchas veces el choque entre los dos mundos se produce porque no comprendemos ni empatizamos con su ritmo más lento para algunas cosas y rápido para otras.

Para entrar en conexión con un niño pequeño será importante tener en cuenta su ritmo pausado, su necesidad de este tempo más lento que el nuestro. Por eso tendremos que darle el tiempo necesario, por ejemplo, para salir de casa. Es decir, debemos comenzar a prepararnos bastante antes de la hora, porque te aseguro que el proceso puede durar más de lo que nos imaginamos. Tener este tipo de mirada nos ayudará a anticipar y poder darle más margen para que no sienta que le estamos empujando a darse prisa. Normalmente, cuando notan eso, se colapsan y conseguimos justo lo contrario de lo que queríamos.

Su mundo también está regido por algo importantísimo que lo ocupa (o debería ocuparlo) todo: el juego. Jugar es una necesidad básica de los niños. Mediante el juego se comunican, aprenden, etcétera. Es fundamental dejarles jugar libremente y entrar en su mundo lúdico, comprender que con esas reglas podremos comunicarnos con ellos en el mismo plano.

Si a un niño de dos años y medio le decimos que hay que vestirse seguramente no le apetecerá, nos dirá que no y se resistirá. Si seguimos explicándole, utilizando la lógica adulta, por qué es importante que se vista ahora, va a seguir diciéndonos que no. Nuestros argumentos no le afectan porque para él, ahora eso no es importante y podría pasarse el día en pijama o podría salir a la calle desnudo. Es probable que le dé igual (o casi) en este instante. Lo que no quiere es vestirse, y recuerda que está en la fase egocéntrica, de modo que lo que él quiere o desea lo hará saber de una forma clarísima.

Pero si en vez de eso empezamos a jugar inventando algo para vestirse, es más que probable que acceda. ¿Cómo jugar? Pues la ropa puede cobrar vida y hablar, y decirle que le apetece mucho ir con él hoy a dar un paseo, que a ver qué cosas le va a enseñar... O podemos cronometrar cuánto tardamos en que se vista y que luego suene una alarma con un sonido divertido... Lo que sea que le guste a nuestro hijo, pero acudir allí, a su mundo de juego, para lidiar con esas cosas aburridas que abundan en el mundo adulto, como obligaciones, convenciones, normas y demás, que para él no tienen (ahora mismo) ningún sentido.

No sufras, ya lo comprenderá un día. Es más, si ese día te pones a jugar, te dirá: «Mamá, por favor, ya me visto, no hace falta que hagas eso». Pero ahora, que aún es un niño pequeño, que juegues para que se lave los dientes, para bañarle, para cruzar la calle cogidos de la mano, para que se vista o para subirle a la sillita del coche es la mejor opción. Sentirá que le comprendes, que conectas, que estás en su mundo y que estar contigo es divertidísimo.

Ligado con el juego hay otra cosa que has de tener en cuenta: su mundo es absolutamente mágico. Sí, hay amigos imaginarios, se puede hablar con plantas y animales, jugar con elfos y hadas o derribar a los *trolls*. Todo es posible en su mundo. De aquí que sea también la fase en la que empiezan los miedos: «Si el lobo persigue a los tres cerditos, quizá también un día vendrá a nuestra casa». Y resulta fundamental que entendamos que aunque para nosotros no sea más que ficción y el límite con la realidad esté clarísimo, para ellos no es así. Por eso creen que Papá Noel puede entrar la misma noche en todas las casas, por ejemplo. Porque para ellos todo es posible. Así que será genial si puedes entrar también en su mundo de magia. Un día ya será como nosotros y sabrá qué es real y qué no, pero ahora que está en el mundo del juego y la magia, adéntrate en su mundo y vive la magia con él.

Si está en fase de superpoderes, juega a eso. Si te dice que hay un amigo imaginario en casa, habla con él también. Sentirá que le comprendes, y vuestra comunicación será muchísimo más fácil.

Tienes que saber también que los niños pequeños son todo emoción, y lo viven todo con una fuerza descomunal: si están contentos, están muy contentos, y si están enfadados también parecerá que no hay mañana. Todo es excesivamente intenso porque viven las emociones con absoluta entrega. La parte del cerebro que hará que sean más razonables, que comprendan la lógica de las cosas y de los acontecimientos, los hechos y las consecuencias, etcétera, está en construcción, de manera que no pueden agarrarse a ella todavía. Por eso cuando experimentan cualquier cosa la viven a través de las emociones y con una intensidad desbordante. Sucede así y tendrás que aprender de ello. No se debe ni a que sea raro, ni tampoco tiene nada personal contra ti. Tan solo es niño, es pequeño, nada más.

Maternidad a flor de piel

Por último, ten en cuenta que existen unas necesidades básicas que no satisfacerlas le provocará muchísimo malestar emocional. Me refiero a la necesidad de alimentarse, de dormir, de descansar, de jugar libremente, de moverse libremente sin límites, de estar con sus adultos de referencia, de contar con la mirada atenta de sus padres, etcétera. Cuando el niño no tiene esas necesidades básicas cubiertas es probable que entre en un estado de malestar y, como es pequeño y no domina del todo el vocabulario para expresarse, además de que está en fase egocéntrica, puede manifestarte ese malestar de cualquier forma, y no precisamente asertiva. Quizá tira el plátano que le has dado, o pega a alguien, o se enfada por cualquier cosa, o empieza a llorar y no sabes por qué.

Eso les pasa también a muchos adultos: si tienen mucha hambre empiezan a ponerse de mal humor y a veces lo descargan con cualquiera y por otra cosa. Sin duda que a los adultos les ocurre con menor frecuencia que a los niños, pero también les ocurre. Pues imagínate a los niños tan pequeños, que no saben muchas veces ni qué es lo que les sucede ni cómo sobrellevar ese malestar. Y además, como comentábamos antes, puesto que viven las emociones intensamente, el malestar emocional les provocará sensaciones muy desagradables que en un momento u otro tendrán que sacar hacia fuera. Es lo normal, no te agobies ni te preocupes, simplemente vuelca tus esfuerzos en aprender a acompañar estos momentos.

Seremos nosotros, los adultos que estemos con ellos, los que tendremos que entrar en su mundo, ponernos en situación y mirar desde su punto de vista. Preguntarnos: «¿Qué es lo que le puede estar pasando?», y, luego, ayudarle. Adentrarnos en su mundo resulta vital para poder hacer que esos años de primera infancia sean lo más llevaderos y felices posible.

Más adelante te contaré qué hacer en situaciones de conflicto y tensión, no te preocupes.

Los «terribles» dos años

¿Te acuerdas de esa edad, cuando ya eras mucho más mayor, en que no te sentías niña pero a, la vez, había muchas cosas de adolescentes que todavía no podías hacer? ¿Recuerdas esa sensación de estar a punto de tocar la independencia con tus dedos pero a un tiempo darte cuenta de que todavía eras demasiado pequeña? ¿Recuerdas esa sensación de no comprender el mundo de los adultos y pensar que era un rollo sin sentido? ¿Y la de no reconocer muy bien tu cuerpo, que iba cambiando, y a ratos tener un humor «raro» y ni siquiera saber por qué? ¿Te acuerdas de cuando te invadía la felicidad porque te sentías fuerte y capaz y al día siguiente estabas atemorizada por si te equivocas o te sentías sola?

Pues yo imagino que esta etapa que empieza alrededor de los dos años (a veces antes, a veces más tarde) debe de parecerse bastante a todo lo que he descrito pero con una particularidad muy importante: los niños son demasiado pequeños para ser conscientes de todo lo que sienten y piensan, y, por lo tanto, todo eso se traducirá en un malestar que a ratos necesitará salir al exterior.

Para mí esta etapa resulta fascinante. Los niños a esa edad están para comérselos: divertidos, espontáneos, muy despiertos, con muchas ganas de devorar el mundo... Y, además, empiezan no solo a tener ideas propias sino a luchar para que sean atendidas y escuchadas. Esto me parece maravilloso y, sobre todo, muy bueno.

Cuando hace años me pregunté cómo quería que fueran mis hijas de mayores, lo primero que me vino a la cabeza fue «que sean felices», pero luego, me importó que se sintieran seguras de sí mismas y tuvieran las ideas claras, que no se dejaran engatusar. Si te pregunto a ti cómo quieres que sea tu hijo de mayor, es probable que digas cosas semejantes: que tenga confianza en sí mismo, que se escuche, que se haga escuchar, que no agache la cabeza por tener unas ideas que no son las de la mayoría, etcétera.

Pues bueno, para llegar ahí hay que pasar por esta etapa en la que todo eso está naciendo. Lo cierto es que en esta fase mal llamada de «los terribles dos», cada niño empieza a «individualizarse», a «desfusionarse» de mamá, y comienza a nacer con una fuerza incontestable su yo. Aunque resulte fascinante, a muchos adultos les complica también un poco la vida, porque ese niño que más o menos iba haciendo caso muy bien a todo lo que le decíamos, casi sin rechistar, de repente empieza a decir qué quiere y qué no, qué le gusta y qué no.

Pero esto es buenísimo, excelente. El tándem madre-bebé queda atrás y ahora ese niño-bebé empieza a decir: «Estoy aquí y pienso, a veces, distinto». Evidentemente él no es consciente de todo lo que está pasando dentro de su cuerpecito y, justo por eso, por la avalancha de cambios internos, a ratos no se reconoce y puede sentir un montón de cosas que le resultan desagradables.

Se trata de una etapa en la que la frustración y los enfados crecen: de repente tienen más conciencia de lo que quieren y, claro, cuando no puede ser, se enfadan muchísimo más que cuando apenas se daban cuenta de ello. Digamos que antes podían conformarse mucho más fácilmente porque en realidad no sabían muy bien lo que estaba pasando y les distraíamos con cualquier cosa... Ahora ya no es tan fácil porque saben lo que desean y lucharán por conseguirlo. Si eso que quieren no puede ser, su frustración será mucho mayor que cuando tenían un año, naturalmente.

Hay madres y padres que describen la llegada a esta etapa con la frase: «A ratos no le reconozco», y les entiendo. Durante alrededor de dos años hemos tenido un hijo que era una monada, cuyas necesidades y deseos prácticamente eran la misma cosa mientras era un bebé, y nosotros, al verle tan vulnerable y dependiente, no dudábamos de qué era lo que teníamos que hacer: atenderle. No solo eso, hacía más o menos todo lo que nosotros le aconsejábamos sin prácticamente llevarnos la contraria, y si mostraba descontento, fácilmente le hacíamos cambiar de opinión y de golpe ya no se acordaba de por qué estaba enfadado. Vamos, que era todo más o menos fácil, en líneas generales.

Pero a la que entramos en la etapa de la individualización, nuestro hijo ya no se conforma con tanta facilidad, y por momentos nos monta unos saraos con unos enfados tremendos en los que le miramos y no parece que sea el mismo niño afable que habíamos tenido durante dos años. Se enfada, grita, se tira al suelo, se da cabezazos o intenta mordernos: a veces solo una de esas cosas y a veces todas a la vez, y nos asustamos. ¿Qué es esto? ¿Se deberá a lo que la gente llama «los terribles dos»? ¿Cómo demonios vamos a criarle si se pone así?

Además aparece otro problema: muchas veces su lenguaje es incipiente y todavía tienen poco vocabulario y una dificultad considerable para expresarse. Incluso algunos niños que hablan bastante claro y notablemente bien para su edad, cuando están desbordados por la emoción no son capaces de explicarnos qué les pasa. El hecho de que sepan decir palabras e incluso frases enteras no significa que tengan facilidad para describir esas emociones que sienten, que puedan contarnos qué les sucede y qué necesitan. A veces a causa de la dificultad del lenguaje, y otras veces porque, simplemente, no tienen ni idea, solo advierten la emoción que les ha invadido.

De manera que de vez en cuando se generan situaciones surrealistas: tu hijo te dice algo y no le entiendes. Le preguntas si te lo puede repetir y, como está cansado o lo que sea, se indigna y te lo dice la segunda vez pero chillando enfadado, con cara de «Pero ¿cómo es posible que no me hayas entendido con lo bien que hablo?». Y claro, entre gritos y enfados tampoco has sido capaz de captar lo que quería, con lo cual vuelves a preguntar: «¿Es eso lo que me estás pidiendo?», mientras señalas algo con el dedo. Pero no, resulta que no te has acercado ni lo más mínimo. Entonces su cara de perplejidad e indignación no tiene precio y te va repitiendo esa palabra ininteligible otra vez sin entender por qué no eres capaz de deducir a qué se está refiriendo.

Esos momentos serían cómicos si no fuera porque ¡los estás viviendo tú y no te hacen ninguna gracia!

Con todo ese *pack*, llega un momento en que somos conscientes de que empezamos a pasar a otra etapa, que se avecinan nuevos retos y que vamos a tener que aprender a relacionarnos, amar y educar a un niño que ya está dejando de ser bebé. Nos damos cuenta de que en casa, ahora sí, existe otra persona que no piensa darnos la razón en todo y que harán falta nuevas herramientas y estrategias para que nuestro día a día siga siendo lo más armónico posible.

Lo de tener hijos es un reto permanente, así que recuerda lo que te he contado al principio: se trata de un aprendizaje constante. ¡Esta nueva etapa no iba a ser menos!

«Mi hijo tiene carácter»

No te creerías la cantidad de e-mails que me llegan cada semana de mamás (son las que más me escriben) que me cuentan que su hijo tiene mucho carácter o que es muy «intenso emocionalmente». Me escriben preocupadas porque tienen miedo de que eso no sea «normal», pero sobre todo porque se dan cuenta de que no saben manejar ese temperamento.

Tranquila, se trata de algo normal. No solo es habitual sino que te aseguro que todos los niños de esa edad tienen carácter y son intensos emocionalmente. Se debe a que su cerebro no está preparado, todavía, para otra cosa. Digamos que su cerebro está en el horno y le quedan aún unas cuantas «horneadas» para que sea como el tuyo y os podáis relacionar desde un punto de vista racional, con una lógica común.

Pero ahora esto es imposible. En este momento, el cerebro de tu hijo está regido por la parte que regula las necesidades más básicas ligadas a la supervivencia y la parte «emocional». Las emociones, con probabilidad y en más de una ocasión, le van a desbordar. Aunque intentes razonar en ese momento, tu hijo no podrá comprenderte (y seguramente ni escucharte). He aquí la causa de esos correos que me llegan pidiendo ayuda porque «mi hijo tiene carácter»: las madres se dan cuenta de que las cosas que ellas consideran «nimias» o «lógicas» su hijo las vive de una forma muy «exagerada», exponiendo su temperamento, y no saben cómo manejarlo ni ayudarle.

Cuando tenemos un hijo hemos de mentalizarnos de que durante muchos años va a ser meramente emocional. Muchas cosas que a nosotros nos resultan obvias, a él no se lo van a parecer.

Hace un tiempo, mi hija pequeña quería ponerse el disfraz de Elsa de la película *Frozen*, pero el vestido, en ese instante, estaba dando vueltas en la lavadora. Le dije que en ese momento no se lo podía poner, que teníamos que esperar a que terminase de lavarse y se secase, y hasta entonces no podría ponérselo (explicación lógica y racional, claro). Pero ni caso: ella lloraba como si no hubiese un mañana porque quería ponerse el vestido de Elsa ahora. La frustración enorme que sentía porque no entendía cómo era posible que yo no atendiera sus ganas de ponerse el vestido la colapsó y se tiró al suelo, pataleando. Esa rabieta duró un buen rato. La acompañé lo que duró, pero se me hizo largo y frustrante también para mí porque mi cerebro me repetía: «Jolín, es evidente que si está en la lavadora, no se lo puede poner».

Cuando terminó su rabieta me fui a hacer no sé qué y mi hija mayor, que estaba a mi lado, me oyó refunfuñar bajito: «¡Menuda rabieta por una obviedad!». Me estaba desahogando de mi frustración creyendo que nadie me escuchaba... Pero allí estaba ella y me contestó: «Mamá, es evidente para ti, que tienes cuarenta y un años. Para ella, que tiene tres, no lo es todavía». *Touché.*

Esa frase me devolvió a la realidad: Lua era demasiado pequeña para que su cerebro entendiera la lógica adulta de «tienes que esperar», «está mojado», «estaba sucio y había que lavarlo», «tendremos que esperar a que se seque y va a tardar». Todas estas cosas eran papel mojado para ella, no tenían ninguna relevancia porque su cerebro todavía no conseguía registrarlas. Su cerebro, regido por la parte emocional, solo le decía: «Lo quiero ahora. El resto me da igual».

Si somos capaces de tener esto en cuenta, esta etapa (de los dieciocho meses a los cuatro o cinco años) nos será muchísimo más fácil de llevar porque podremos empatizar mejor con los niños y comprender sus reacciones. De lo contrario, vamos a considerar exagerada cada reacción emocional que les sobrevenga (todas), y nos vamos a enfadar mucho porque no entienden cosas sencillas que, lamentablemente, no podemos cambiar.

Enfadarse con un niño pequeño creo que es absurdo. Nos estamos enfadando con alguien que no funciona como lo hacemos nosotros. Nos estamos disgustando porque le pedimos o exigimos algo que en este momento no puede darnos (comprensión de un razonamiento lógico, empatía, etcétera). Resulta absurdo. No sirve para nada y lo empeora todo, pues el niño, que no entiende por qué no le damos, como en el caso del ejemplo anterior, su vestido preferido, si nota que nos enfadamos no va a entenderlo. Con lo cual ya no solo sentirá la frustración del vestido sino también la de ver que su reacción nos ha provocado un disgusto; se sentirá culpable sin comprender nada de lo que ha pasado.

Si quieres saber cómo proceder en estos casos... ¡sigue leyendo!

Maternidad a flor de piel

Rabietas y conflictos: y ahora ¿qué hago?

Si estás aquí ahora leyéndome, en gran parte se debe a mi hija mayor, Laia. Ella revolucionó mi mundo y me comprometí a luchar para estar a la altura de lo que mi hija iba necesitando a cada momento. La de hasta los dos años fue una etapa que me resultó francamente fácil. Todo lo que ella pedía coincidía a la perfección con lo que a mí me surgía entregarle. Vivíamos todo con armonía y sincronía; el instinto nos guiaba y el camino era más o menos llano y sereno. Sentía profundamente que éramos una y vivíamos como en una nube de oxitocina, felicidad y facilidad, todo junto.

Pero fue creciendo y nos fuimos individualizando. Yo me sentía distinta, recuperé mi trabajo, mi persona más allá de la función de mamá, y ella empezó a enamorarse de otras personas aparte de mí, como, por ejemplo, su papá. Poco a poco comenzó a mostrar que no era distinta a los demás niños y que también había venido con su propio carácter y su propia visión del mundo.

Entonces empezamos, a veces, a chocar. Con la mayoría de las cosas del día a día, más o menos lo íbamos trampeando. ¿Que no quería darme la mano para cruzar la calle? Pues yo me armaba de paciencia y le proponía un juego mientras cruzábamos en el que era necesario darnos la mano. ¿Que quería entrar en caaada portal y saltar del escalón, y para hacer un recado tardábamos dos horas porque su ritmo era lento y quería caminar sola y hacerlo todo sola? Bueno, pues respiraba hondo y le echaba mucha tolerancia.

Pero en algunas ocasiones me era muchísimo más difícil, sobre todo cuando tenía alguna rabieta. De los dos a los tres años explotó algunas veces, pero aquello me parecía bastante manejable. Sabía acompañarla y realmente ella se calmaba más o menos rápido y aceptaba las salidas que le proponía para canalizar toda esa frustración. Pero a partir de los tres años eso empezó a costar más. El inicio escolar tuvo bastante que ver en ello, estoy segura, y sus rabietas aumentaron de intensidad y duración. Me di cuenta de que cuando su enfado duraba más de lo que yo consideraba «razonable», empezaba a irritarme por dentro. Me enfadaba. Era como si tuviera cierto aguante, pero no un aguante eterno, y cuando traspasaba mi límite, sentía en mi cuerpo una frustración, una impotencia y un enfado que un día me asustaron.

Acabábamos de llegar del cole al mediodía y a ella se le juntaron dos cosas que nunca deberían superponerse porque luego es el acabose: hambre y sueño. La rabieta que montó fue monumental y yo no conseguí mantenerme serena. Al final, cansada de escucharla gritar y llorar tirada en el suelo sin aceptar mi ayuda, rechazándome y, a la vez, queriéndome cerca, me colapsé y le dije: «Vale ya. Basta. Suficiente», y de repente me contestó: «¡No! ¡Basta no, porque no he terminado de llorar todavía!».

Touché otra vez. ¿Quién era yo para decirle que ya era suficiente, que su emoción debía desaparecer cambiándola por otra más «agradable» a mis ojos? Cada persona sabe cuándo se siente mejor y, por lo tanto, cuándo ya no necesita llorar. En cuanto tomé conciencia de todo lo que había sentido en mi interior durante esa rabieta monumental, me di cuenta de que necesitaba formarme y aprender más sobre esta etapa para conseguir acompañar esos colapsos emocionales de otra forma más empática, más paciente y más asertiva.

Así lo hice. Tanto me adentré en esta etapa del desarrollo que ahora es una de mis favoritas por todo lo que se despliega en ella: no solo la individualización de ese niño al que pariste, sino también un aprendizaje de las emociones, de lo que pasa en nosotros, de la toma de conciencia de una relación con un ser que se está autoafirmando, que debe forjarse para superar esos baches... Y porque esa etapa nos obliga a muchas madres y padres a ponernos las pilas y a sumergirnos en todo lo que esas rabietas nos hacen sentir para concienciarnos y conseguir hacerlo mejor con nuestros hijos.

Porque el gran problema de las rabietas radica no en que ellos las tengan (algo normal, esperable e incluso aconsejable), sino en que los adultos, en general, no tenemos ni idea de cómo lidiar con ellas. Estamos como desnudos de recursos, herramientas y conocimiento para acompañar a nuestros hijos en una de las etapas más importantes que van a atravesar y eso resulta inconcebible. Es necesario que nos pongamos manos a la obra, y lo primero será mirar hacia adentro, hacia uno mismo, en esos momentos en los que su desbordamiento emocional nos afecta también a nosotros.

Hazte estas preguntas:

¿Qué me pasa cuando se pone así?

¿Siento frustración, impotencia, ira, tristeza, miedo?

¿Solo alguna de estas emociones o todas a la vez?

¿Me he sentido así en otros momentos de mi vida? ¿Cuándo?

¿Qué pasaba cuando yo era el niño en mi casa y me enfadaba? ¿Qué hacían?

¿Recuerdo cómo me sentía cuando yo me enfadaba?

¿Cómo se manejaban los enfados en casa? ¿Eran aceptados y bienvenidos, o rechazados y negados?

¿Me sentía juzgada cuando intentaba expresar una opinión distinta a la de mis padres?

¿Cómo me siento cuando estoy ante una situación de conflicto? ¿Lo rehúyo o lo abordo?

¿Cómo he manejado el enfado en la edad adulta? ¿Me enfado alguna vez o lo escondo y me lo trago? ¿Aguanto hasta lo inaguantable y después estallo o me voy enfadando continuamente?

Las respuestas a estas preguntas te darán una idea de lo que pasa en ti y por qué, y eso resulta esencial para que luego puedas acompañar a tu hijo sin que tus propias emociones al respecto se te lleven y pierdas toda perspectiva, objetividad y asertividad.

Eso es precisamente lo que pasa cuando no tomamos conciencia de lo que nos sucede a nosotros. Entonces, la emoción de nuestro hijo nos remueve de tal forma que en vez de actuar desde el punto de vista adulto, actuamos de una forma reactiva normalmente poniéndonos en el lugar del niño que fuimos, situándonos en la edad que tiene nuestro hijo, en su nivel. Eso no solo no ayuda sino que lo complica todo, pues carga a nuestro hijo con la responsabilidad de haber hecho enfadar a mamá o papá sin comprender por qué, y se siente solo a la hora de resolver una situación que es evidente, no está en sus manos, y por lo demás no lo ha estado nunca.

Así que vayamos a lo práctico.

QUÉ HACER ANTE UNA RABIETA

★ **No te enfades**: ya te he explicado por qué, pero insisto, es muy importante que no te enfades porque en cuanto te enojas pierdes la serenidad, y tu emoción, tu ira, comienza a gobernarte. Ambos os vais a retroalimentar. Tu disgusto hará que tu hijo se sienta todavía más lejos de ti, con lo cual su malestar será mayor y así hasta el infinito. Si ves que te has enfadado, date cuenta, respira esa emoción y recupera las riendas de la situación desde una posición serena.

★ **Para no enfadarte será imprescindible empatizar**: empatizar significa que te pongas en su lugar, en su piel, y te imagines en esa situación con esa edad. Si puedes empatizar y comprenderle, no te costará lo más mínimo no enojarte, y te va a salir de una forma más natural porque todo va a cobrar sentido para ti y te centrarás en acompañar a tu hijo con serenidad y asertividad.

★ **Practica la escucha activa**: los adultos podemos expresar nuestras emociones hablando, pero los niños por lo general lo hacen llorando, sobre todo si son pequeños. El llanto es su forma de comunicación cuando el malestar les desborda y les resulta imposible manifestarlo de una manera más serena y sosegada. Eso es absolutamente normal, así que evita repetirles hasta la saciedad que dejen de llorar y nos lo expliquen hablando. Muchas veces lo que pasa es que simplemente no pueden. Carecen de la madurez suficiente para sostener esa emoción y canalizarla a través de palabras con serenidad. Esto les pasa incluso a muchos adultos, que cuando la emoción les remueve son incapaces de explicar algo tranquilamente, y o lloran, o elevan el tono de voz, o se ponen agresivos, etcétera. Así que cuidado con lo que exigimos a niños tan pequeños, especialmente si tampoco sabemos ni hacerlo nosotros. Pero ¿en qué consiste la escucha activa si está llorando? Debemos ponernos en su lugar, diferenciar las cadencias de su llanto, que no es homogéneo ni lineal, y quedarnos a su lado empatizando con su momento, su situación imaginándonos cómo nos sentiríamos nosotros si también tuviéramos tres años. Nos costaría expresarnos. De seguro que nos hubiéramos enfadado porque no queríamos quedarnos en casa de los abuelos, por ejemplo. Cuando estás mal y alguien te acompaña emocionalmente, está a tu lado y te está escuchando con toda su atención, el alma se nutre. Te sientes comprendido, atendido, sostenido. Y eso, a pesar de que quizá no elimine el malestar que tenías de forma inmediata, sí que te va serenando y te hace sentir muchísimo mejor.

★ **Antes de hablar, piensa y pregúntate**: ¿qué necesidad básica no está siendo satisfecha? Es muy probable que esa rabieta haya llegado porque nos hemos saltado alguna necesidad básica: hambre, cansancio, necesidad de juego libre, de movimiento libre, ganas de pasar muchas horas con sus adultos de referencia, etcétera. Si nos ha echado de menos es probable que haya ido acumulando malestar que va a saltar por los aires en cuanto nos vea. Si tiene hambre (sí, muchos niños no se dan cuenta de que el malestar que sienten se debe a que no han comido) va a pasar lo mismo, y por cualquier cosa van a estallar. Así que antes de hablar y decirle que eso que quiere ahora no puede ser (ya lo sabe y justo por eso ha estallado, ha sido la gota que ha colmado el vaso o la excusa que le ha permitido mostrarte lo mal que está), calla y piensa qué necesidad básica habéis pasado por alto. Cuando la tengas clara pasa al punto siguiente.

★ **Valídale**: valida sus emociones, describe lo que estás viendo para que tu hijo se dé cuenta de que estás conectada y que sabes lo que le está pasando, que no está solo, que vibráis en la misma frecuencia. La validación a veces sienta tan bien que el niño deja de llorar y cambia automáticamente, pero muchas veces (la mayoría) seguirá llorando y exteriorizándolo todo.

La validación no busca que el niño deje de sentirse como se siente o que deje de llorar, sino que busca que se sienta comprendido y, sobre todo, ayuda a legitimar eso que siente. Como si te dijeran: «Eso que estás sintiendo tiene razón de ser y te comprendo». Cuando notas que el otro te comprende y que legitima y valida tus emociones, automáticamente te sientes muchísimo mejor, aunque todavía necesites llorar un rato más porque, como me dijo mi hija, «todavía no he terminado».

★ **Acepta que se haya puesto así y sostenlo**: a veces lo que nos pasa es que no aceptamos esa situación que se acaba de producir ante nosotros. Si estamos en medio de la calle, sentimos por dentro que ahora no es el momento, y aunque la situación nos produzca rechazo, simplemente está sucediendo. ¿Cómo negar lo que está ocurriendo? ¿Para qué sirve rechazar lo que está aconteciendo ante mis ojos? Para nada, la verdad. Así que lo mejor es aceptar este momento, esta situación. Aceptar su malestar, admitir su llanto y mentalizarme de que ahora me necesita. Precisa que sostenga todo ese disgusto que le ha sobrevenido y que le ayude a salir de ahí. Por lo tanto, si veo que me cuesta sostener esta situación, puedo repetirme frases como: «Yo soy la adulta», para situarme en el papel que me toca y no perderme ni en la frustración de ese momento ni en la de la niña que fui.

★ **Habla poco**: a menudo nos lanzamos a hablar sin parar y les aturdimos. Si están en plena rabieta de todas formas no van a escucharnos, así que no hace falta agregar más ruido sino más calma. A veces empezamos a sermonear porque hacerlo nos calma a nosotros de nuestra propia frustración; ese tampoco es el camino. Si encima no nos entienden, se van a sentir mucho peor de lo que están. Tenemos que hablar poco y escuchar más, y cuando hablemos, hacerlo con frases cortas y claras, adecuadas a la edad del niño.

★ **Pon límite al comportamiento inadecuado, si se produce**: he dicho antes que toda emoción es válida y legítima, pero eso no significa que el comportamiento que se deriva de ella lo sea. Es decir: mi hijo puede estar muy enfadado y eso es absolutamente válido, pero estarlo no le da derecho a pegarme. Que pegue no es válido y no puedo dejar que lo haga. Tenemos que distinguir siempre entre lo que siente y el comportamiento que tiene, porque muchas veces, para que no se produzca la reacción que creemos inadecuada, lo que hacemos es reprimir la emoción a través del chantaje, la amenaza, el castigo o el grito. Si lo atemorizo, parará y ya no me pegará. Y quizá da resultado, pero no he permitido que esa emoción válida se haya canalizado en un comportamiento aceptable y correcto. Con lo cual, la emoción seguirá ahí, esperando ser atendida y aguardando encontrar la salida. Y lo que queda siempre duele y tarde o temprano acaba por exteriorizarse, a veces de las formas menos previsibles.

★ **Plantea una salida**: no pretendas que sea tu hijo, tan pequeño, quien plantee una salida a esa rabieta que está teniendo. Vas a tener que ayudarle y sacarle de ahí, de ese malestar que le está haciendo sufrir tanto ahora mismo. Para conseguirlo, la escucha activa te ayudará, porque si estás acompañando, hablando muy poco y manteniéndote presente, podrás pensar qué es lo que le pasa, de verdad, qué es lo que necesitaría o lo que precisa y le falta. Por ejemplo, horas de descanso, o quizá tiene hambre, o tal vez estaba muy aburrido y enfadado porque nadie le hacía caso. Busquemos qué es lo que le pasa y cuando veamos que el llanto ha adquirido una cadencia descendente y podemos hablar porque ahora sí nos va a escuchar, propongamos una salida: «Creo que tienes hambre. ¿Te parece si vamos a la cocina y me ayudas a preparar la merienda?», o «Creo que me has echado mucho de menos y lo siento. Ahora estoy aquí y me gustaría mucho abrazarte. ¿Te parece bien?», o «Veo que estás muy cansado. ¿Y si te doy un masaje en el sofá y luego me tumbo a tu lado y descansamos un rato?».

★ **Una vez que haya pasado el chaparrón, es hora de hablar**: quizá al cabo de poco tiempo (en caso de que sea un niño muy pequeño) o tal vez después de unas horas, cuando nos parezca que estamos en un momento de intimidad, calma y predisposición será hora de hablar de lo que ha pasado, de lo que le hacía falta, por ejemplo, o de analizar qué errores se han cometido. Si tiene dos años y le hablamos de algo que ha ocurrido hace horas, ni se acordará. Mejor dejarlo. Pero si ya tiene cuatro años o más, podemos hacerlo, pero nunca con un sermón aleccionador y sí con comprensión: «Esta mañana te has enfadado mucho, ¿verdad?, y lo has pasado mal. Si otro día te vuelve a ocurrir, ¿qué te gustaría que hiciera yo? ¿Preferirías que te dejara tranquilo o querrías que te abrazase?». Siempre con calma, si nuestro hijo ya tiene tres años y medio o más, puede ser interesante analizar un poco lo que ha sucedido y ofrecerle nuestra visión: «¿Sabes qué creo que ha pasado? Que como hemos ido a casa de la abuela, allí siempre comemos más tarde de lo que estás acostumbrado y tenías mucha hambre, y luego, cuando tu primo te ha quitado tu juguete, te has enfadado mucho. Tenías hambre, estabas cansado también y encima te ha quitado el juguete que más te gusta. El próximo día que vayamos a casa de la abuela procuraremos que comas antes, ¿vale?». Que se sienta comprendido y que sepa que buscamos soluciones, que se dé cuenta de que no vemos lo que ha pasado y nada más, sino que aprendemos de los errores. El otro día viví eso mismo: tuve que despertar a mi hija porque se había quedado dormida en el coche y había que salir. Se enfadó mucho. Al cabo de un rato, ya calmada y en mi regazo, le dije: «Lo has pasado mal, ¿eh?». «Sí.» «¿Querías que te abrazara o no?» «Sí que quería, pero te decía que no.» A veces, charlando tranquilamente, podrán contarnos esas contradicciones que a menudo sienten: quiero que me ayudes pero te digo que te alejes, quiero que me abraces, pero te digo que no, etcétera.

QUÉ NO HACER NUNCA

Para saber qué no podemos hacer nunca ante una rabieta recordemos esa frase universal que tanto me gusta: «No hagas a los demás lo que no te gustaría que te hicieran a ti». Así que recuerda lo que te gusta que hagan los que están contigo cuando eres tú la que está sufriendo. Cuando tienes un gran disgusto o te encuentras mal de verdad…, ¿te gusta que te ignoren? ¿Que te riñan? ¿Acaso que te juzguen? La respuesta es no, porque a nadie le gusta que lo traten mal, y que te ignoren, te riñan o te juzguen es tratar mal. Así que partiendo de ahí, del no hacer a nadie lo que no te gustaría que te hicieran a ti si estuvieras en esa situación, te será fácil descubrir lo que no debes hacer ante una rabieta. Pero por si acaso, te lo cuento:

★ **No le ignores**: si le ignoras se siente solo, le parece que su sufrimiento no es atendido y, por lo tanto, que quizá no se merece nuestro consuelo, compasión, empatía. Lo que vas a conseguir con la ignorancia es que se sienta todavía peor.

★ **No hagas un drama**: no es necesario dramatizar nada. Simplemente debes prestar atención a lo que está sucediendo pero no agregarle más chicha todavía con frases del tipo: «Ay, pobrecito mío», «Qué horrible es esto», «Ay, Dios mío, que alguien me ayude porque yo no sé qué hacer ahora». Toma las riendas, no hables por hablar, no montes un drama porque no es necesario. Se trata tan solo de una rabieta que necesita ser atendida, nada más. Si lo convertimos nosotros, los adultos, en un drama, todos lo viviremos como tal, y para ponerle intensidad ya está nuestro hijo pequeño que no puede (por edad) vivirlo de otra forma.

★ **No le riñas**: es horrible que te riñan, y si estás mal, es todavía peor. Analízalo. ¿Le riñes por estar mal? ¿Le regañas por expresarse? Si le riñes le harás sentir solo, triste, culpable, y aumentarás el dolor interno que está sintiendo, con lo cual le será más difícil salir de la rabieta, que va a durar más, y quizá, como el malestar será tan grande, al cabo de nada y menos volverá a arrancar.

★ **Pon límites claros**: actúa con objetividad y establece límites claros y coherentes si, por ejemplo, el comportamiento que se deriva de esa emoción de malestar que está sintiendo resulta inadecuado porque tira cosas al suelo, quiere pegarnos, etcétera. Déjale claro, con firmeza y a la vez el respeto, que no vas a permitir que te pegue, o que no vas a dejar que tire nada más. Si es necesario y está absolutamente descontrolado físicamente, contenlo para que no haga daño a nadie ni se lo haga a él mismo.

★ **No le castigues**: que le dejes sin ir a la fiesta de cumpleaños de Paula el sábado no va a conllevar nada positivo aunque te lo parezca. Si le castigas no harás más que hacerle sentir peor. Reprimir una emoción y desconectar al niño del adulto resulta contraproducente, porque lo percibirá como una injusticia y se va a indignar todavía más. Se va a sentir solo y muy, muy triste, sin haber conseguido el acompañamiento emocional que necesitaba tanto.

★ **No le amenaces**: quizá por el miedo de la amenaza va a parar de expresarse y te parecerá que la rabieta ha terminado, pero eso no quiere decir que tu hijo deje de sentir lo que sentía. No es tan fácil pasar de una emoción a otra automáticamente, y entonces va a seguir sintiéndose igual de mal, su malestar va a continuar intacto en su interior, pero por temor a que ejecutes esa amenaza, ya no te lo va a «explicar». De esta forma creas distancia entre los dos, y le transmites que no puede confiar en ti porque no le acompañas cuando te necesita. Lo peor es que mostrándote así, infiriéndole miedo, le das a entender que tu amor por él no es incondicional, sino condicionado a su actitud, a lo que sienta o haga. Esto, sin duda, trae consecuencias negativas a corto, medio y largo plazo.

★ **No le culpabilices**: a veces les echamos la culpa de la situación que estamos viviendo, haciéndoles cargar con un peso que no les corresponde porque no pueden sostenerlo: no entienden ni la mitad de lo que está sucediendo y tampoco saben salir de allí. No podemos hacerlos responsables de la situación, ni tampoco esperar que sean ellos los que encuentren la solución. Imposible. Comportémonos como adultos y procuremos que no carguen con pesos que no les toca asumir.

★ **No le grites**: entiendo que a veces los adultos también nos desbordamos, pero tenemos que contenernos. A nosotros, por edad, sí que nos toca conservar el autocontrol, saber mantener la calma (o por lo menos deberíamos hacerlo), de modo que no descarguemos en ellos nuestra furia. El grito les asustará y provocará sentimientos negativos, los mismos que se despiertan con las amenazas y los castigos. Además, ¿sabes qué es lo que va a pasar si te acostumbras a gritar? Que él niño también se acostumbrará a ello, y un día tus gritos ya no surtirán efecto. Será inmune a tus descargas de ira y no conseguirás el objetivo que pretendías y te sentirás absolutamente derrotada, frustrada, teniendo que gritar cada vez más fuerte y viéndote como la mamá, o el papá, en el que no querías convertirte. Si sueles llegar a los gritos, analiza por qué terminas ahí y busca la manera de erradicarlos. Tus hijos merecen todo tu respeto y tu cariño, no el miedo, ni el desprecio, ni la distancia que reciben cuando les gritas.

★ **No te distancies ni físicamente (solo si te lo pide) ni emocionalmente**: la distancia emocional es terrible para un niño. A veces, cuando no nos vemos capaces de sostener tanta ira, nos desconectamos y nos evadimos emocionalmente. De repente, nuestro hijo ya no nos parece el mejor del mundo y estamos enfadados todo el tiempo con él porque no es el niño que nos gustaría que fuera ahora. Nos distanciamos cada día un poquito más tan solo porque está atravesando una etapa de autoafirmación y de rabietas que nos pone en jaque. De esta forma, estamos cada vez menos disponibles para él y hacemos que cada día nos eche un poco más de menos, mientras aumenta su malestar y se siente muy solo y perdido. Presta atención a eso y muéstrate cercana, disponible y abierta emocionalmente a tu hijo.

Tus peores enemigos para acompañar rabietas

A veces, las rabietas nos cuestan tanto de sostener que acabamos convirtiéndolas en nuestras enemigas, y creemos que es por culpa de ellas que estamos tan mal en la familia. Pero no, no te equivoques de objetivo...

Nuestros principales enemigos a la hora de acompañar las rabietas son el estrés y el cansancio, ni más ni menos. Lo sé, no estoy descubriendo la sopa de ajo porque tú misma te has dado cuenta de eso: cuando estás bien, has dormido lo que toca y tienes un buen día, no te cuesta nada acompañar el malestar emocional de tu hijo y puedes sostener tranquilamente una rabieta, mostrarte asertiva y buscar una salida a esa situación. Pero como no hayas dormido, estés cansada, hayas tenido un mal día en el trabajo o te encuentres al cincuenta por ciento físicamente, esa rabieta se transformará de repente en un tsunami que arrasará con todo porque serás incapaz de canalizarla como has hecho en tantas otras ocasiones cuando te encontrabas bien.

Además, el sistema no ayuda porque vivimos en una sociedad donde todo va muy deprisa y donde se valora, precisamente, la inmediatez. Que todo pase rápido (las rabietas también), que podamos hacer muchas cosas y a gran velocidad, y encima, que duren poco, que sean siempre un pim pam continuo... La rapidez está absolutamente reñida con el ritmo de un niño, cuyo *leitmotiv* es la lentitud, o casi. Ir por la calle con un niño de dos años es sinónimo de detenerse a mirar las hormigas o extasiarse ante cada pequeña cosa que encuentra en su camino. Y esto, lejos de ser una pesadilla, resulta maravilloso, meeenos cuando tenemos prisa.

Entonces, cuando metemos prisa a nuestros hijos, cuando les obligamos a funcionar a un ritmo que está cuatro revoluciones por encima de lo que pueden tolerar, empiezan los problemas. Su tempo interno, más pausado, más lento, se ve constantemente apresurado, empujado a acelerarse, y como consecuencia será muy fácil que ante cualquier pequeña frustración o situación no esperada, nuestro hijo estalle en una rabieta. Y no solo eso, sino que a nosotros, los adultos, nos resultará muchísimo más difícil acompañarla. Porque no estaremos presentes, ya que estaremos pensando que llegamos tarde al trabajo. Porque esa situación de estrés nos desbordará y (como he explicado antes) la tensión hará que salga a relucir lo vivido, lo integrado cuando éramos nosotros los niños. Así que prepárate para decir esas frases que no querías pronunciar o actuar de esa forma que habías dicho que nunca harías.

Además, no os sucederá solo con el estrés sino también con el cansancio, que es, de hecho, una consecuencia del ritmo que llevamos. Vamos tan a tope que estas revoluciones por encima de lo que sería aceptable hacen que nos cansemos más y más. De esta forma llegamos a nuestros hijos profundamente agotados y desgastados, con ganas casi solo de sentarnos en el sofá y evadirnos por completo. Pero eso no es posible y hay un niño ávido de nosotros que nos está esperando y que está reclamando nuestra atención, mirándonos con cara de «quiero jugar contigo, hazme caso». En cuanto note nuestro cansancio, nuestra distancia, nuestra poca disponibilidad, es probable que insista más o empiece a hacer esas cosas que sabe que nos molestan, precisamente para llamar nuestra atención, como si nos dijera: «Mamá, papá, estoy aquí y ¡te necesito ahora!».

Pero estamos cansados y, justo por eso, nos será muchísimo más difícil armarnos de paciencia, poder empatizar, ser asertivos, saber canalizar esa emoción que está expresando nuestro hijo, y podemos terminar en el mismo lugar que hemos acabado en ocasiones cuando estamos estresados: haciendo todo lo que sabemos que no hay que hacer cuando nuestro niño tiene una rabieta.

Así que no lo olvides: ten controlados el estrés y el cansancio, porque si lo haces, tu vida y la de tus hijos mejorará.

La niña que quería ir en brazos

Hacía quizá diez minutos que la había recogido en la escuela infantil. Antes de ir a casa tenían que comprar cuatro cosas que faltaban para la cena. Se notaba que Martina estaba agotada: las educadoras le habían dicho que no había querido dormir la siesta. Ella, su madre, también lo estaba. Hacía una hora que le habían anunciado que no le renovaban el contrato temporal y esta noticia le había caído encima como un jarro de agua fría.

Salieron del colegio y fueron directamente a comprar. Fina tenía ganas de llegar a casa y llamar a su compañero. La cabeza le hervía. Sin su sueldo no podrían seguir en el piso donde vivían porque el alquiler era demasiado caro, deberían buscar otro. Es cierto que en este trabajo que tenía desde hacía un año le pagaban poco y no siempre con puntualidad, pero le gustaba lo que hacía y aquellos pocos euros que ganaba conseguían que pudieran vivir tranquilos. Podían pagar todo y, pese a que prácticamente no ahorraban, tampoco iban agobiados. Ahora sería distinto, pensaba ella.

Esto era lo que tenía en la cabeza mientras empujaba el cochecito con su hija de casi tres años recién salida de la escuela. La niña no decía nada y se comía la merienda que le había dado al recogerla. Al poco entraron en una tienda: «Cien gramos de jamón york», pidió Fina, mientras oía a su hija detrás que decía: «¡Quiero bajar!».

La desabrochó y ella saltó del cochecito. Se le veía cansada.

Rondaba por la tienda a ver qué podía coger. «No toques eso —le dijo su madre—, que puede caer al suelo y se puede romper.» Martina frunció el ceño y obedeció. «Ciento cincuenta de jamón serrano.» Y así hasta que hubo terminado. Pagaron y salieron. «Martina, sube al cochecito que llegaremos más rápido a casa.» «¡No quiero subir, quiero caminar!», decía ella. Fina respiró profundamente e intentó darle la mano. No quería una tarde difícil, creía que no podría aguantarlo, hoy no. Una tarde de rebeldía, de ir a la contra, de llorar por cualquier cosa, de refunfuñar y gritar... no la soportaría.

Quería llegar a casa, llamar a Pep, decirle que al cabo de una semana ya no tendría trabajo, preguntarle: «¿Cómo lo haremos?»... Quería pensar solo en lo que acababa de pasar y en las alternativas para evitar una mudanza.

Tenía la cabeza en todo menos en pasar la tarde con una niña de casi tres años que no había dormido la siesta y que más que una niña parecía una bomba de relojería.

Caminaron un poco y al cabo de nada Martina dijo: «¡Brazos!». «No te puedo llevar aúpa, Martina, ya lo sabes, pesas demasiado.» «¡Quiero ir en brazos!», gritaba ella. «Que no puedo, ¿no ves que tengo que empujar el cochecito?»

Martina estaba enfadada. Sin saberlo, sentía a su madre lejos, ausente, y eso la sacaba de quicio. La quería allí con ella, en cuerpo y alma. Tenía ganas de que la llevara al parque, no a casa, no a comprar jamón york. Quería que estuviera con y por ella, que no la hubiera dejado en la escuela infantil, que la abrazara y la llevara en brazos todo el tiempo. Quería sentirla cerca porque hacía demasiadas horas que no la veía.

Empezó a llorar con rabia y se sentó en el suelo. «Martina, levántate que es tarde y hace frío, ¡haz el favor!» Y Martina, que no hacía nada de lo que le decía su madre, contestó: «¡Quiero ir en brazos!». Lo repetía una y otra vez, pero Fina lo tenía claro; se veía incapaz de llevar diecisiete kilos y medio en brazos hasta casa y, encima, empujar el cochecito. Aquello era imposible. Era incapaz. Intentó levantarla del suelo y la niña se volvió a tirar, ahora ya boca abajo, sin ningún miramiento, como si estuviera en el comedor de casa.

Fina solo podía pensar: «Ahora no, por favor, ahora no...», pero fue ahora sí. Ahora sí tocaba aquella escena que ninguna madre tiene ganas de vivir nunca. La del niño que reclama en plena calle con garras y dientes lo que cree que deben darle, tenga razón o no. La de los padres que sienten un montón de miradas clavadas en la espalda que juzgan cómo debería proceder ante esa situación.

«Que la ignore y se marche —pensaban algunos—, ya verás cómo la niña se levanta y camina», o «Pero ¿por qué no la coge en brazos?, total, es una niña, ¡tampoco debe de pesar tanto!», «Huy, mira, otra niña que le toma el pelo a su madre. Será una mimada toda la vida como su madre haga lo que le pide»... Y así, tantas opiniones y miradas como personas que veían aquella escena. Fina las notaba todas y cada vez se sentía más pequeña. Los llantos atronadores y llenos de rabia de su hija la hacían poner de los nervios y a la vez sabía que si perdía los papeles aquello podía empeorar.

Tenía que quitarse lo del trabajo de la cabeza, el ansia de llegar a casa y, sobre todo, tenía que dejar de pensar: «¿Qué opinará la gente?». Si no conseguía abstraerse de todo y volver la mirada al llanto de Martina, aquello acabaría fatal. Respiró hondo, intentó distanciarse de la escena sin moverse ni un milímetro y valorar la situación.

En décimas de segundo se dio cuenta de que no le había hecho caso desde que la había recogido en la escuela. Tenía la cabeza demasiado ocupada con el tema del trabajo y de cómo lo harían a partir de ahora. Quizá Martina había tenido un mal día: era muy probable, porque no había podido dormir la siesta y eso no era habitual.

Volvió a respirar profundamente mientras iba escuchando: «¡En brazos! ¡En brazos!»... Se fue acercando a Martina hablándole con calma. «Cariño, ven... Quizá en vez de cogerte en

brazos puedo abrazarte muy fuerte hasta que ya tengas suficiente, ¿qué te parece?» «En brazos», sollozaba Martina...

Fina la fue acariciando, tocando muy despacio... A veces, si
quería ir al grano y lo hacía demasiado rápido, la pequeña notaba su prisa y se indignaba aún más... La niña se dejó tocar
hasta que Fina la tuvo entre los brazos. Lloraba todavía muy
fuerte y repetía todo el tiempo la misma frase. Su madre se
acercó a su oído y le fue diciendo cosas como «Princesa... llora,
llora... Estoy aquí, pequeña mía... Quieres ir en brazos, ¿verdad?, y te enfadas porque te digo que no puedo... Te gustaría
que mamá te pudiera llevar más en brazos de lo que lo hago,
¿no? Lo siento..., te entiendo..., a mí también me gustaba mucho ir en brazos de mi madre...».

Así, con mucha paciencia, se encontró sentada en el suelo
con su hija en su regazo aún sollozando pero ya mucho más
tranquila. No sabría decir cuánto tiempo estuvieron allí, sen-
tadas... Todo el mundo las miraba, evidentemente, pero a Fina
le daba igual. Había conseguido que no le importara.

«Quiero mi muñeca», dijo Martina, de repente. «La muñeca está en casa... ¿Qué te parece si nos levantamos, subes al
cochecito y hacemos una carrera hasta casa y vamos muy rápido, muy rápido, muy rápido, para que puedas jugar con tu muñeca?» «Sí.»

Al cabo de un momento, Fina empujaba el cochecito tan
rápido como podía por aquella calle por donde, por suerte,
ahora ya pasaba poca gente. Hacía rato que no pensaba en el
trabajo, ni en el dinero, ni en la posibilidad de mudarse, ni en
cómo lo harían. Hacía tiempo que no podía pensar en nada,
solo estaba allí, con Martina. Y así, corriendo por el centro de
la ciudad juntas, Fina se olvidó de que no le renovaban el contrato, y Martina olvidó que había pasado nueve horas sin su
madre y que hoy la había echado de menos.

Límites: «mi hijo me desafía»

El tema de los límites es uno de los que generan más dudas entre madres y padres. Yo también tuve problemas con los límites y me costó situarme con mi primera hija (¡pobres los primeros hijos, que tienen que apechugar con tanta inexperiencia!). Sobre todo, los dilemas llegan cuando quieres llevar a cabo una crianza con respeto y libertad y te das cuenta de que los límites también tienen que entrar en ella pero ¿cómo? ¡Si no tenemos referentes!

No nos engañemos; venimos de crianzas muy poco respetadas, de límites bastante mal puestos y que casi siempre responden al autoritarismo, es decir, el «esto se hace así porque lo digo yo y punto». Pero no solo nosotros: el mundo entero tiene un enorme historial de crianzas maltratadas y no respetadas y de miradas adultocéntricas que hacían pasar a los niños por el aro sí o sí, sin tener en cuenta su opinión, su punto de vista, su mundo, su ser...

Aceptar ese *background* que llevamos encima a veces es duro. No solo porque debemos admitir de dónde venimos, el dolor que esa crianza ha producido al mundo, sino también porque nos damos cuenta de que eso ha tenido consecuencias en el adulto que somos hoy. Ha terminado por crear muchísima confusión e inseguridad y, por fin, estamos convencidos de que otra forma de criar es posible. Entonces... ¿y los límites? ¿Hay o no hay? ¿Donde están?

¿Por qué conlleva tanta dificultad y dudas el tema de los límites? Porque algunos límites los establecen los padres y otros no; algunos no admiten discusión pero otros son vistos de distinta forma y considerados más o menos importantes por cada familia, por ejemplo. No todo es blanco o negro en el tema de los límites y justamente por eso, porque hay una parte que va a depender de muchas cosas (familia, circunstancia, cultura, etcétera), a veces nos hacemos un verdadero lío.

Hay quien critica la crianza respetuosa diciendo que «esos padres hippies no ponen límites a sus hijos porque explicar las cosas respetuosamente no es poner líneas rojas». Bueno, es una muestra más de la confusión que rodea a todo esto. La crianza respetuosa, justamente porque es así, respetuosa, está muy relacionada con los límites. Porque establecer límites claros y seguros es respetar a los niños: respetar su necesidad de desarrollo seguro y su necesidad de aprender qué sí y qué no (así, en general). Por lo tanto, sí, los límites son necesarios.

Lo que pasa es que a veces, cuando nos convertimos en madres y padres, precisamente porque venimos de generaciones y generaciones de maltrato infantil y de límites mal establecidos e impuestos, a veces creemos que lo que estaba mal eran los límites y nos decimos que no imitaremos lo que hicieron con nosotros: criar a través de la imposición, el «aquí mando yo». En consecuencia, a menudo nos encontramos divagando por una crianza muy poco clara, con límites absolutamente difuminados que crean muchísima inseguridad al niño.

Dicen que los extremos no son buenos y en el caso que nos ocupa, el de los límites, dicha afirmación puede aplicarse a la perfección: ni una crianza repleta de límites, ni una sin ellos. Los niños necesitan unas directivas claras para poder desarrollarse con seguridad y paz, pero no una prohibición constante. Vale, dirás, hasta aquí podemos estar todos más o menos de acuerdo, pero el tema se complica cuando mi hijo me lleva la contraria o siento que me desafía. En ese momento me asaltan todos los demonios. Todo ese *background* que llevas encima hecho de tópicos y creencias que han ido pasando de generación en generación y que consiste en que los niños nos toman el pelo, son crueles, etcétera, aparece en forma de pensamientos justo cuando lo que querías aplicar era una crianza respetuosa. Cuando estás intentando gestionar ese momento de tensión con tu hijo, tu cerebro te empieza a bombardear con pensamientos del tipo: «Este niño hace todo lo que quiere», «Quizá tendrá razón mi padre, que dice que lo crío mal, o mi madre, que dice que soy demasiado flexible y que me está tomando el pelo día sí, día también», «Lo que no entiendo es cómo los hijos de mi amiga Lucía no le hacen esto, quizá es porque he amamantado demasiado tiempo».

Lo primero: frena el coco. Nuestra mente está preparada para pensar todo el rato y a veces resulta desesperante la tremenda actividad que puede generar nuestro cerebro, pero, por favor, ofrécele material positivo con el que trabajar, porque con ese *background* y esa negatividad lo que te va a salir no va a ser nada bueno. Si quieres que tu mente no te traicione, apréndete mantras claros y fáciles para «darle de comer» a tu coco cuando estés en momentos intensos en los que debas mantener la calma, tal y como te recomendaba para acompañar el llanto de un bebé sin ponernos nerviosos. Mantras del tipo: «Yo soy la adulta, él es pequeño», «Puedo solucionarlo porque tengo más herramientas y recursos cada día», «No me está desafiando, me está mostrando su malestar».

Partiendo desde ahí, de verdad, te será más fácil. Pero volvamos al principio: ¿límites, cuáles? Pues en los primeros tiempos serán simplemente los que atañen a su seguridad, los que permitan que tu bebé crezca sano y feliz en un entorno seguro. Así de sencillo. No pretendas que tu bebé gateador de diez meses comprenda que no puede sacar la arena de la maceta, porque va a ser incapaz de hacerlo. Es muchísimo más eficaz que quites la maceta y la pongas a una altura donde no pueda llegar.

Por la época en que nació mi primera hija, unos amigos vinieron a vernos a casa y cuando entraron (ellos tenían un hijo de casi un año) se dijeron el uno al otro: «Uf, qué casa tan poco preparada». Luego él nos miró y nos dijo: «Ahora trazad mentalmente una línea a un metro y pico de altura. Todo lo que hay por debajo estará al alcance de un bebé que gateará y que luego se pondrá de pie. Tendréis que quitarlo todo. hasta entonces la casa no será *kids friendly*». Tal cual. Con un bebé de tres semanas todavía no habíamos pensado en esas cosas, pero poco a poco fuimos dándonos cuenta de qué era necesario reorganizar y adaptar de forma distinta nuestra casa, de tal manera que ella, en su día, pudiera gatear por todos lados, abrir armarios, sacar cosas, etcétera, y no hacerse daño ni ponerse en peligro. De esta manera, te ahorras tener que decir muchos «no» y batallas estériles porque traspasa un límite (absurdo) que no entiende.

Pero los niños crecen y poco a poco vamos tomando conciencia de que comienzan a hacer cosas que no deberían porque, por ejemplo, molestan a los demás o porque no son adecuadas en ese entorno, etcétera. ¡Ahí empieza el mambo! Es cuando hay que cuestionarse, preguntarse y decidir. Por supuesto, habrá unos límites naturales: la propia vida impone unos muy definidos y madres y padres aquí no pintamos nada. Es decir: a veces un niño quiere hacer una cosa pero, simplemente, es demasiado pequeño para hacerla y no puede: la vida le está imponiendo un límite muy claro, y ni siquiera hemos intervenido, pero nuestro hijo ya ha sentido la frustración.

Habrá otros límites innegociables con los que todos estaríamos de acuerdo, como, por ejemplo, no dejar que nuestra hija se suba a una silla para asomarse a un balcón de un quinto piso. Son límites que tienen que ver con la seguridad de nuestros hijos y con la de los demás. Se traduciría como: «No dejo que te hagas daño, no dejo que hagas daño a los demás, ni tampoco que te pongas en peligro», por ejemplo.

Pero luego aparece otra «categoría» de normas: son, normas «sociales» que no hemos impuesto nosotros, pero que vamos a aplicar porque se relacionan con convenciones sobre el respeto por el otro, el buen comportamiento, etcétera, y, en este ámbito, aunque nuestro hijo pueda saltar en el sofá de casa (porque no nos molesta, es grande, está ya para cambiarlo, etcétera), si unos amigos nos han invitado a su casa, no le dejaremos hacerlo. El asunto no acaba aquí porque además existen las normas que establece cada familia: para una esas normas pueden ser superimportantes y para otra, una auténtica chorrada. A un niño le dejarán comer algo dulce después de cada comida y otro no podrá hacerlo porque en su casa consideran que eso es ingerir demasiado azúcar. O un niño podrá ver dibujos en la tableta cada día un rato y otro de la misma edad lo tendrá prohibido a excepción de los sábados.

Así que ya ves que aunque quisiera, no te podría dar la varita mágica de qué límites establecer y cuáles no, porque ni te conozco, ni sé lo que es importante para vosotros, etcétera. Además, el tema se complica todavía más cuando nos damos cuenta de que una regla que para nosotras puede ser importante, quizá para nuestra pareja no lo es tanto. Será necesario, entonces, consensuar unas normas básicas que sean fundamentales para todos o que decidamos que serán las que tendremos en casa.

No puedo darte la varita mágica pero sí puedo ofrecerte algunos consejos respecto a los límites, y el primero nos lleva al principio del capítulo.

Si crees que tu hijo te desafía es que te lo estás tomando como algo personal, y ten por seguro que no es nada personal. Tu hijo necesita saber cuáles son los límites y las normas para poder desarrollarse, para ser capaz de crecer con seguridad y sin miedo. Por lo tanto, los tendrá que ir «testando». Como aún es pequeño y a su parte racional del cerebro le faltan todavía horas de cocción, necesitará llevar a la práctica esos tests, es decir, ir probándote. Para ver cómo actúas ante sus acciones, le irá quedando claro si eso lo puede hacer o no. Primero lo hará como si fuera un juego: le dices que no puede tirar eso al suelo y lo vuelve a tirar una vez y otra como un auténtico ejercicio lúdico. Tú crees que te desafía, pero no. Solo está probando qué pasa cuando tira eso, está estudiando qué pasa mediante tus reacciones. Después lo hará buscando intencionadamente esos límites, no para fastidiarte, sino porque necesita saber qué puede hacer y qué no, y como es demasiado pequeño para ir preguntando, irá haciendo lo que sienta y esperando tu respuesta a sus actos para hacerse una idea de lo que está permitido y es aceptado y lo que no.

Lo sé, esta etapa es cansada y cuesta creer que no te está desafiando, pero confía en mí cuando te digo que si busca el límite es porque lo necesita, y puede precisarlo por varias razones que, a mi modo de ver, son muy importantes:

✦ **Hazme caso:** a veces cuando busca insistentemente el límite no lo hace solo para tener una idea de lo que puede hacer y de lo que no a fin de crecer en un entorno seguro y sano, sino que también puede ser una llamada de atención. «Estoy enfadado porque no me haces caso, así que voy a hacer eso que tanto te molesta, y dejarás el móvil de una vez y me atenderás.» Esto tu hijo no lo piensa conscientemente, sino que tan solo lo siente. Siente esa necesidad de llamar tu atención para que le des tu mirada, cariño y tiempo porque tal vez le apetece o se está aburriendo como una ostra.

✦ **Estoy mal:** otras veces esa sensación de que nos están desafiando todo el tiempo o incluso buscando límites que saben perfectamente cuáles son y que no pueden traspasar responde a un simple grito de «No estoy bien, mírame». Pero no saben decirlo de esta forma, una manera mucho más adulta y racional. Como son pequeños, lo hacen como saben y a veces no les queda más remedio que tocar la moral a sus madres y padres para demostrarles que necesitan ser atendidos porque no están bien. Los motivos pueden ser que les han echado de menos, o que en el cole ha pasado algo y han sufrido, o que tienen muchos celos de su hermano.

✦ **Quiéreme:** un día una chica me explicaba que en su casa prácticamente no había ningún tipo de límite. Sus padres habían recibido una educación y una crianza absolutamente estrictas y autoritarias y con los hijos habían huido de cualquier cosa que les recordara su infancia. Esa falta de límites que ella había vivido hacía que, cuando hablaba con sus amigas, se inventara normas que decía que le imponían sus padres. Cuando le pregunté por qué hacía eso me contestó que sentía vergüenza de confesar que no había ningún límite en casa, pues ella, dentro de sí, creía que si no los había, era porque no la querían. Le parecía que les daba igual lo que hiciera o cómo lo hiciera. Esa libertad total que sus padres le ofrecieron creyendo que de ese modo le demostraban lo mucho que la querían llegó a ella en forma de: «No les importo y les da absolutamente lo mismo lo que haga». Así que ten por seguro que alguna vez tu hijo probablemente busque y rebusque sin parar los límites para sentir que estás, que le quieres, que te importa y que no te da igual lo que haga ni cómo lo haga. Que tu mirada está en él.

¿Y SI SE SALTA EL LÍMITE QUE LE HEMOS MARCADO?

Entonces tendremos que ver a qué se debe. A veces la respuesta es tan sencilla como que se trataba de un límite inadecuado para su edad y era imposible que pudiera respetarlo por un tema de necesidades básicas y desarrollo. Un ejemplo: si a mi hijo de dos años le impongo la prohibición de que no puede levantarse de la mesa hasta que todos hayamos terminado de comer, es más que probable que no pueda cumplirla, y a la que haya comido lo suficiente luche para bajarse de la trona. Si le dejamos, bien, pero si se lo impedimos porque tiene que quedarse sentado hasta que todos terminemos, te aseguro que tendrás una comida de infierno. ¿Por qué no respeta el límite que le he marcado? Pues porque no tuve en cuenta ni sus necesidades básicas ni su desarrollo. A esa edad, mi hijo tiene la necesidad básica de moverse libremente y, además, come en un santiamén. Pero no solo eso: no entiende por qué para mí es tan importante que se quede sentado. Así que de repente parece que la trona tuviera pinchos y necesita salir de ahí, pues se aburre, quiere moverse en libertad, etcétera.

Cuanto más tengas en cuenta sus necesidades y su momento, más fácil le será cumplir los límites que le establezcas. Pero ojo, que no sean mil. Pocos y claros. Pon muchos «sí» en su vida y así podrá respetar los pocos «no» que se le presenten. Pero si los pones, procura que sean claros e inamovibles, porque de lo contrario ya la estamos liando otra vez y cometeremos un grave error. Nuestro hijo se enfadará porque no estará de acuerdo con un límite que le acabamos de establecer, y como entrará en rabieta, llorará y pataleará, al cabo de un rato empezaremos a pensar que quizá ese «no» no era tan importante, que tal vez la hemos fastidiado, que a lo mejor no pasaba nada si dejábamos que hiciera eso que quería. Como entramos en momento de «duda total», al final le decimos: «Bueno…, pero solo esta vez». *FAIL*. Lo que le acabas de transmitir a tu hijo es que cuando dices no, en realidad, si llora y la lía, cambiarás de opinión, por lo tanto, ese «no» no es de verdad, sino que es un «sí» un poco más difícil de obtener.

No se trata de que tu hijo te quiera manipular, sino que le has enseñado que tus noes no lo son tanto, y le has dicho, sin proponértelo, qué tiene que hacer para conseguir síes. Consecuencias: tu hijo tendrá más llantos, más rabietas y más inseguridad porque los límites no habrán quedado nada claros.

QUÉ TE PROPONGO

Que te plantees bien todo este tema y que te cuestiones, y que, para no encontrarte luego con sorpresas, vayas primero a tu pasado. ¿Te criaron con muchos límites? ¿Cómo se establecían: mediante la riña, el enfado o el castigo, o con respeto? ¿Con qué referentes cuentas con respecto a ese tema, cómo lo hacían tus padres? ¿Te sentiste segura en tu infancia o más bien muy indecisa y dudosa?

Luego resulta fundamental que hables mucho con tu pareja (si la tienes) y que le deis muchas vueltas al tema para establecer qué es importante para vosotros, qué os parece más relativo o qué consideráis una chorrada, y en vez de un «no», será siempre un «sí». En caso de que estéis separados, también es importante que ambos progenitores tracen una línea clara de actuación en este asunto. A menudo pasa que, dependiendo de cómo haya sido la separación, no estamos por la labor de consensuar nada y es muy difícil ir a la una en temas de crianza.

Marcar la línea conjuntamente facilitará muchísimo el tema de los límites y dará mucha seguridad a vuestro hijo, porque cuando empezamos a mostrar divergencia y uno dice que sí y el otro que no, nuestro pequeño puede no saber qué demonios esperar a cada momento.

Te recomiendo especialmente que no os contradigáis y, sobre todo, no os desacreditéis delante del niño. Es decir, mamá dice a algo que no, pero su pareja la cuestiona ahí mismo y le dice al niño que sí, pasando por alto totalmente el límite que mamá había intentado establecer sin éxito. Eso hará que el hijo se sienta mal y le generará ambivalencia respecto a ese límite: ¿era o no importante? ¿Quién tiene razón? A la vez, puede sentirse culpable por haber provocado (con su demanda que esperaba un sí o un no), que sus padres se enfadaran. Así que intentad hablar de todas estas cosas cuando no esté delante, y si uno de los dos traza el límite, el otro debe seguirlo a rajatabla, aunque considere que no ha estado bien establecido. En otro momento ya lo cuestionaremos y veremos si hay que revisarlo y llegar a acuerdos.

Te aconsejo también que, a pesar de que todo esto parezca muy difícil, respires profundamente y te relajes. En realidad tiene mucho de sentido común, así que confía en él y, sobre todo, procura no dejarte influenciar por creencias de personas que no son expertas en estos temas y que lo que te dicen te atormenta y te hace entrar en duda constante. Si activan tu indecisión, te irás alejando de tus criterios iniciales y tu hijo lo notará. Procura informarte bien, confiar en tu sentido común, en las decisiones que toméis como pareja y también en tu hijo. Poco a poco iréis aprendiendo cómo establecer límites claros y seguros y cada vez os resultará más fácil.

Por cierto, déjame agregar algo sobre la negociación: con niños de corta edad has de tener en cuenta que es muy probable que no puedan respetar el pacto zanjado, así que cuando son más pequeños, la negociación no es una vía factible. Su capacidad de razonamiento aún no está desarrollada y seguramente cuando le preguntes a tu hijo: «Nos quedamos cinco minutos más y luego nos vamos, ¿de acuerdo? ¿Seguro que no te enfadarás?», te dirá todo lo que quieres oír porque efectivamente quiere quedarse cinco minutos más en el parque, pero luego, a la hora de iros, es muy posible que se enfade y te diga que no.

En ese caso, no te enfades tú. Ten en cuenta que no tiene edad para negociar estas cosas y para entender que antes ha hecho un pacto contigo. Así que si aceptas que no está preparado y que es normal que se enfade, ningún problema. El problema aparecerá si te lo tomas como algo personal, como una falta de respeto al pacto que habíais establecido y te enfadas y ofendes.

Por lo general, no te tomes como algo personal nada de lo que haga tu hijo pequeño. Te quiere un montón, siempre y en todo momento, a pesar de que a ratos actúe como si no. Te quiere muchísimo aunque a veces no sepa expresarlo de la forma que a ti te gustaría. Si no te lo tomas como algo personal, tendrás más perspectiva, objetividad y calma, y podrás acompañar y gestionar esa situación con mayor asertividad.

Cuando pegan y muerden (y empujan, y...)

Me acuerdo de la primera vez que mi hija mayor mordió a otro niño. Estábamos en el zoo, habíamos quedado con un grupo de amigos con todos nuestros hijos, que acababan de cumplir los dos años. Su amiguito estaba sentado en el cochecito y ella fue directa a saludarle, le dio un abrazo y se acercó como para darle un beso. Estábamos todos babeando de amor cuando nos dimos cuenta de que eso no era un beso sino un mordisco de aquí te espero.

Casi me da algo. Yo, que hacía unas décimas de segundo estaba tan orgullosa de mi hija porque era tan amorosa y quería tanto a su amigo, me puse en modo «tierra, trágame». Pobre niño y pobre mi hija, que, ante nuestra exclamación de «¡Le estás mordiendo! ¡Déjale!», se había quedado en plan: «No sé qué ha pasado y estoy triste porque no me ha gustado». Menos mal que todos los que estábamos allí nos teníamos la confianza suficiente para gestionar eso sin malos rollos y podernos, también, reír luego, pero menudo mal rato pasé.

Después de ese mordisco, los días siguientes vinieron otros, sobre todo a mí y a su padre, pero también lo hacía con algunas otras personas de confianza. Mordiscos que dolían y que aparecían siempre en unos determinados momentos bastante concretos: cuando estaba muy cansada, muy contenta o muy enfadada. Así que me situé en un contexto «mi hija muerde» para poder acompañar ese momento de la mejor manera posible intentando que no se produjeran más daños colaterales. Como ocurre siempre con cada etapa, finalmente, esta pasó.

Pero ¿por qué muerden o pegan los niños pequeños? Pues porque ante una emoción desbordante suelen reaccionar con el cuerpo, mediante impulsos que les llevan a actuar, y como no controlan ni la fuerza ni sus actos, a menudo hacen daño. Los niños de entre un año y dos (coged estas edades con margen por delante y por detrás porque ya sabemos que cada uno tiene su particular proceso de maduración) cuando, por ejemplo, se enfadan, expresan esa pulsión actuando contra ellos mismos. De aquí que se den golpes en la cabeza, se tiren al suelo como si fuera una piscina o se den cabezazos con la trona mostrándonos que quieren salir de ahí.

La emoción les invade y podrían incluso morderse su propia mano o pegarse fuerte con un palo si lo tuvieran. Ante comportamientos semejantes, muchos padres se asustan y se preguntan si su hijo es normal, porque no pueden comprender que se muerdan a sí mismos. Claro, para el cerebro de un adulto esto es difícil de procesar: si se hacen daño, ¿por qué lo hacen?, ¡menuda tontería! Pero ten en cuenta que su conciencia no es como la tuya y cuando se desbordan emocionalmente actúan utilizando el cuerpo, expresando esa emoción y sacándola hacia fuera. Como no controlan, como no hay filtros, a menudo hacen cosas que a ojos del adulto pueden parecer incomprensibles pero que, si nos metemos en su cuerpecito casi diminuto, no lo son tanto.

Luego crecen y un día dejan de pegarse o de hacerse daño a sí mismos, y es posible que ante una emoción (sea la que sea) que les desborda y les invade, actúen de forma impulsiva contra la persona que tienen delante. No importa que sea mamá, un amigo, un abuelo, o quien fuere. Hay niños que si están contentos, cansados o muy enfadados pegan, muerden, empujan o le tiran del pelo a quien encuentran enfrente. ¿Es normal? Sí. ¿Es habitual? También. ¿Significa que tenemos que dejar que lo hagan? Pues claro que no. Podemos comprender que están atravesando esta etapa y que lo que hacen es normal y, a la vez, procurar que no hagan daño a nadie, así como también que vayan tomando conciencia, a medida que van creciendo, de que esto no pueden hacerlo. Que no hacemos a los demás lo que no nos gustaría que nos hicieran a nosotros.

El problema consiste en que muchos padres y madres creen que esto es obvio y que explicándolo cinco veces su hijo ya debería comprenderlo y, por lo tanto, dejar de pegar a los demás. Me sabe mal decirte que seguramente necesitará más tiempo y que le repitas lo mismo muchas más veces. Sí, educar es largo y, por momentos, incluso puede hacerse pesado tener que repetir tantas veces lo mismo, pero es importante.

Al igual que con otros temas de crianza, a veces el buen o mal curso de esa etapa dependerá en gran parte de qué hagamos los adultos que acompañamos a nuestro hijo. Si por ejemplo me indigna que pegue a otros niños y lo paso tan mal que monto un drama cada vez que ocurre, es decir, le regaño, le castigo y convierto este hecho en el tema principal de nuestro día a día, es posible que mi hijo siga pegando durante más tiempo y lo pasemos todos bastante mal. Si, en cambio, puedo empatizar con él, entender lo que le pasa, facilitarle las herramientas para que poco a poco vaya pudiendo canalizar de otra forma ese impulso y me anticipo en las situaciones que son más propensas a que eso ocurra, seguramente lo llevaremos todos mucho mejor y pasará más pronto que tarde.

Recuerda: si algo relacionado con la crianza activa tus emociones más de lo debido, quizá tienes que revisar qué te pasa a ti cuando eso ocurre y qué otras situaciones de tu vida has atravesado en las que te sentías de la misma forma. Eso te dará muchas pistas y podrás quitar carga emocional a lo que sucede cuando tu hijo hace eso que te agita tanto.

Pero pasemos a la acción.

Qué hacer si tu hijo pega o muerde

Lo primero (y esto sucede en décimas de segundo) darnos cuenta de cómo está mi hijo. ¿Está demasiado cansado y por eso ha acabado pegando? ¿Está demasiado contento y se ha despistado, como le pasó a mi hija ese día en el zoo? ¿Está muy enfadado y esa emoción le ha desbordado?

Cuando sepamos la causa, que os aseguro que no es muy difícil de averiguar, sabremos cómo proceder pero, sea como fuere, lo primero es impedir que siga haciendo daño. Por lo tanto, pasaremos a contener, a apartar o a proteger. Con toda la tranquilidad de la que seamos capaces, sin alterarnos y procurando mantener la calma, estableceremos el límite de forma clara y sencilla, y le diremos que no vamos a dejar que pegue, muerda o empuje. Que vemos que está cansado, contento o enfadado y lo comprendemos, pero que no por eso puede pegar. Dependiendo de la edad de nuestro hijo, podremos comunicarlo con frases más largas, con un discurso más elaborado o simplemente decir: «Estás enfadado, y te comprendo, pero no puedes pegar a Juan», y le apartaremos de ahí para sostener esa emoción que seguramente va a expresar.

En algunos casos será recomendable aplicar la consecuencia natural de lo que acaba de pasar, es decir, si está cansado, pasado de rosca y en el parque ha empezado a pegar, es señal inequívoca de que tenemos que retirarnos a casa a descansar a fin de dar un espacio más adecuado a tantas emociones vividas a lo largo del día. No es un castigo, se trata de una consecuencia natural de lo que acaba de ocurrir y se lo podemos transmitir así: «Veo que estás muy cansado, creo que por eso has pegado, así que tenemos que irnos. No puedes estar en el parque ahora porque necesitas estar ya en casa y descansar».

Muchas personas piensan que si no reñimos a nuestro hijo o no le castigamos, no estamos haciendo nada, y por lo tanto el niño no lo entenderá. Sin embargo, no os lo recomiendo, primero porque nos alejaremos de un comportamiento respetuoso y nadie merece ese trato, y segundo porque, como te he contado antes, no sirve de nada, salvo para que tu hijo se sienta peor. A menudo el niño pega sin ser consciente de lo que hace de verdad. Pega porque se ha desbordado y su cuerpo ha reaccionado con un impulso, atacando. Muchas veces, cuando se dan cuenta de lo que han hecho, se les pone cara de: «Oh, Dios, ¿qué ha pasado?». Por ejemplo, cuando preguntas a niños de tres años qué ha pasado, responden: «No me he podido controlar». Se trata precisamente de eso: la falta de autocontrol, que a menudo se manifiesta con esos bofetones o mordiscos.

Por lo tanto, a mi modo de ver, lo más adecuado es empatizar, entender qué les pasa, contener y detener esa «agresión» y explicar que no dejaremos que lo hagan. Lo diremos con una voz normal, clara, firme y, a la vez, que nazca de la empatía y el respeto. El niño quizá no sea capaz aún de entender por qué es importante que no pegue, pero como no dejaremos que lo haga porque estaremos muy atentos en momentos de «tensión» y procuraremos que eso no pase, le iremos ayudando a canalizar esa emoción.

También podemos ofrecerle otra manera de canalizar esas ganas de pegar que tiene ahora, por ejemplo, sugiriéndole que le pegue a una almohada o al sofá. «Entiendo que ahora necesitas sacar esa rabia. A mí no puedes pegarme, pero si te hace falta tienes ese cojín al que sí puedes pegar», o «Veo que necesitas tirar cosas porque estás muy enfadado. Aquí en casa no voy a dejar que tires cosas pero si quieres vamos al río a tirar piedras». Tenemos que procurar que encuentre una salida asertiva a eso que se ha ido acumulando y que, de repente, explota en forma de tsunami.

LO QUE A VECES NOS IMPIDE GESTIONAR UNA SITUACIÓN DE UNA FORMA ASERTIVA

El entorno es, a menudo, el gran impedimento para gestionar esas situaciones de una forma respetuosa y calmada. Nos sentimos juzgados incluso aunque nadie nos señale. Nos sabe muy mal por el otro niño y enseguida pensamos en lo que deben de estar pensando esos padres sobre nosotros. Eso nos angustia, nos inquieta y a veces hacemos cosas con las que no nos sentimos cómodos, como mostrarnos más autoritarios de lo que habríamos sido si hubiéramos estado solos en casa. Adoptamos papeles que no nos convencen simplemente porque nos da cosa que los demás crean que no lo estamos haciendo lo suficientemente bien.

El hecho de imaginarnos debajo de la lupa nos incomoda tanto que muchas veces es entonces cuando empezamos a hacer una bola más y más grande. Recuerda primero que quizá nadie te juzga y, segundo, que si lo hacen, es su problema, no el tuyo. Tú tienes que seguir con lo que ahora mismo resulta más importante y más urgente: atender ese conflicto. Apartar a tu hijo, explicarle otra vez de forma firme y clara el límite, y si lo crees necesario, marcharos de ahí. A veces, cuando hay personas alrededor, nos importa más lo que piensen ellos que lo que tenemos que atender. Eso se debe a que nos inquieta por dentro y a que, en el fondo, seguimos necesitando muchísimo (y más en esta etapa de crianza de nuestros hijos) la aprobación.

Pero olvida esa idea: lo que haces no siempre va a gustar a todo el mundo, al contrario. Piensa que son muchas más las personas que todavía están bajo el paradigma de la mirada adultocéntrica y la crianza muy poco respetuosa que las que no lo están. Así que haz lo que te dicte el corazón, haz lo que creas que es mejor en cada momento y aléjate de esa necesidad de sentir que los demás aprueban la manera en que educas a tu hijo. Eso solo te llevará a desconectarte de ti misma y de tu hijo y es justo lo que no necesitáis.

Otra cosa que a veces nos impide gestionar la situación con perspectiva, objetividad y calma es que interpretamos que ese comportamiento incorrecto es nuestro hijo y tenemos un «disgusto». No, nuestros hijos son mucho más que sus comportamientos, así que no te agobies. Ese comportamiento no lo define. A veces tememos las etiquetas: «Le van a llamar el matón de la clase», etcétera. Puede que alguien le cuelgue una etiqueta, pero lo más importante y lo que más necesita tu hijo es que no lo hagas tú.

Que pegue ahora no quiere decir ni que sea mala persona, ni que tenga problemas de socialización, ni que en el futuro vaya a ser una persona totalmente incapaz de interactuar mediante la palabra y la asertividad. Una vez más: controla el coco, que a veces funciona como nuestro gran obstáculo, pues nos va trayendo catástrofes a la imaginación, a cual peor.

A veces, la tortilla se da la vuelta. En este tema del pegar, el morder y el empujar siempre animo a las familias a comportarse de forma empática con las demás. Detrás de un niño que pega hay un niño pegado. Detrás de uno que muerde hay uno mordido. Y a su familia le duele ese bofetón o ese mordisco a veces incluso más que al propio niño. Lo ven ahí, quieto, pues muchas veces ni siquiera acaba de enterarse de lo que ha pasado ni, del por qué, y se les rompe el corazón. Tenemos que entenderlo. A nadie le gustaría que pegaran a su hijo, así que tenlo presente en todo momento y procura no juzgarles. No hagamos con los demás lo que no nos gustaría que hicieran con nosotros.

De la misma forma, puede que durante una época nuestro hijo sea quien pegue, pero al cabo de un tiempo deje de hacerlo y, de repente, reciba los golpes él. De modo que no pensemos que eso que ha pasado hoy (nuestro hijo ha pegado a alguien) no puede cambiar radicalmente más adelante. Por eso resulta importante empatizar, entender lo que siente un niño con independencia de si agrede o de si es el agredido, y saber cómo ayudarle, porque probablemente tengamos que pasar por las dos caras de la moneda.

Qué hacer si le pegan a tu hijo

Algunas de las cosas que tendremos que hacer serán exactamente las mismas que si nuestro hijo es el que pega: empatizar, ponernos en su lugar, comprender que hay todavía inmadureces y que le falta autocontrol para poder evitar que eso suceda, etcétera.

Si pegan a nuestro hijo, lo primero que debemos hacer es ponerlo a salvo y explicarle lo que ha pasado (a veces ni lo han comprendido aún). Contarle que no estuvo bien que le pegaran, que quizá le han hecho daño y que lo sentimos mucho. Dependiendo de la edad y del lugar donde ocurra (a veces estamos presentes y otras no, como por ejemplo en el cole), procuraremos darle herramientas para que pueda protegerse de esa situación. Le animaremos a que nos lo cuente, a que nos explique cómo se ha sentido y, en caso de que no estemos cuando le pegan, no solo le diremos que siempre que suceda algo similar se lo cuente a la maestra o al maestro, sino que os recomiendo que vosotros mismos tengáis una entrevista con ella o él para poder abordar la situación en el cole y en casa de manera conjunta.

Porque a veces se trata de un caso aislado: un día un niño, desbordado emocionalmente, enfadado o muy cansado, le ha pegado por lo que sea. Pero en otras ocasiones la escena se repite: niños que son agredidos un día sí y otro también. Aquí tendremos que intervenir de forma inequívoca. No creo que hacerlo sea sobreproteger: estamos hablando de niños pequeños que no disponen ni de las herramientas, ni de los recursos, ni de la madurez necesarios para defenderse de una manera asertiva de los ataques. Muchos simplemente se bloquean y el miedo les paraliza, así que deberemos ayudarles no solo trabajando con ellos estos aspectos sino también actuando de la mano del colegio o del lugar donde la escena se produzca repetidamente.

Las madres y los padres se preocupan mucho la primera vez que observan que a su hijo le acaban de pegar y no ha sabido defenderse. Ven a su retoño de, por ejemplo, dos años y medio, que se queda quieto y llora. Aquí el coco ataca de nuevo y la mayoría comienza a pensar que su hijo no sabrá defenderse, que abusarán de él o que tendrá problemas de seguridad que habría que revisar. Bueno, *keep calm*. Su hijo tan solo es pequeño e inmaduro y quizá se trata de la primera vez que recibe un bofetón como el que acaban de propinarle. Que no cunda el pánico. Estoy segura de que a medida que vaya creciendo y le vayan ayudando (con palabras, explicándole qué hacer si le pegan, animándole a buscar ayuda y a contar lo que le ha pasado y qué ha sentido, etcétera), irá aprendiendo maneras de defenderse.

Si estás en cualquiera de las caras de esta moneda (niños agredidos o niños que pegan) te aconsejo que procures que tus emociones no estallen, y si te resulta muy difícil, que revises si a ti te pegaban o agredías de pequeña. Intenta recordar cómo te sentías, y también si parte del miedo que ahora estás experimentando con tu hijo se relaciona con emociones no resueltas de la etapa en la que quien era pequeña eras tú.

A veces lo llevamos muy escondido en un rincón de nuestra memoria al que no recurrimos nunca, pero de repente, y a través de lo que estamos viviendo ahora con la experiencia de nuestro hijo, empezamos a recordar a aquel niño de la clase que nos pegaba, o nos acordamos de lo mucho que pegábamos, así como de la etiqueta que nos colgaron en el cole y en todo el pueblo, la de «Pablo, el pegón» o «María, la basta». Entonces reaparecen todos los fantasmas, y cuando observamos la situación con detenimiento nos damos cuenta de que tenemos mucho miedo de que nuestro hijo viva lo mismo que nosotros. (Esto es aplicable en este y en muchos otros episodios de la crianza de los hijos.)

En este caso, lo primero que debes hacer es recordar que tú no eres tu hijo. Él es otra persona, que ha tenido otra gestación, otro parto, otra crianza, y que está siendo educado por otras personas diferentes a las que te educaron a ti. Quizá visita a menudo a sus abuelos, pero créeme, la influencia que tienes tú (su madre o su padre) sobre él es mucho mayor. Así que respira hondo, relájate y procura que tus miedos y tu pasado no interfieran en el acompañamiento que necesita ahora tu hijo para aprender a gestionar esas situaciones en que a lo mejor pega o es agredido.

Por último, no lo dudes: pasará.

y ahora, encima, insulta

Un día estáis en casa y, de repente, te pide que le dejes ver dibujos y le dices que no, que ahora no puede y te suelta: «¡¡¡Tonta, eres una tonta!!!», a grito pelado. Eso por dar un ejemplo *light*, pero podría traer a colación otros muchos más impactantes. Me acuerdo del hijo de una amiga que juntaba todos los tacos que había aprendido y hacía una sola palabra. Escuchar esa palabra inventada saliendo del tirón de su boquita de cuatro años, en tono indignado, os aseguro que resultaba sorprendente. Un día su madre le preguntó: «¿Sabes qué significa lo que dices?», y le contestó que no pero que lo decía porque lo había escuchado en el cole, y que si juntaba todas las palabras significaba que estaba muy, muy, muy enfadado.

Muchos padres y madres se desesperan cuando su hijo empieza esa etapa de insultar o de decir cosas como «No te quiero, eres horrible» o «Eres el peor padre del mundo». Para muchos esas frases se asemejan a puñales que se les clavan en lo más profundo. ¿Cómo es posible que nuestro hijo, al que tanto queremos, al que tanto hemos cuidado, al que hemos tratado tan bien como hemos podido, ahora nos insulte? Y más aún: ¿cómo es posible que haga eso si sabe de sobras que en casa no nos hablamos así?

Bueno..., ¿te acuerdas de que antes te hablaba sobre la pulsión y la dificultad de muchos niños pequeños para definir con palabras lo que sentían, para expresar sus emociones a través del lenguaje? Pues ¡bingo!, tu hijo ha aprendido a hacerlo. Aunque todavía no de una forma asertiva, pero ¡al menos ya no pega! Y eso es genial. Ha pasado del cuerpo a las palabras y, cuando las usa, escoge esas que sabe que llevan una carga emocional implícita, básicamente porque quizá en el cole ha oído a otros niños diciéndolas cuando estaban enfadados o querían molestar. Es decir, muchas veces no sabe lo que significan pero sí sabe cuándo se utilizan y cómo, así que lo pone en práctica.

Lo sé, resulta chocante cuando de golpe te hablan con esa cara de rabia y te dicen cosas como las que me dijo un día una de mis hijas: «¡¡¡Eres como la bruja de Rapunzel!!!». En esos momentos, ese personaje era para ella la más mala de las personas que había conocido, lo peor de lo peor. Así que imaginaos la intensidad de su enfado. Me chocó su furia pero no me lo tomé como algo personal, al contrario. Me gustó muchísimo que pudiera expresar de esa forma lo que sentía. Pensé que ya iríamos ayudándola a que utilizara las palabras de manera más asertiva, pero que definitivamente estábamos en el camino. Ya no mordía, ya no quería pegarnos, ahora solo me comparaba con la bruja de Rapunzel. Aunque no lo pareciera, ¡íbamos a mejor! :)

QUÉ HACER SI TU HIJO TE INSULTA

Tu forma de actuar también dependerá en parte de la edad de tu hijo, porque si tiene, por ejemplo, dos años y medio y te llama tonta, no habría que darle la más mínima importancia. Lo debe de haber oído en alguna parte y lo coloca ahí sin saber ni qué significa. Pero si tiene, supongamos, cinco años y medio, es decir, que sabe perfectamente el significado de algunas palabras (solo de algunas, no te asustes) y te las grita en medio de una comida familiar, pues no podremos pasarlo por alto, sin duda.

Un día mi hija pequeña me llamó tonta. Ya ni recuerdo por qué motivo se había enfadado conmigo, pero seguramente fue por algo que le negué. Al rato, cuando ya no estaba enfadada, le pregunté si sabía lo que significaba la palabra «tonta» y me dijo que no. Pasados unos segundos, dijo: «Sí, sí que lo sé, mamá. Quiere decir "insultar"». Acto seguido le pregunté si sabía qué significaba la palabra «insultar», y me contestó: «No». Até cabos: lo había aprendido de su hermana, que alguna vez que la peque la había llamado tonta, ella le había dicho: «¡No me insultes!».

★ Lo primero que debes hacer (y esto vale para todos los casos y todas las edades), aunque ya te lo haya dicho en alguna otra ocasión, es no tomártelo como algo personal. Si te lo tomas así, estás resonando emocionalmente y te será difícil no reaccionar a través de tu emotividad. Si actúas de esta forma, es muy probable que te desconectes de lo que realmente está pasando, que no seas objetiva y que te acabes enfadando. Ya te he dicho que enfadarte es algo que deberías evitar.

★ Actuaremos igual que cuando exprese cualquier emoción de cualquier otra forma: validando. «Veo que estás enfadado, no te ha gustado que no te dejara ir a casa de Mario ahora, lo entiendo.» Si es muy pequeño, ni siquiera mencionaría la palabra «tonta». Si tiene más años y ya sabe un poco qué está diciendo, le podemos preguntar si conoce el significado de esa palabra. Es probable que nos diga que no. Luego le explicaríamos que esa palabra no es agradable, que no nos gusta que nos la digan y que la próxima vez, por favor, nos explique que está enfadado sin insultarnos.

★ Averigua si hay algo debajo de ese insulto, pregúntate qué esconde. A veces los niños solo se han enfadado, punto. Pero otras, sobre todo si lo hacen a menudo, el insulto puede deberse a una llamada de atención. Por lo general, esto sucede si notan que los insultos nos desestabilizan, si se dan cuenta de que nos molestan y que reaccionamos a ellos. Entonces quizá los usen más para mostrarnos su malestar. Lo importante no es el insulto en sí, sino a qué se debe ese malestar que le acompaña. ¿Qué es lo que oculta ese insulto y que no logra decirnos de otra forma?

★ Trabajar la idea de respeto: si nuestro hijo ya es más mayorcito y tiene cuatro, cinco, seis o siete años, insistiremos en transmitir el valor del respeto en cada ocasión que se presente. Intentaremos explicarle la importancia de tratar bien a los demás, de ser amables y de expresar las cosas que no nos gustan de una forma respetuosa con los demás. Procuraremos hacerle entender que la frustración y el enfado son válidos, pero que no nos dan derecho a tratar mal o a insultar a los demás. Que tenemos que aprender otras formas de canalizar esas emociones y que, como somos sus padres, les vamos a ayudar en eso.

¿Quién le cuida?

Algo que a veces tampoco resulta nada fácil es decidir quién le cuida cuando nosotros no podemos. En ocasiones esta pregunta nos asaltará enseguida, porque necesitamos reincorporarnos al trabajo de inmediato, pero otras nos la plantearemos más tarde porque hemos decidido tomarnos precisamente un tiempo para poder cuidar nosotras del bebé. Hay familias que pueden combinárselo entre los dos miembros de la pareja y no necesitan a nadie más para cuidar del pequeño.

Sea como fuere, se trata de una pregunta que, más tarde o más temprano, siempre llega. En este libro te he contado las necesidades que tiene el bebé y supongo que no te es nada difícil comprender que cuanto más tiempo pueda pasar con su madre, mejor. Si esto resulta imposible, en mi opinión lo más recomendable es que sea el otro adulto de referencia quien cuide del niño. Cuando eso tampoco puede ser, entonces nos planteamos si lo mejor es que pase esas horas en que no estamos con los abuelos (si tienen disponibilidad y queremos), una canguro o en la escuela infantil.

Aquí empiezan muchas dudas sobre qué es mejor. Según mi parecer, con bebés tan pequeños, de cuanta más atención exclusiva dispongan, mejor. Esto se debe a muchos motivos, uno de ellos es que así podrán gozar de mejor salud. Precisamente, la Asociación Española de Pediatría recomienda que los niños no vayan a la escuela infantil antes de los dos años. La razón: son demasiado pequeños para afrontar correctamente los problemas de salud que puedan aparecer por el contacto con más virus. La AEP asegura que el riesgo de padecer neumonía se incrementa un 131 por ciento si los pequeños asisten a la guardería antes de los dos años, y el riesgo aumenta un 58 por ciento en el caso de la bronquitis.

Quizá estás leyendo esto pero has tenido que llevar a tu hijo a la escuela infantil a los cinco meses. Sé que no es nada fácil ser madre a tiempo completo en una sociedad tan poco centrada en las necesidades infantiles. Enseguida nos damos cuenta de que lo que les hace falta a los niños y lo que tienes que hacer tú para poder llegar a final de mes son dos cosas que chocan completamente. Y eso duele. Muchas mamás sienten una culpa inmensa cada vez que piensan en ello... Bueno, no olvides leer el apartado sobre maternidad y culpa.

Así que lo recomendable es que tu hijo pueda pasar cuanto más tiempo mejor sin acudir a la escuela infantil. Por supuesto que dependerá de que la alternativa sea buena y posible. Es decir, los abuelos, por ejemplo, están disponibles, entregados y con ganas de cuidar del bebé las horas en que trabajamos, o tenemos a una muy buena canguro para encargarse de él. Si eso no es así (si no tenemos la certeza de que los abuelos vayan a hacerlo de forma óptima o si no podemos permitirnos una canguro), pues no nos quedará otra que llevarlo a una escuela infantil.

RECOMENDACIONES PARA ELEGIR ESCUELA INFANTIL:

★ Visita unas cuantas antes de elegir cuál va a cuidar de tu bebé.

★ Presta atención a las instalaciones pero sobre todo a las ratios (cuántos niños habrá por aula), y también a otras cosas como, por ejemplo, si cambian de aula para realizar otras actividades, si la maestra está con ellos a la hora de comer o no.

★ Y, para mí lo más importante, pregunta e infórmate de en qué escuelas podrás hacer una adaptación real con tu hijo. Es decir, quedarte tanto como necesite para que se sienta seguro en ese lugar y con esas personas.

Escoge la que consideres más respetuosa en todos los aspectos. Eso es mil veces más importante que si hacen música o les hablan en inglés, créeme.

RECOMENDACIONES PARA ELEGIR CANGURO:

Si quieres que cuide de tu hijo una canguro y puedes permitírtelo, ten en cuenta lo siguiente:

★ Las referencias de que disponga: pregunta si ha cuidado a otros niños, habla con sus padres, etcétera.

★ Haced adaptación real en casa. Semanas antes de dejarlos solos, pide a la canguro que venga un rato cada día o cada cuando creas conveniente y pase unas horas con vosotros. Que vea cómo le cuidas, que observe cómo le hablas y qué haces. De esta forma se irá empapando del ambiente de la familia y se irá vinculando poco a poco a tu hijo. Además, tú también te irás dando cuenta de cómo se relaciona con él. Se ve a la legua si a alguien le gustan los niños o no, si ese trabajo es vocacional o no. Así que pon toda tu intuición a trabajar y obsérvales. Cuando ya estén vinculados, puedes ir alejándote a ratos hasta que el día que empieces a trabajar tu hijo se quede absolutamente tranquilo con esa persona.

Si finalmente nuestro hijo se queda con los abuelos, haría el mismo proceso de adaptación que si se queda con una canguro. Lo ideal es pasar por un período de transición entre que le cuide mamá o papá y que lo haga otra persona con la cual no está tan vinculado.

Con los abuelos, las complicaciones surgen a veces por las distintas formas de criar: los padres no confían en que los abuelos respeten lo que hacen ellos. Por ejemplo: si nosotros acompañamos y consolamos a nuestro bebé en brazos cuando llora y utilizamos palabras cuando no está bien, podemos dudar de que los abuelos hagan lo mismo. Eso nos hará sentir muy inseguros y reticentes, sobre todo si en alguna ocasión la abuela nos ha dicho, por ejemplo: «Yo no voy a hacerlo como vosotros, sois demasiado blandos».

¿Qué te recomiendo? Que habléis mucho de estas cosas antes de que surjan los conflictos. Que procuréis hacerlo siempre con respeto y empatía, y si realmente sabéis que los abuelos van a hacer todo lo contrario de lo que os gustaría que hicieran, quizá no son la mejor opción, y tendréis que tomar otra decisión, aunque se enfaden. Quizá podemos planteárselo antes: «Mira, es nuestro hijo y le criamos así. Nos gustaría que lo respetaras y que le cuidaras de un modo lo más parecido posible al nuestro. Así, él se sentirá mejor y nosotros estaremos más seguros y tranquilos. Si crees que no puedes hacerlo, lo entenderemos y buscaremos otras opciones».

Tenéis que encontrar la fórmula que os haga sentir mejor a todos, empezando por el bebé. A veces incluso tendréis que modificar los horarios o cambiar de trabajo, es cierto. Pero... ¿acaso no vale la pena si lo hacéis por el bienestar del niño? Pensad que solo va a ser pequeño una vez. Así que os aseguro que será un tiempo bien invertido.

¿Puedo cuidar a mi nieto?

Lucía miraba a su nieto embobada. Adoraba a aquel niño, lo adoraba profundamente. Cuando lo miraba, se transportaba treinta y cinco años atrás y veía a su hijo Francisco. Tenían los mismos cabellos, los mismos pómulos y hasta los mismos gestos. Cuando estaban juntos intentaba saborear cada momento porque no tenía la suerte de ver a Pol, su nieto, muy a menudo. La relación con su hijo no era del todo buena que digamos, y desde el nacimiento de Pol, ahora hacía once meses, había empeorado. Lucía no sabía muy bien por qué, no sabía decir qué había hecho mal. Pero en el fondo, muy en el fondo, ella sabía que el problema no era lo que había hecho, sino lo que no había hecho...

Lucía tenía sesenta y dos años y era la directora general de una empresa textil puntera en Cataluña que había levantado, como quien dice, ella sola. Hija única, tuvo que regentar la fábrica de la familia, por cierto, muy a pesar de su padre. Durante la crisis del textil a finales del siglo pasado reinventó la empresa, le dio vuelta como a un calcetín, y fue de las pocas que no hizo aguas. Años después, había visto que o la seguía reinventando o la competencia de China los hundiría. Se centró en el hilo y a golpe de innovación logró uno tan técnico y especial que se lo compraban en todo el mundo.

Todo ello no había sido gratuito. Habían hecho falta horas, muchas, casi todas las de su vida, invertidas en un negocio que ella se negaba a dejar morir. Quería reflotar la empresa de los padres, quería que estuvieran orgullosos. Y también, por qué no decirlo, quería ganar dinero: nunca había querido ser como sus padres, que se mataban a trabajar y siempre iban con una mano delante y otra detrás.

Cuando tuvo a Francisco, la maternidad no le cambió mucho la vida. No se lo permitió. En el fondo (y ella lo sabe), nunca estuvo del todo disponible para su hijo. No se entregó, no se soltó. Quizá porque algo le decía que si lo hacía, no podría continuar con el reto que se había propuesto porque, de alguna manera, dejaría de tener ya tanta importancia. Sea como sea, a Francisco lo cuidó la abuela más que su madre, porque Lucía siempre trabajaba, siempre. Trabajaba y viajaba sin parar. Tanto que a Francisco le cuesta encontrar recuerdos en los que aparezca ella.

Este mediodía, en casa de Lucía, a Francisco se le hace difícil verla jugar con Pol. Siempre le cuesta verlos juntos y no acaba de saber por qué. Cada vez que se marcha de casa de su madre se siente tan afectado que no tiene ningunas ganas de volver. Es justamente por eso por lo que ahora se ven tan poco. Y mira que Lucía lo intenta, porque se muere de ganas de pasar tiempo con su nieto, pero no hay manera; Francisco la rehúye, la esquiva y le va dando largas.

Bea lleva a Pol a una habitación para que se eche la siesta y Lucía pregunta:

—¿Qué haréis el mes que viene, cuando Bea vuelva al trabajo? ¿Quién cuidará de Pol?

—Sus padres.

Silencio. Al cabo de unos segundos, Lucía reacciona:

—¿Cada día?

—Sí, cada día...

—¿Y eso?

—¿Cómo que «y eso»? —dice Francisco un poco molesto.

—¿Cómo es que no lo llevaréis a la guardería?

—Pues porque no queremos.

Finalmente, Lucía se atreve a hacer la pregunta que tenía ganas de hacer desde el principio:

—¿Y por qué no me lo dejáis a mí algún día, así los padres de Bea podrán también descansar un poco?

—Estar con Pol no les cansa.

—Ya me has entendido...

—No, no hace falta. Gracias.

—¿Por qué?

—Pues porque no.

—¿Crees que no lo haría bien?

—No lo sé...

—Dudas de ello.

—Tú siempre trabajas y tienes cosas que hacer, y viajas mucho.

—Pero si me dices que todos los martes me quedo yo con él, tranquilo, que los martes me los dejaré despejados. Alguna ventaja tiene ser la jefa de la empresa, ¿no?

—Da igual, no hace falta.

—Pero ¿por qué? ¡Déjamelo algún día!

—Mira, mamá, tú ya tuviste un hijo, que resulta que soy yo,

y ya tuviste la oportunidad de cuidarme, y, francamente, no es que no lo hicieras bien, es que simplemente no lo hiciste. Ahora con Pol ya no te toca. Nosotros somos los padres y nosotros hemos decidido que se quede con los otros abuelos. Y punto.

—Pero ¿qué me reprochas tú ahora?

—No te reprocho nada, solo te digo una evidencia. Lo que pasó. Que tú no estabas.

—Es verdad, Francisco, tienes razón... Pero tenía que sacar adelante una empresa, tu padre cobraba una miseria y... y yo quería prosperar, conseguirlo. No quería quedarme en casa, ni buscar otro trabajo de ocho de la mañana a tres de la tarde, ni...

—Ni ser madre...

—Sí quería serlo. Pero no sabía. Y en ese momento, no lo sé...

—No tenías suficiente...

—No. No tenía suficiente. Y no sabes cuánto me arrepiento. Te aseguro que ahora, con la perspectiva que me da el tiempo, cambiaría el prestigio, el dinero que he ganado y la empresa que he levantado solo para sentirte más cerca. A ti, a Bea y al niño. Lo daría todo.

—Pues ya es demasiado tarde.

Justo en ese momento entró Bea en el comedor con cara de venir de otra historia. Notó que interrumpía algo y no dijo nada. Se fijó en que Lucía tenía los ojos anegados de lágrimas y que Francisco apretaba la mandíbula. Habían discutido, seguro, pensó.

Comieron sin demasiadas palabras. Bea intentó reconducir la situación pero sin éxito. Primer plato, segundo, postre y Francisco ya estaba de pie.

—No, no quiero café —dijo.

Sintió que Pol se despertaba y fue a buscarlo.

—¿Estás bien? —preguntó Bea a Lucía.

—Me odia...

—No, no te odia.

Él y Pol entraron por la puerta.

—Le cambio el pañal y nos vamos, ¿vale? —dijo mirando a su esposa.

Lucía agachó la cabeza, pues se llevaba una nueva decepción aquel día: estaba convencida de que podría disfrutar un rato más de su nieto aquella tarde. Ahora tendría que esperar... ¿cuánto tiempo?, un mes, un mes y medio, dos... hasta volver a verlo.

Francisco no dio ningún beso a su madre al salir y le costó mirarla a los ojos. Cuando subió al coche suspiró profundamente:

—Tenía unas ganas de salir de allí... —dijo a Bea.

Ella vio que no era el momento de hablar de lo que había pasado y calló. A Francisco había que dejarle digerir las cosas. Entrarle cuando aún estaba procesando lo que acababa de pasar era crónica de una pelea anunciada. Bea lo sabía y ya había aprendido a esperar.

Lucía se hizo un café bien cargado y le añadió un poquito de coñac. Se sentó en su butaca y se puso un CD de jazz que la entristecía. Lo hizo expresamente, tenía necesidad de llorar y Lucía, sin música, no podía. Derramó lágrimas durante diez minutos, pensando en Pol, al que no vería ni mañana, ni al día siguiente. También pensando en Francisco, que no le confiaba a su hijo para que ella pudiera cuidarlo. Y sobre todo, pensando en treinta y cinco años atrás, en cómo se había sentido después de convertirse en madre. Cada vez que veía a Francisco y Bea, pensaba: «Qué bien lo hacen...», aunque no se lo dijera nunca. Ella se había sentido tan desvalida como madre... Tan perdida que había renunciado enseguida. Con la excusa del trabajo, había delegado las responsabilidades en su madre, que, encantada, había cogido el timón de una maternidad que ya no era la suya.

Pero de un tiempo a esta parte y con la llegada de Pol todo había cambiado. Había sentido un amor profundo que la abrazaba cada vez que veía a aquel niño pequeño, y le gustaba pensar: «Es mi nieto». Con él, de repente, le habían entrado ganas de jugar, de cantar, de mecerlo, de cuidarlo..., pero le era tan difícil... Y ahora, con el café con coñac en la mano y escuchando esa música tan triste, estaba convencida de que se tendría que conformar, el resto de la vida, con verlo solo un domingo de vez en cuando.

Por la noche, ya en la cama, Francisco notaba un peso en la boca del estómago que apenas le dejaba respirar...

—¿Qué ha pasado con tu madre? Casi no has abierto la boca en toda la tarde...

—Quiere cuidar de Pol.

—Ah... Y tú no quieres...

—¿Tú sí?

—No sé... ¿por qué no? Se le ve entusiasmada, le quiere mucho...

—Pero no tiene ni idea. A mí no me cuidó nunca.

—¿Y qué te molesta, eso o que quiera ahora cuidar a tu hijo?

—Las dos cosas...

—¿Estás seguro?

—Ostia, Bea, ¿cómo es posible que ver a mi madre me remueva tanto por dentro? ¡Casi no puedo ni respirar, cojones!

—Pues porque es tu madre. Te cuidara o no, lo será siempre.

—Me parece que preferiría que dejara de serlo.

—No digas eso.

—¿Por qué?

—Pues porque no lo piensas. Ni lo sientes así. Estás enfadado, nada más. Y deja que te diga una cosa: estarlo no te hace ningún bien. Ni a ti, ni a ella, ni a mí, ni al niño. Pero de acuerdo, si estás enfadado, adelante, y enfádate de verdad: entra de lleno en este sentimiento y luego déjalo ir. Porque no sé cómo era tu madre cuando tú naciste, pero sé cómo es ahora que está Pol: es amorosa y tiene ganas de estar contigo.

—Llega tarde.

—No seas tan radical. No estuvo a la altura, es cierto. Pero todo el mundo tiene derecho a una segunda oportunidad, ¿no crees? Imagínate que un día Pol se enfada muchísimo contigo y deja de hablarte... ¿Te imaginas cómo te sentirías? ¿Te imaginas si no quisiera perdonarte?

—Es distinto.

—No lo sabes. Podría pasar, y estoy segura de que te gustaría, querrías y desearías que te diera una segunda oportunidad, que se acercara a ti y te permitiera hacer las cosas de otra manera, ¿no?

Silencio.

—Pues ¿por qué no lo haces con tu madre? ¿Por qué no la vemos más a menudo y dejamos que cuide de Pol poco a poco? La haremos feliz y, de hecho, es su abuela. Pol tiene derecho a disfrutar de ella.

—No sé si esto nuestro se puede arreglar.

—Ya sabes qué dice mi padre, ¿no?

—¿Qué?

—«Menos la muerte, ¡todo lo demás tiene arreglo!»

—Tu padre es muy optimista.

—Sí, y yo también. Y estoy segura de que lo podéis reparar, y te digo más: creo que te irá muy bien estar más cerca de tu madre. Déjate amar ahora que tiene ganas de hacerlo, ahora que parece que ha cambiado... y ámala tú como es, con sus errores y sus aciertos. Te irá bien hacer las paces..., ya lo verás.

Francisco no dijo nada. La abrazó muy fuerte tumbados como estaban en la cama y le dijo al oído:

—Te equivocaste de carrera, ¿lo sabes? ¡Tú tenías que haber sido psicóloga!

—Sí, hombre, ¿y estar todo el día escuchando a trastornados como tú? ¡Ni hablar!

Se echaron a reír y eso, reír, a Francisco le descomprimió un poco la boca del estómago. Pudo volver a respirar sin esa presión y se durmió al poco rato.

A la mañana siguiente, Lucía se estaba vistiendo cuando recibió un mensaje en el móvil. Era Francisco: «Me gustaría hablar algún día contigo a solas. Sobre nosotros y sobre Pol. Me parece bien que le cuides algún día. Hablemos».

Lucía lo leyó cinco veces seguidas. Quería estar segura de que lo había entendido, de que no había margen de error. Cuando vio que sí, que Francisco cedía, que su hijo le tendía la mano, por fin, se sentó en los pies de la cama y cerró los ojos. Una tristeza infinita se apoderó de ella de repente, mezclada con nostalgia y con una profunda alegría y gratitud. Comenzó a llorar medio retorcida, arrugando la camisa blanca que estaba a punto de ponerse. Ella no se dio cuenta, pero era la primera vez en muchos años que lloraba sin necesidad de poner en marcha el equipo de música.

El inicio escolar: ¿cómo empezar con buen pie?

Nuestros hijos van a ir muchos años al colegio. Colegio, instituto y seguro que muchos también irán a la universidad y cursarán másteres. De modo que es importante empezar a andar con buen pie por el curso de su vida escolar, y siento decir que en la gran mayoría de los casos ese inicio es nefasto porque hasta que el niño ha «aceptado» o se ha resignado a ir al colegio (sea al año, a los dos o a los tres), se ha hinchado a llorar desesperado.

Es cierto, no todos los niños lloran, pero sí la gran mayoría, y lo peor de todo es que podríamos evitarlo. ¿Cómo? Enfocándonos en las necesidades infantiles y no en las adultas, sean las de los padres, sean las de maestras y maestros. Siempre lo principal deberían ser las necesidades de los niños y, a partir de ahí, elaborar el «plan» para que ese inicio sea lo más respetuoso posible.

Desde hace ya algunos años me he especializado en acompañar a familias en el inicio escolar: ayudarlas a comprender el proceso que viven sus hijos y facilitarles herramientas y recursos para que puedan acompañarlos emocionalmente en ese gran cambio que es pasar de los cuidados familiares a estar durante horas en la escuela. A pasar de ser cuidados por los adultos de referencia a serlo por otros adultos a los que acaban de conocer.

Cada año, sin excepción todavía, recibo muchísimos correos electrónicos o llamadas de madres que me cuentan que la adaptación escolar de sus hijos va mal, básicamente porque lo que llaman «adaptación» en el colegio en realidad no lo es. Esto resulta bastante duro, pero lo es más todavía darse cuenta de lo aceptado que está por parte de la sociedad en general que los niños lloren días y más días en el cole cada año. A mi modo de ver, lo terrible es que se haya normalizado un inicio escolar absolutamente disfuncional, que va en contra de las necesidades más básicas de los peques. Lo más doloroso es que aunque muchas madres y padres sean conscientes de este problema y quieran hacerlo de otra forma, no les dejen. De alguna manera, está absolutamente aceptado e interiorizado que el hecho de que los niños pequeños lloren durante días al empezar el colegio es normal y que forma parte del proceso.

Pues bien, yo creo que no es normal. Y seguro que se puede hacer de otra manera. Pero para querer hacerlo distinto tenemos que cambiar el modo de ver la infancia, tenemos que reenfocar e identificar lo importante de verdad y debemos comprender que el ritmo de un niño no es, muchas veces, el que nos gustaría. El niño sigue un tempo más lento y necesita tiempo para adaptarse a los grandes cambios de su vida. Eso está muy reñido con las prisas que tenemos padres y maestros para que los niños se adapten al cole y con el estrés que esto nos genera.

Entiendo que en parte se debe a que no queremos que sufran, no queremos saber que lo pasan mal, que nos echen de menos. Y por otra parte, es porque no queremos sufrir nosotros. Por lo tanto, cuanto más rápido (piensan muchos), mejor. Porque en el fondo, y no tan en el fondo, la separación nos remueve. El dolor que aqueja a un niño pequeño cuando se siente desprotegido por parte de la persona con quien tiene el vínculo principal establecido es terrible.

Lloran de una manera que te desgarra el alma, desesperados, moviendo la cabeza de un lado al otro, con la mirada perdida buscando, buscando... a mamá. Otros lloran medio en silencio, como si supieran que no serán escuchados... Y nos afecta, porque ese llanto rompedor nos conecta con lo que es posible que hayamos vivido nosotros cuando empezamos el período de separación de los padres (sea en la escuela infantil, sea en el cole...). Porque antes las cosas no se hacían mejor.

Si los padres o quien cuida y atiende desconocen cómo vive y qué siente el niño, no puede acompañarle de manera exitosa. Y entonces a la desesperación se suma la soledad. Resulta tan importante que los cuidadores sepan esto, es tan sumamente vital que maestros, educadores, canguros, abuelos, etcétera, sepan o entiendan qué puede llegar a sentir un bebé o un niño pequeño cuando la persona con quien mantiene un vínculo estrecho lo deja durante horas... Porque si no lo sabemos, si no tomamos conciencia de ello, entonces no estamos a la altura, y que lo estemos o no ya no tiene ninguna importancia. Porque estamos, sí, pero no los comprendemos, con lo cual hay una distancia emocional que también duele más allá de echar de menos a mamá.

Les decimos cosas como: «Va, ya está, no llores, no pasa nada... ¿No ves que eres el único que llora? Pero ¡juega! Mamá vendrá dentro de un momento...». O sea, que le quitamos importancia, culpabilizamos, damos órdenes y mentimos. Los niños no entienden de cuestiones temporales, recordemos que permanecen en el presente. Para ellos un momento puede ser eterno. Un momento de sufrimiento es terrible para ellos. Nosotros podemos utilizar la palabra «momento» para referirnos a tres horas y me-

Maternidad a flor de piel

dia, y para ellos «momento» significa un lapso de tiempo diminuto o directamente no significa nada.

Hay poca conciencia. Las escuelas llaman «adaptación» a procesos y maneras de hacer que no lo son. Un día con la madre un rato y al día siguiente, ¡pam!, toda la mañana solos no es precisamente una adaptación. O los primeros días, tres horas y media, porque no va por la tarde, pero se queda solo después... Tampoco es adaptación. O empezar con el grupo dividido en dos durante la primera semana. En ninguno de los casos se trata de una adaptación real.

El objetivo, seguramente, es que se acostumbren lo más rápido posible. Pero ¿quién garantiza que un proceso brusco les ayudará a acostumbrarse mejor? Nadie. ¿Y quién asegura que aquel niño vendrá siempre más contento a la escuela? Nadie. Es fundamental empezar la escuela con buen pie, con seguridad, sintiéndose acompañado... Si los adultos nos permitiéramos empatizar con lo que sienten ellos, estoy segura de que no permitiríamos, no toleraríamos adaptaciones que no lo son y seríamos mucho más exigentes.

COSAS QUE HAY QUE TENER EN CUENTA DURANTE EL INICIO ESCOLAR

Cada niño es un mundo. Algunos se adaptarán muy bien y con cierta rapidez y otros no. Pero además, también tienen distintas formas de expresar lo que viven. Siempre asociamos el hecho de que lloren a que lo pasan mal: si un niño llora desesperado de añoranza entendemos que quiere a mamá y que lo está comunicando de esa forma. Pero hay muchos que no lo expresan así, y por eso debemos estar aún más alerta. Que no llore no quiere decir que no nos eche de menos. Hay niños que no lloran, pero pegan constantemente. Están enfadados y expresan este enojo con agresividad. Sacan la añoranza pegando, mostrando al mundo su descontento, el malestar que están viviendo.

Otros se encierran en sí mismos y no hacen gran cosa. Los hay que se aíslan todavía más. Algunos se excitan y gritan, y corren sin parar, como si la angustia se los estuviera comiendo por dentro. Muchos buscan sustitutos y no se despegan de la maestra, o de un juguete, o de lo que sea... Los hay que están de «morros». No pegan, no muerden, no gritan, pero se les ve que están a disgusto. Hay niños que enferman constantemente. Parece que no pasa nada, que lo del cole lo llevan bien, pero cada dos por tres, enfermos: ¡somatizan todo lo que viven!

«Pero después se lo pasan bien», dicen muchos. ¡Claro que sí! ¡Seguro! A ratos, algunos se divierten, faltaría más. Pero esto no quiere decir que en otros momentos lo pasen muy mal y nos echen de menos.

Y... ¿qué pasa si tengo que ir a trabajar y, por lo tanto, no puedo hacer la adaptación que me gustaría?

No siempre las cosas van como quisiéramos y eso lo tenemos que aceptar. Si no podemos, pues qué le vamos a hacer, es lo que hay. Pero lo que no puede pasar es que si podemos y queremos, no nos dejen acompañar a nuestros hijos en este proceso tan importante. ¡Con adaptaciones reales, los niños no lloran!

Debemos observar qué tal lleva nuestro hijo este período de adaptación y acompañarle emocionalmente. Permitirle momentos de exclusividad y crear el clima de confianza para que pueda contarnos, si lo necesita, cómo se siente cuando no estamos. Debemos estar atentos también a los daños colaterales que puedan derivarse de ese malestar producido por el hecho de echarnos de menos: retrocesos en objetivos que ya había conseguido, más despertares nocturnos de los que tenía, distinta relación con la comida, aumento de los enfados y las rabietas, etcétera.

Sea lo que sea que exprese, validaremos sus emociones, nos mostraremos cercanos y comprensivos y buscaremos maneras para poder acompañarlo emocionalmente. Si es muy pequeño, pasaremos con él tantas horas como podamos para compensar y volver a cargarle las pilas de nosotros. Si es más mayor, podemos buscar amuletos o trucos para transmitirle que tiene donde agarrarse cuando nos eche de menos: un collar que tocar para sentirnos cerca, una nota en el desayuno con un dibujo de un corazón o de una flor que la conecte con nosotros. Las madres conocemos a nuestro hijo y estoy segura de que si nos conectamos a nuestra intuición, podremos encontrar aquello que dé más fuerza y valentía a nuestro peque para superar esos momentos malos en el cole porque nos añora.

CÓMO ES UNA ADAPTACIÓN REAL

En una adaptación real, uno de los adultos de referencia del niño se queda en el aula durante los días que haga falta hasta que el pequeño se haya vinculado a la maestra o al maestro y se sienta cómodo en ese espacio y con esas personas (otros adultos y los demás niños). Los hay que necesitan solo unos días y enseguida se sienten adaptados a la nueva realidad. Algunos precisarán dos semanas y otros, muchísimo más. Dependerá de infinidad de cosas, entre ellas: del ambiente que se respire en el aula y de la confianza que eso transmita al niño, de la ratio de alumnos (no es lo mismo una clase con diez que con veinticinco), del *feeling* y de la seguridad que le transmita la maestra, del vínculo que se establezca con el adulto de referencia que esté en el aula, etcétera.

La adaptación real puede hacerla la madre, el padre, una abuela o incluso un tío del niño; es decir, cualquier persona que mantenga un vínculo sólido con él. A veces empieza a hacerla la madre y después sigue el padre o la abuela porque el niño necesita un poco más de tiempo.

Durante la adaptación los padres se quedan en un rincón del aula, intentando pasar lo más desapercibidos posible. Digamos que su papel es el de funcionar como un referente para su hijo al que él pueda recurrir en caso de necesitarlo. Están ahí con el propósito de darles seguridad para que poco a poco vayan siendo capaces de participar en las actividades del aula con la calma y la confianza que les da el saberse acompañados, empiecen a vincularse con los maestros y los demás niños. El adulto de referencia no interactúa con los pequeños, solo habla con su hijo cuando este recurre a él y se acerca buscando contacto, o una palabra, etcétera, para sentirse más seguro o descansar del rato que ha estado participando en la actividad del aula. El adulto no se mueve de su sitio y tampoco empuja al niño a ir a jugar. Digamos que acepta tanto que el niño se vaya como que necesite un rato de estar a su lado para cargar pilas y tomar más confianza.

Se trata de un proceso apasionante si podemos vivirlo con la calma, la serenidad y la confianza de saber que estamos ayudando a nuestro hijo a hacer la transición del «ambiente familiar» al «ambiente escolar». Sé que los adultos a menudo tenemos mucha prisa: queremos que todo esto sea rápido para volver a nuestras necesidades, obligaciones o quehaceres, pero cada niño tiene su ritmo, y es importante que nos demos cuenta de qué nos moviliza, a nosotros, cuando hacemos una adaptación escolar así.

Para mí, que he hecho dos adaptaciones escolares reales, estas han supuesto un gran aprendizaje, no solo sobre mis hijas y los niños en general (te pasas bastantes horas observando a niños), sino también sobre mí misma. Me dieron la oportunidad de observar mi impaciencia a ratos, descubrir los miedos que asomaban en ese período, etcétera. A decir verdad, aprendí un montón, y sin duda vale muchísimo la pena, a todos los niveles, llevar a cabo una adaptación escolar así.

Acompañar con respeto, dejando a un lado los posibles juicios que los demás puedan emitir sobre nosotros, apartando nuestros propios miedos y dejando a un costado lo que «se ha hecho toda la vida» supone, un verdadero reto. Pero supongo que es por eso por lo que estamos aquí, ¿no? Para afrontar retos y para avanzar.

Uno de los problemas asociados con la adaptación escolar real consiste en que mucha gente no sabe lo que es, no solo madres y padres sino también profesionales de la educación. Entonces quizá te dicen que sí, que puedes quedarte, pero no saben cuál tiene que ser tu papel de no-intervención (si intervienes todo el rato, va a ser más difícil la vinculación con los demás por parte de tu hijo), ni tampoco entienden que eso puede demorarse. Entonces empiezan las prisas, las miradas... Muchos profesionales no están acostumbrados a que otros adultos estén presentes en clase y también pueden sentirse observados, juzgados... Aquí todos tenemos que revisarnos, analizarnos y hacer un esfuerzo de expansión, de autoconocimiento y para afrontar nuestras propias sombras por el bien común de estos niños que necesitan imperiosamente no sentirse abandonados en un lugar extraño y con desconocidos.

A veces también sucede otra cosa: los profesionales están muy concienciados y dicen a los padres que es importante hacer una adaptación real, pero a muchos adultos no les parece ni importante ni preciso, así que rechazan ese acompañamiento. Entonces, los maestros tienen que acompañar a ese niño que llora incansablemente porque todo le es ajeno, extraño, a pesar de saber que se hubiera podido hacer mejor. Tienen que lidiar con la impotencia que aflora al ser testigos de que sus demandas, sus explicaciones y su información no fueron suficientes para que esos padres tomaran conciencia de cuáles eran las necesidades básicas de su hijo y de qué era importante hacer en este momento.

El paradigma no se cambia en dos días y se requerirán seguramente años, décadas, para que toda una sociedad se dé cuenta de cuán importantes son los inicios escolares respetuosos. Porque en eso, evidentemente, interviene nuestra mirada, la de cada uno, y también la de una sociedad que está centrada en la productividad, y a menudo las necesidades infantiles más básicas chocan con eso. Pero... ¡se puede! Sí, quizá tomándose justo las vacaciones en el momento de empezar el cole a fin de disponer de días para realizar una buena adaptación, buscando la fórmula que más se adaptará a cada familia. Se puede porque cada año veo a madres y padres que lo hacen y que estos van *in crescendo*. Sé que en muchos lugares de España y en otros países esto no existe, pero en tantos otros sí, así que ¡claro que se puede! Es cuestión, como casi siempre, de mirada, de concienciación, de voluntad por parte de las personas que entran ahí en juego: toda la comunidad educativa.

Mirémoslo desde otra óptica: ¿cuántas adaptaciones escolares vas a hacer en tu vida? Porque resulta evidente que esto no es algo que tengas que hacer cada año. Llegará un día en que tu hijo ya se haya adaptado, y será, casi seguramente, para toda la vida. Por lo tanto, digamos que quizá tengas que hacer una adaptación en el primer ciclo de educación infantil (0-3 años) y tal vez al año siguiente cuando pase al segundo ciclo y empiece P3. Se trata de dos adaptaciones, tirando largo. ¡En toda tu vida! Dos inicios escolares para los que deberás disponer a lo mejor de algunas semanas de fiesta combinadas con las de tu pareja o con una abuela o abuelo disponible y dispuesto. ¿Qué es eso en el conjunto de tu existencia? Seguramente nada y menos.

Y en cambio... ¿qué supone ese tipo de adaptación para tu hijo? Un mundo... Supone sentirse acompañado en una etapa marcada por un cambio importantísimo. Supone la posibilidad de irse vinculando con las demás personas de la clase con la calma de saberse acompañado por un adulto de referencia. También no tener que empezar el cole llorando cada día como si no hubiera un mañana. Y comenzar con buen pie. ¿Acaso no es importante?

Ya debería hacer...

Casi todas las madres y los padres del mundo hemos pronunciado esta frase alguna vez. «Ya debería hacer esto por la edad que tiene», «Ahora ya no debería hacer eso, a juzgar por su edad»... Confieso que yo también la he tenido en mis labios en más de una ocasión sin darme cuenta de ello hasta que ya ha salido de mi boca, hasta que ya la he dicho a propósito de algún comentario con mi pareja o con una amiga... Entonces me pregunto: «¿Seguro?».

¿En qué se asienta el «debería»? ¿«Debería» según quién o según qué? Porque muchas veces ese «debería» está basado en creencias o en opiniones de personas que carecen de un conocimiento de las etapas de desarrollo por las que pasan los niños. De gente, incluso, que no entiende de niños. Así que cuidado cuando aparece esa frase en nuestros labios... Detengámonos un segundo y pensemos.

Esta afirmación nos conecta, inevitablemente, con nuestros miedos y nuestras dudas (que no son pocas). Empezamos a comparar a nuestro hijo con otros niños, comenzamos a preguntarnos si es normal que todavía no haga eso o aquello, y empezamos a tambalearnos. Hay algo también en los adultos que se refleja en la maternidad y la paternidad: las prisas. Estar embarazada y tener prisa por que llegue el parto. Acabar de parir y querer que nuestro hijo ya tenga un mes porque nos han contado que luego va a ser más fácil. Que tenga un mes y pretender que cumpla cinco. Que tenga cinco y desear que gatee para que sea más mayor, y así constantemente.

Prisa por que crezcan, quizá porque esta etapa preverbal, esta primera etapa de fusión se nos hace complicada y demasiado removida. Pero también porque proyectamos en el futuro una imaginaria facilidad en esto de criar. Porque, en realidad, también nos han transmitido eso (que lo difícil es cuando son bebés y muy pequeños y luego ya no tanto). De ahí que muchos tengan esas prisas locas por que sus hijos crezcan, para ir quemando etapas y llegar, por fin, como si fuera el paraíso, a ese lugar donde todo será coser y cantar.

Siento decirte que eso no es así, y que cualquier etapa puede ser fácil o difícil dependiendo de cómo estemos nosotros, de cómo la afrontemos, de la manera en que la viva nuestro hijo. También de la información de que dispongamos y del acompañamiento que tengamos en cada una de ellas. Lo que sí puedo asegurarte es que las prisas no te van a llevar a disfrutar de tu maternidad o paternidad, y que las supuestas certezas de frases como «ya debería hacer tal cosa» te van a traer frustración y sufrimiento.

Lo cierto es que los niños hacen una cosa mil veces mejor que nosotros: vivir el presente sin prisas por que pase rápido ni proyecciones al pasado y al futuro. Solo habitan el presente, algo que a los adultos nos cuesta horrores, y a menudo tenemos que apuntarnos a cursos para que nos enseñen a hacer algo que supimos, pero que hemos olvidado por completo.

Cada niño tiene su ritmo de maduración, su forma de ser, y aunque el hijo del vecino, de la misma edad, ya sepa encajar las piezas de un puzle, quizá a nuestro hijo le va a costar unos meses más conseguirlo. Cada niño es diferente y madurará en cada área a un ritmo distinto que el hijo de nuestros amigos. El hecho de que los comparemos no va a hacernos la crianza más llevadera, al contrario. Nos desconecta de nuestro hijo y encima nos carga con las prisas, muchas veces. Si nos apremia la urgencia, quizá nos sentiremos empujados a «hacer algo» porque empezamos a pensar que a lo mejor depende de nosotros, y por lo tanto tenemos que ponernos manos a la obra y «forzar» a nuestro hijo para que haga, para que aprenda, para que deje el pañal o lo que sea.

Pero vayamos a lo práctico: cuando sientas ese «ya debería» en tu interior, observa atentamente si eso es de verdad así. ¿Tienes la certeza de que en este momento tu hijo ya debería hacer tal cosa, entender tal otra, etcétera? Si la respuesta es afirmativa y sospechas que puede existir algún problema de desarrollo, por favor, consúltalo con un profesional que te pueda orientar. Sin embargo, si ese «ya debería» ha surgido porque alguien de tu entorno te ha infundido miedo, te ha transmitido una inquietud por algo que no te preocupaba en absoluto, pregúntate si esa persona realmente dispone de información suficiente para estar en lo cierto. Si es así, de nuevo, consúltalo con un profesional. De lo contrario, respira hondo y date cuenta de que se te ha activado tu miedo, tu prisa, tu impaciencia y tu dificultad por aceptar el momento presente, la etapa por la que está pasando tu hijo.

Respira, obsérvate, echa el freno de mano en tus pensamientos, confía de nuevo en tu hijo y en sus procesos, relájate y disfruta de lo que el aquí y ahora os trae y os brinda.

Operación pañal

Se dicen tantas cosas de la operación pañal que a veces los padres llegamos a esta etapa ya asustados. Y eso no ayuda en absoluto a dar la mano a nuestros hijos cuando pasan por ella. Las expectativas, las ideas preconcebidas y las presiones propias y del entorno convierten la operación pañal, a menudo, en un auténtico calvario para muchas familias y, sobre todo, para el niño.

Por lo general, la operación pañal resulta fácil si nuestra intervención es mínima y siempre positiva, de lo contrario el tema se complica porque con frecuencia nuestra intervención está plagada de miedos y malos consejos. Es bueno recordar, aunque resulte evidente, que el pañal se lo pusimos nosotros porque nos hacía la vida más fácil en el mundo en el que vivimos, cosa normal y comprensible. Pero me parece necesario recordarlo porque a pesar de que fuimos nosotros quienes se lo pusimos para nuestra comodidad, a veces olvidamos que hay que ser respetuosos en el momento de decirle adiós.

A menudo llegamos a la llamada operación pañal pensando que si se lo pusimos nosotros, también somos nosotros los que decidimos cuándo y cómo quitárselo. Nada podría ser menos acertado. Es importante que nos saquemos esa idea de la cabeza. No somos nosotros los que quitamos el pañal, sino que es el niño quien, si le dejamos, al llegar el momento en que controla los esfínteres, rechaza su uso. Es decir: no lo quitamos, ellos lo dejan. Pero para poder hacer eso, para permitir que ocurra así, debemos aparcar las prisas, y los miedos, y los «y si...» y confiar.

¿Verdad que un día caminó y creías que tal vez no llegaría? ¿Verdad que un día empezó a decir palabras? Pues con el pañal pasará lo mismo aunque ahora te parezca imposible: un día irá sin él. Así que toca respirar hondo y relajarnos... Y si no, piensa un segundo: ¿conoces a alguien de treinta años que vaya con pañal? No, ¿verdad? Pues eso se debe a que llega un momento en que todo el mundo puede dejar de usarlo y tu hijo no va a ser la excepción.

El control de esfínteres es un proceso fisiológico. Analicémoslo un instante: «proceso» indica que requerirá un tiempo, que no será de un día para otro sino que durará una temporada aunque no nos demos cuenta. Y «fisiológico», que es un proceso que se relaciona con su cuerpo y, por lo tanto, no puede desarrollarse mediante la intervención exterior. Este proceso vendrá determinado por la maduración neurológica del niño o niña, pero también tiene implicaciones emocionales y en el desarrollo psicológico. Como queda dicho, no llega de la noche a la mañana, sino que durante semanas o incluso meses vamos viendo algunas señales que nos indican que nuestro hijo ya está inmerso en ese proceso que terminará, inevitablemente (más tarde o más temprano), con el abandono del pañal.

Se cree erróneamente que la edad indicada para quitar el pañal son los dos años. A poco que prestemos atención, encontraremos dos errores en esta frase: pensar que a los dos años los niños ya controlan esfínteres y creer que somos nosotros los que tenemos que «quitarlo». De la misma forma que las frutas de un árbol no maduran al mismo tiempo, pues incluso las de la misma rama llevan ritmos distintos, los niños maduran cada uno a su ritmo. Tocará, pues, observar y acompañar. Ni forzar, ni apresurar, ni agobiarse.

Si en realidad hemos vivido con nerviosismo y cierto agobio no solo el proceso de control de esfínteres en el que está inmerso ahora nuestro hijo, sino también otros procesos madurativos como el andar, por ejemplo, deberíamos revisar nuestras expectativas, nuestros miedos y nuestra historia personal.

En este proceso resulta fundamental nuestra actitud: lo que hagamos o dejemos de hacer los adultos que acompañamos a los niños en este momento. Nuestro comportamiento, nuestras palabras, nuestra implicación en todo esto puede ser un factor que influya de forma positiva o, al contrario, negativa, hasta convertirse en un elemento distorsionador del proceso de control de esfínteres. Todo ello se relaciona con el respeto. El respeto a los tiempos de nuestros hijos, a sus ritmos, e incluso a sus miedos y a su forma de ser.

¿QUÉ SEÑALES INDICAN QUE NUESTRO HIJO ESTÁ EN PROCESO DE CONTROL DE ESFÍNTERES?

Sabemos que se trata de un proceso, pero ¿cómo podemos darnos cuenta los padres y madres de que nuestro hijo ya ha llegado a ese punto? ¿Qué nos indica que nos encontramos a las puertas del proceso de control de esfínteres o ya inmerso en él?

★ Mantiene el equilibrio y tiene ya un buen desarrollo motriz: anda, corre, salta...

★ Sabe subirse y bajarse los pantalones sin problema.

★ Quiere intimidad y se esconde o se queda quieto en un rincón cuando hace caca.

★ No quiere que le cambies la caca después de hacerla.

★ Avisa cuando ha hecho pis.

★ Al cabo de un tiempo, avisa cuando está haciendo pis.

★ Y al cabo de un tiempo más, avisa segundos antes de hacer pis.

★ Siente curiosidad por el orinal o por el váter.

★ Empieza a imitarnos y a hacer lo mismo que nosotros en el baño aunque lo haga vestido. O se lo hace hacer a sus muñecos.

★ Le molesta el pañal y se lo quita a la mínima ocasión.

★ Empieza a retener y despierta con el pañal de la noche o de la siesta seco.

★ Hace menos pis pero más abundante.

Hay otra señal que resulta más inequívoca y clara: rechaza el pañal de forma contundente y no hay manera de ponérselo. Habitualmente esto llega después de que también mande muchas otras señales, así que tendremos que atender ese rechazo, porque quizá realmente esté listo para ir sin él. Si no da señales todavía o son muy pocas, y aún no rechaza el pañal, significa que todavía no está preparado y habrá que esperar sin prisas, sin presiones y sin agobios disimulados.

Todo esto podría ser muy sencillo y relajado si no tuviéramos tantas presiones, a menudo del exterior, para que nuestro hijo deje de usar pañal. Entonces empezamos con las dudas y, casi sin pretenderlo, comenzamos a presionarlo informándole excesivamente, preguntándole demasiado y transmitiéndole que quizá ya debería estar haciendo algo que todavía no hace, cosa que puede hacer pensar al niño que no está a la altura.

QUÉ DEBEMOS HACER:

★ Informarle, cuando notemos que ya da algunas señales, sobre qué se espera de él cuando esté listo. Explicarle que tenemos un orinal, o un adaptador para poner en el váter donde él, cuando quiera y pueda, hará sus necesidades.

★ Dejar a la vista el orinal o el adaptador para que pueda imitarnos (al principio con ropa, simulando que hace como nosotros) o para que pueda llevar sus muñecos y, a modo de juego, ir interiorizando lo que un día va a hacer él mismo.

★ Comprar calzoncillos o braguitas para estar listos el día que quieran ir ya sin pañal.

★ Creer firmemente que nuestro papel se reduce a acompañar, no a conducir ni a manipular para conseguir que él acelere ese proceso de control de esfínteres.

★ Confiar en su proceso, pues se trata de su crecimiento y desarrollo, teniendo el claro convencimiento de que un día va a ir sin pañal como hemos hecho todos en su momento.

★ Procurar que las prisas de los demás no se nos contagien y proteger a nuestro hijo de esas intromisiones tan inoportunas y dañinas al respecto.

★ Mantenernos centrados, observando atentamente a nuestro hijo y acompañándolo con asertividad, objetividad, calma y respeto.

LO QUE NO DEBEMOS HACER:

★ Presionar y quitar el pañal a nuestra conveniencia, sin tener en cuenta cuál es la etapa en la que está el niño.

★ Permitir que otras personas decidan sobre ese proceso porque el niño ha llegado a una edad determinada o porque «quitamos el pañal a la vez a todos los niños de la clase». Es nuestro hijo y nos corresponde a nosotros observarle y proteger sus procesos madurativos de presiones que, lejos de ayudar, pueden entorpecer y dificultar la operación pañal.

★ Reñir, castigar o enfadarnos cuando nuestro hijo, en pleno proceso de control de esfínteres, tiene algún escape.

★ Manipular, premiar o chantajear a nuestro hijo para conseguir que controle esfínteres antes de que realmente esté preparado.

★ No confiar en él.

★ Dejar que este proceso afecte a nuestras emociones, enganchándonos a él con nuestros miedos, nuestras expectativas, nuestros deseos Así nos será muy difícil acompañar a nuestro hijo de una forma asertiva y serena.

★ Tener prisa. La prisa lo único que puede conseguir es contaminar un proceso que sin ella y sin tanta presión quizá no hubiera supuesto ningún problema.

★ Comparar a nuestro hijo con cualquier otro que ya controle los esfínteres, que ya vaya al baño como «un niño grande», o que ya «no se hace encima por la noche». Compararles dañará su autoestima, y puede afectar no solo al proceso de control de esfínteres sino también a la percepción que tenga de sí mismo.

En definitiva, no hay que hacer nunca lo que no nos gustaría que nos hicieran a nosotros: regañarles, gritarles si tienen escapes, mostrarles con gestos y palabras que no están a la altura, humillarles, amenazarles, darles premios o castigos en función de si hacen pis o no, tenerles horas sentados en la taza del váter, mostrarles que confiamos poco en que lo conseguirán, compararles, decirles que ya son mayores, hacerles sentir poca cosa.

Me parece de sentido común no hacer todo eso, pero a veces nuestros miedos y nuestras prisas pueden provocar que actuemos como no queremos, a menudo con la mejor de las intenciones.

Si caemos en todos estos comportamientos que acabo de describir, posiblemente pensemos que el tema nos está superando. Que quizá nos sentimos mal porque los demás niños de la clase controlan y nuestro hijo no y eso nos «toca» a nosotros, a nuestra propia autoestima. Será momento entonces de ampliar el foco, desviar la mirada de nuestro hijo para dirigirla hacia nosotros. Tenemos que revisar qué nos hace sentir esta situación y resolverla para no crear una espiral absolutamente negativa para todos, en especial para nuestro hijo. El «problema» aquí no es el peque, somos nosotros, y tenemos que ponernos manos a la obra para poder resolver lo que nos esté pasando.

En mi caso, cuando aparece alguna dificultad en el camino de la crianza de mis hijas, me va bien hacerme la pregunta de si cuando tenga ochenta años me voy a acordar de eso o no, y si va a ser importante o no. Estoy segura de a esa edad nadie va a pensar en el proceso de control de esfínteres de sus hijos, que, sin duda, lo habrán superado en su momento.

Pero tal vez nos acordaremos de la falta de confianza que mostramos a nuestros hijos sin permitirnos disfrutar del momento, un momento que jamás vuelve. De eso sí podemos arrepentirnos: de no haberles acompañado más, de no haber confiado lo suficiente, de no haberles tratado mejor. De haber dudado de ellos y de su cuerpo, de haberles humillado o haber dañado su autoestima obligándoles, presionándoles, riñéndoles o haciéndoles sentir que eran inferiores a los demás porque ellos todavía no sabían orinar en el retrete.

Así que, de verdad, respecto al tema que nos ocupa procura relajarte, observar, informar y acompañar de forma respetuosa, asertiva y sin miedo. Un día todo esto pasará.

COSAS QUE PUEDEN PASAR

A veces, a pesar de que hemos acompañado el proceso de control de esfínteres de nuestro hijo de una forma respetuosa y de que incluso parecía que todo iba bien, pueden aparecer dificultades (debido a otros motivos en ocasiones visibles y en otras no tanto).

Hay niños que, después de un tiempo de controlar muy bien, empiezan a tener escapes. El proceso de ese control lleva un tiempo, es largo y, a veces, a pesar de que todo iba bien, al cabo de unas semanas el niño vuelve a no controlar. Es importante que en estos casos veamos si ha pasado algo que emocionalmente le pueda haber alterado un poco. Por ejemplo, si ha empezado el cole, ha llegado un hermanito, papá o mamá se ha ido de viaje y lo ha echado de menos, etcétera. Cualquier cosa que emocionalmente le haya podido hacer tambalearse, aunque a primera vista no lo haya parecido.

En estos casos tendremos que ir a la raíz, a abordar ese miedo, inquietud o malestar (que es emocional). Si los escapes siguen, podemos proponerle volver a ponerle el pañal hasta que se sienta otra vez preparado y pueda dejarlo. A estas alturas, quizá te estés preguntando: «¿Y no pasa nada si damos marcha atrás?». Como en todo en la vida, siempre se puede parar, tomar conciencia, darnos cuenta y cambiar. Así que si detectamos que empiezan a aparecer signos de conflicto en el proceso, es mejor aflojar la presión y volver a poner el pañal durante un tiempo hasta que veamos que está más preparado.

¿Cómo hacerlo? Usando las palabras: «Creo que nos hemos equivocado y todavía no estás listo para ir sin el pañal. Mira, lo volveremos a poner y dentro de un tiempo, cuando quieras y te sientas a punto, volveremos a probar a quitarlo». Nuestro hijo notará nuestra comprensión, se sentirá escuchado y tenido en cuenta, y todos nos relajaremos más. De este modo, con comprensión y, sobre todo, no-tensión, sin duda todo será muchísimo más fácil.

Haced oídos sordos a los que os dicen que dar marcha atrás es un fracaso, que no lo vais a conseguir jamás, que llevará pañal durante años. De verdad, no escuchéis a los que os anuncian el Apocalipsis. No tienen razón. El fracaso es querer llevar adelante un proceso que no está maduro y que toda la familia siga sufriendo. El fracaso es no darnos cuenta de que lo que estamos haciendo, lejos de ser un acompañamiento respetuoso y sano, empeora el bienestar de todos, en especial el de nuestro hijo.

También sucede a veces que empieza a retener la caca y dice que no quiere hacerla: eso, a pesar de que a los adultos con frecuencia nos cueste comprenderlo, es más habitual de lo que pensamos. Muchos niños empiezan controlando muy bien el pipí pero con la caca es otro cantar, y a pesar de que quizá los primeros días parece que la hacen bien en el orinal o el adaptador, al cabo de poco comienzan a retener. Hay niños que pueden retener las heces hasta diez días. Cuando sienten ganas de hacer caca algunos corren por la casa, otros no quieren casi ni moverse para que no se les escape, otros empiezan a llorar asustados...

Algunos expresan el miedo que tienen a que les haga daño (esto es muy habitual si ha sufrido una fisura anal en algún momento), otros simplemente no soportan las sensaciones que sienten cuando les viene el apretón. La cuestión es que no quieren hacer caca y debemos acompañarlos de la forma más respetuosa y calmada posible. Sí, a veces cuesta porque nos resulta difícil entender que no quieran hacer algo que su cuerpo les pide, pero recuerda que todo lo que perciben son sensaciones y emociones nuevas que requieren tiempo y madurez para que ellos las vayan procesando, aceptando y gestionando.

En estos casos, otra vez, ármate de mucha paciencia y tiempo. Nos puede ayudar que juegue con arena, con tierra, con algo que le relaje mucho y con lo que realmente se abstraiga; también tener el orinal cerca para que cuando le venga el apretón esté muy a mano. Le explicaremos que entendemos lo que siente, trabajaremos con él qué es el miedo y qué podemos hacer para que disminuya, le ayudaremos a respirar, le diremos que esto pasará, que es un proceso y que estaremos ahí para ayudarle... En caso de que la caca sea muy dura, no está de más consultar con el pediatra por si considera necesario recetar algún tipo de laxante que pueda ayudarle en este momento.

Otros niños controlan muy bien el pipí y no tienen ningún problema en usar el baño, pero para hacer caca necesitan el pañal y la hacen ahí o, si ni lo llevan ni se lo ponen, se lo hacen en las braguitas o los calzoncillos. Esto quiere decir que les falta todavía cierto tiempo y que debemos tener paciencia y esperar un poco más. No veo ningún problema a que les pongamos el pañal si se sienten más seguros así. Algunos, si no se lo ponemos, luego no quieren hacerla y empiezan a retener. Mejor que la hagan en el pañal a que tengamos los problemas que he explicado antes. Conocí a una niña que no quería hacer caca en el orinal y necesitaba el pañal. Sus padres vinieron a verme muy preocupados porque no entendían el comportamiento de su hija y se enfadaban, pues a pesar de no usar pañal durante todo el día, cuando necesitaba hacer de vientre se negaba a hacerlo sin el pañal. Les hablé de la influencia de las emociones en este proceso y les pregunté si habían hablado sobre qué le pasaba, por qué no quería hacerla en el orinal. Me dijeron que nunca habían hablado de ello porque habían deducido que lo hacía por capricho, o por comodidad, como si se hubiera «apalancado» en el pañal sin ganas de avanzar. Les animé a hablar con ella en un momento en que la notaran receptiva, y a explicarle que veían que a ella no le gustaba el orinal para hacer caca y que se preguntaban por qué, a ver qué les respondía. Al cabo de tres días recibí un correo electrónico de la mamá en el que me contaba el resultado de la conversación que habían mantenido la noche anterior. Resulta que les había confesado que tenía miedo porque las cacas del orinal las tiraban al váter, y esa caca era suya y no sabía adónde iría. Que la hacía en el pañal porque así no tenían que tirar de la cadena y la caca no desaparecía. Les explicó todo esto con sus palabras de niña de tres años. Sus padres, atónitos, le contaron que la caca que tiraban al váter se iba con otras cacas a un lugar llamado depuradora, y que ahí se encontraban, que no estaban solas. Mano de santo. Desde aquel día esa niña empezó a utilizar el orinal para hacer caca y la despedía con un afectuoso adiós cuando su madre la tiraba por el retrete. Así que, de verdad: siempre existe un motivo, aunque nos cueste verlo.

También puede suceder (y es bastante habitual), que controle el pis de día pero no de noche: otra vez, tiempo es lo que necesitamos. Tiempo, paciencia y que vaya madurando... No debemos preocuparnos y hemos de tratar el tema con la máxima naturalidad posible, sin reñir, sin decirle que ya es mayor ni compararle con otros niños amigos suyos que ya no llevan pañal de noche.

Maternidad a flor de piel

Los expertos recomiendan que se consulte con el pediatra cuando un niño no controla el pis a los cinco años o no controla la caca a los cuatro.

Retrocesos: ¿tengo un niño o un bebé?

Cuando tienes un niño pequeño, puede que pases por una etapa (que puede resultarte un poco larga, quizá) en que a menudo te preguntas si todavía tienes un bebé. Esto puede comportar que no sepas muy bien qué debes hacer, cómo tratarle, porque aparecen las dudas: «¿Se estará aprovechando y pidiendo cosas que ya sabe hacer por sí solo?».

Crecer no es fácil y, como en todo, hay fases, etapas, momentos más sencillos y otros que no lo son tanto. El problema es que los niños no cuentan ni con el autoconocimiento ni con el dominio del lenguaje suficiente para contarnos de una manera lógica y racional lo que les pasa. Sería genial que de repente pudiera venir tu hijo de tres años y te dijera: «Mamá, me siento inseguro porque noto y siento cosas a las que no sé poner nombre y a ratos me siento muy mayor pero otras veces tengo miedo de tantas cosas que me asustan que necesito volver a ti para sentirme que todavía estás disponible para mí aunque sé que ya no soy un bebé». No cabe duda de que sería genial y también muy raro escuchar a un niño de tres años hablar así. Pero nos ayudaría a comprenderle y a empatizar con él. Seguramente, si nos lo pidiera de esta forma, muchas veces no tendríamos ningún problema en ayudarle a vestirse o darle más brazos de lo habitual.

Pero no pueden hacerlo, y cuando retroceden o están más apegados a nosotros porque se sienten inseguros y se adhieren como con pegamento, nos cuesta aceptar este momento y tomar conciencia de que su comportamiento responde a una necesidad; de que existe una buena razón para ello. A menudo hacemos lo contrario: forzar para que sigan avanzando, para que sean cada vez más independientes, porque tenemos miedo de que nos tomen el pelo, o de que se conviertan en unos vagos o unos inseguros que no sepan manejarse en este mundo. Esto es mirar demasiado lejos, según mi punto de vista. Creo que si nos quitamos de la cabeza todos los prejuicios que se han instalado en ella a lo largo de los años porque los hemos escuchado mil veces («Ojo, que te va a tomar el pelo»), seremos perfectamente capaces de averiguar qué está pasando, a qué se debe esta necesidad de ahora.

Muchas veces, cuando las familias me cuentan que su hijo ha sufrido algún retroceso y tienen miedo de que se deba a que el peque se aprovecha o a que realmente sea un vago, les digo que respiren unos minutos. Les guío hacia una relajación profunda y cuando están en ella les pido que conecten un momento con su hijo, con su esencia. Les pregunto si creen, de verdad, que es alguien que se aprovecha o que es muy vago. Casi en todas las ocasiones los padres me han dicho que no, que en realidad su hijo es bastante autónomo, que le encanta llevar la iniciativa y que se podría decir muchas cosas de él pero nunca que sea aprovechado o vago.

Entonces se dan cuenta de hay algo «debajo». De que su demanda de más atención, de más contacto, de más mirada responde a alguna cosa que ha sucedido y que ha hecho sentir al niño más inseguro, más inquieto. A veces son cosas que saltan a la vista, como el embarazo de mamá o el inicio escolar, pero otras no son tan evidentes y nos toca investigar, observar y pensar cómo ha evolucionado nuestro hijo hasta hoy: cuándo empezó a mostrarse más demandante, qué es lo que nos pide, en qué momentos... Por lo general, de la observación atenta y minuciosa de lo ocurrido obtenemos todas las respuestas, que nos ayudan a conectar, a empatizar y a darnos cuenta de qué es lo que está pasando.

Aun así, puede que no logremos saber qué sucede. Bueno, no pasa nada. No podemos saberlo todo y en ocasiones hay cosas que se nos escapan. También yo he vivido esa sensación de no saber exactamente qué estaba pasando o por qué mi hija mostraba ese comportamiento de retroceso en un determinado momento. Entonces lo que tocará es aceptar nuestro aquí y ahora, soltar los prejuicios mentales que nos lleven al conflicto y la negatividad, y fluir en el presente. Aceptar que crecer no es fácil, que tampoco lo fue para nosotros. Que ser pequeño y no disponer ni de las palabras precisas, ni de los recursos adecuados, ni de las herramientas idóneas, ni del autoconocimiento necesario tiene que ser agotador y a la vez muy inquietante. Que debe de haber muchos momentos fantásticos, llenos de alegría intensa, pero también muchos otros de inseguridad y miedo, mucho miedo.

Aceptar eso, y mostrarnos disponibles y dispuestos para nuestros hijos, en la mayoría de los casos ayuda a desbloquear esa energía de inseguridad y, al cabo de poco, todo vuelve a su cauce normal. Cuando sientes a tus adultos padres tranquilos, relajados, disponibles y amorosos te das cuenta de que no es necesario tener miedo, de que están cuando les necesitas, y entonces en ese punto puedes relajarte y seguir adelante. Si, al contrario, les notas distantes, que te empujan hacia donde te atemoriza dirigirte, si ves que no están disponibles... será muy difícil tener la fortaleza suficiente para continuar recorriendo el camino. Al contrario, desearás con más fuerza esos brazos de mamá, ese contacto de papá que te llene el alma y la vacíe de tus miedos.

Carta a mi hija

Te estás haciendo mayor. Estás creciendo tan rápido que a veces tengo la sensación de que el tiempo me da una bofetada y me hace darme cuenta de lo importante que es aprovecharlo. Todo va muy deprisa y tu crecimiento, también. No doy abasto para apuntar las cosas nuevas que aprendes o que dices, y muchas quedan suspendidas en el aire mientras yo intento recordarlas para siempre a pesar de saber que muchas se me escapan y solo algún día, dentro de muchos años, le diré a tu padre: «Ahora me he acordado de aquel día que hizo aquello o que dijo lo otro...».

Tú también te estás dando cuenta de que eres un poco mayor cada día.

Sabes que ya no eres un bebé y te reconoces niña. Lo sabes y me lo dices: «Mamá, es que yo ya soy mayor» o «Mamá, ¿has visto qué grande me estoy haciendo?», mientras intentas ponerte de puntillas cuando, de hecho, ya no es necesario porque tienes toda la razón, estás creciendo mucho y veo a cada instante que ya no eres aquel bebé que llevaba encima día y noche.

No creas que siento nostalgia o que me sabe mal que ya no seas aquella niña pequeña a quien apetecía morder dulcemente las mejillas. No es eso, en absoluto.

Siento orgullo de pertenecer a este momento, un momento que me regala estar a tu lado y ver la vida desplegarse. Celebro cada instante en que te veo extender las alas y volar cada día un poco más allá y más alto. Ser madre es un privilegio: verte florecer es un privilegio que no me cansaré nunca de agradecer a la vida.

Al mismo tiempo que estás contenta porque ves que te haces mayor, hay ratos en que esto no te parece tan bueno. De repente te pones a gatear y explicas que eres un bebé y que solo sabes decir «ueueueee». Quieres que te coja en brazos como cuando solo pesabas cuatro kilos (en horizontal) y nos preguntas cómo eras de pequeña, qué hacías, qué te gustaba...

Tengo la sensación de que sabes los pasos de gigante que estás dando ahora que rondas los tres años y que necesitas coger carrerilla; volver, a ratos, a los brazos de mamá o de papá para coger fuerzas, para acabar de llenarte y sentirte muy segura de que eres capaz de seguir creciendo y «separarte».

En este ir y venir de niña pequeña a niña mayor, a veces hay momentos en que parece que ya quieras ir a la universidad y otros que pides que te ayudemos a vestirte (cuando tú desde los dos años lo has hecho siempre sola).

En este ir y venir debemos tener muy presente, los que estamos contigo, que se trata de algo normal, que es sano que te vayas y que cuando, lo necesites, vuelvas corriendo a los brazos de tus padres para llenarte de más seguridad, para saber que estamos. Es cierto que ha habido momentos que he tenido la tentación de decirte: «Hombre, tú ya sabes vestirte sola» o «¿Ahora quieres que te dé yo de comer?», porque lo que hacías me ha sorprendido.

Pero no va por ahí la cosa, ¿verdad? Claro que sabes perfectamente vestirte o comer sola... La cuestión es que a veces no quieres hacerlo porque necesitas sentirte aún pequeña, sentir que aún te damos la comida nosotros, que todavía te decimos: «Ven, que te pondré el pijama». Sentir que estamos disponibles todavía para ti. Porque hacerse mayor a menudo asusta.

Te entiendo, cariño, pues me recuerdo muy bien a mí misma cuando también pasé por esta etapa. Y no creas..., ha habido veces que incluso de adulta he tenido la necesidad de volver a los brazos de mi madre y decirle: «Por favor, cuídame», porque sentía que yo sola no tenía fuerzas. Y saber que hay alguien que te permite volver a ser pequeña, retroceder hasta ser un pollito... resulta reparador.

Sentir que hay un lugar al que regresar y enseñar las partes más débiles, aquellos rincones más escondidos, tanto si son pereza momentánea, como si son miedo, o nostalgia, o necesidad de instalar algo más de confianza... Es bueno que los niños os permitáis este ir y venir. Es bueno que en el camino que os lleva a haceros mayores sepáis que podéis volveros pequeños cuando os haga falta porque los padres entendemos esta necesidad de cargar pilas en la fuente. Y no os juzgamos.

Que os acogemos para que podáis empaparos bien de nuestra confianza en vosotros, de nuestro amor, de nuestra certeza de que sois grandes personas...

Quiero que sepas que puedes hacerte pequeña siempre que quieras. Y que puedes hacerte mayor también, porque no tengo ningún miedo de que emprendas el vuelo. Yo estaré siempre aquí: amándote.

La relación de pareja: reconectando

Durante los primeros años de vida de nuestro hijo hemos estado dando vueltas sin parar en la centrifugadora y a veces ese ritmo frenético, la cantidad de cambios y el día a día hacen que la relación de pareja, si no se cuida un poco, quede algo tocada. Digamos que durante unos años hemos puesto mucha atención al ente «familia» y nos hemos desconectado un poco del ente «pareja».

A veces nos damos cuenta y, a partir de que nuestro hijo cumple los dos años, empezamos a buscar espacio para estar solos y recuperar ese tiempo que no hemos tenido. Tiempo para hablar sin interrupciones, para hacer el amor sin miedo a que se despierte, para recuperar alguna de las actividades o *hobbies* que compartíamos antes. Pero también ocurre que lo hacemos menos a menudo de lo que necesitaríamos o directamente no lo hacemos porque quizá no tenemos posibilidad de dejar al niño o a los niños con nadie. El hecho de no tener ayuda disponible o alguien de confianza a quien dejarle los niños un día entero o un fin de semana también puede pasar factura.

El día a día está lleno de momentos en los que tal vez cada uno actuaría de una forma diferente, porque ¡somos distintos!, y a lo mejor antes no se notaba tanto porque no había peques. Pero con hijos y con la necesidad de gestionar y acompañar enfados y malestares emocionales varios de los pequeños, esas diferencias se hacen muchísimo más evidentes. Uno es más flexible con lo de los límites y otro, más autoritario. Uno trata a los hijos con respeto siempre y el otro quizá no puede, le cuesta un montón y hace cosas que no debería pese al rechazo explícito de su pareja. Todo esto más el cansancio y el estrés provoca muchos roces y conflictos.

Esto, la falta de tiempo de calidad juntos, la falta (a menudo también) de tiempo para el sexo, y la poca y mala comunicación entre los dos puede acabar produciendo mucho dolor. Sensación de soledad, de desconexión, de ser compañeros de piso más que una pareja, de que la relación ha terminado y, por supuesto, añoranza de esa chispa, de ese enamoramiento que sentimos hace ya tanto tiempo.

A veces esto pasa porque tendemos a creer que todo es para siempre y que con nuestra pareja hemos firmado una especie de cheque en blanco. Por lo tanto, da igual lo que pase, seguiremos juntos. Ten por seguro que esto no es así. Aquí no hay cheques que valgan: ni en la pareja ni en la vida. Todo, empezando por la vida, hay que cuidarlo, y si queremos disfrutar de las cosas que la vida nos trae, debemos ser conscientes de ello, de no dar nada por sentado.

Así que esa relación de pareja fantástica que teníamos, a menos que la cuidemos, también pasará a la historia a pesar de que en su momento esto nos pareciera absolutamente imposible. Tendremos que aprender a reconectar en caso de que nos hayamos desconectado, practicar la amabilidad y la humildad, y también aprender a comunicarnos.

Primero, si quieres mantener una relación de pareja duradera y feliz con hijos, tenéis que hablar mucho y bien. Buscar momentos para conversar de lo ocurrido, de cómo estáis de verdad, de cómo os sentís en cada etapa. Para hablar tranquilamente de la gestión de conflictos, de vuestra reacción cuando os veis sin herramientas, de qué se os remueve por dentro, de qué tenéis miedo. Hablar, a corazón abierto de vuestros sentimientos. Sin reproches, sin «y tú más», sin «pues anda que tú»... Sin nada de eso y mucho de «yo siento que...».

Si lo hacéis, podréis empatizar el uno con el otro y os sentiréis en la misma sintonía, os sentiréis más uno y podréis ir afrontando lo que se presente con la sensación de ser un equipo, de estar juntos en esto.

Tendréis que hablar mucho de los límites en la crianza, de las emociones que se os despiertan, de sexualidad y de un montón de cosas más. Hablar de estos temas hasta quedar secos os ayudará a volver a sincronizar relojes y comprender qué os pasa a cada momento. Estar mejor inevitablemente hará que busquéis nuevos espacios y que vayáis dando alas a esta relación de pareja.

Tiene que haber cierto equilibrio (cuando ya no tenemos hijos bebés) entre la vida de pareja, la vida familiar y la vida personal o individual. Estas tres áreas han de estar plenamente satisfechas y con buena salud para que no se desequilibre todo. Porque si estamos mal con la pareja, vamos a estar mal con nosotros mismos y también con la familia. Si estamos regular con la pareja, nuestro hijo va a notarlo y va a estar a disgusto, va a mostrar su malestar y provocará más momentos de tensión y conflicto, con lo cual es muy probable que nos enfademos más entre nosotros. Un bucle nada recomendable.

Por eso creo imprescindible que conserves siempre cierta perspectiva al pensar en todo eso y compruebes si las distintas áreas de tu vida están bien equilibradas para así poder ver si se necesita poner más atención en algún aspecto en concreto.

Tener una buena relación de pareja no es solo bueno para vosotros dos, sino también para vuestros hijos. Y no únicamente porque os verán bien y eso les relajará y les hará sentirse seguros, sino porque también os tomarán de ejemplo. Si ven que sus padres se aman, se hablan bien, se respetan y se cuidan, tendrán un ejemplo increíble y en sus futuras relaciones de pareja es posible que anden buscando lo que han asimilado como una «relación de pareja sana». Así que trabajad la relación de pareja no solo por vosotros sino también por ellos, porque además, si os ven mal y son pequeños, van a pensar que es por su culpa, que no son suficientemente fantásticos para hacer felices a sus padres. En este caso, es necesario que dejéis claro a los peques que si estáis mal no es por ellos sino por otras cosas en las que no tienen nada que ver. Debéis decirles que pueden relajarse y crecer tranquilos porque vosotros os ocupáis de resolverlo, que no teman, que respecto a ellos está todo bien.

Tener hijos nos obliga también a crecer personalmente y como pareja, y esto puede ser un regalo: porque si lo hacemos, nuestra relación puede devenir muchísimo más madura, profunda y feliz de lo que jamás había sido. Pero nada, tampoco esto, te vendrá regalado, caído del cielo. Habrá que trabajarlo, meditarlo, hablarlo y pasar a la acción. Requerirá quizá esfuerzo, logística, análisis de prioridades y muchas ganas, pero te aseguro que buscar este crecimiento, valdrá muchísimo la pena y os llevará a ser más felices de lo que nunca habíais sido antes. Mucha suerte.

En lo esencial, a la una

Todo el mundo decía que eran una pareja perfecta. Iban a la una, eran divertidos, se querían un montón, eran felices. Hacía años que salían juntos y no habían tenido nunca ni una discusión de las que se denominan «importantes». Habían comprado piso, coche, etcétera, a medias sin pensárselo: tenían tan claro que querían vivir para siempre juntos que no les daba miedo que un día algo se rompiera y hubiera que dividir todas las posesiones adquiridas.

Cuando hacía ya cinco años que estaban juntos decidieron ampliar la familia y todo había ido igual de perfecto que hasta entonces. El embarazo, el parto... Incluso el posparto, un poco complicado al principio, lo habían superado con bastante éxito. Hasta ahora. Ahora que Luka tenía ocho meses y que gateaba por toda la casa, algo invisible había pasado y ya nada era tan fantástico. Era como si la pareja que habían conocido hasta entonces se hubiera ido desintegrando poco a poco: cada vez tenían menos tiempo y estaban más cansados.

Pero esto no era lo peor. Lo más duro, lo más difícil era que a menudo no estaban de acuerdo en la manera como había que criar al niño. Era como si hablaran dos idiomas distintos. No había punto medio: uno estaba a la derecha, el otro a la izquierda y Luka en medio, mirándolos a los dos con curiosidad cada vez que discutían sobre qué había que hacer o de qué manera.

Bea quería dar el pecho hasta que Luka quisiera y en cambio Jon, el padre, creía que ya llevaba demasiado tiempo mamando. Ella habría colechado desde el principio y sin ni pensárselo, y en cambio a él le molestaba el niño en su cama porque sufría y no descansaba tranquilo.

Bea, si Luka lloraba o se quejaba por algo, tenía paciencia. Jon no. Le molestaba que llorara, y siempre le daba la impresión de que les tomaba el pelo, que pese a ser tan pequeño sabía lo que quería... En el fondo, lo que Jon no acababa de decir nunca a su compañera era que estaba enfadado porque desde que había llegado Luka su mundo había cambiado de repente. Desde entonces, su mundo de pareja se había transformado, con otro cuerpo y con otra forma, y Jon no acababa de digerirlo.

Hablar... no lo habían hecho mucho. El día a día se los comía y cada vez estaban un poco más lejos. Aquel miércoles por la mañana Bea le había dicho: «El niño tiene muchos mocos... ¿No has oído cómo le costaba respirar esta noche?», y sí, Jon se había dado cuenta de que algo pasaba... «Llamaré al estudio, diré que trabajaré desde casa», había dicho ella con cara preocupada... Él se fue hacia la oficina y en cuanto cruzó la puerta ya no pensó más en todo esto; el montón de papeles que tenía acumulados en la mesa con la palabra «urgente» lo absorbió por completo.

Al cabo de seis horas, un mensaje al móvil: «Llámame». «¿Qué pasa?», preguntó Jon. «Luka, que le cuesta mucho respirar —dijo ella medio lloriqueando—. Hay que llevarlo al hospital, ven enseguida, tiene muy mala cara, date prisa». A él se le estrechó algo adentro. Cogió la chaqueta corriendo y salió. No había sentido nunca aquello que sentía ahora. Era nuevo. Tenía miedo de que a su hijo le pasara algo y, entonces, en aquel momento y todavía con la voz llorosa de Bea grabada en la memoria, se dio cuenta de hasta qué punto quería a aquel chiquillo que antes de aquel segundo solo le había parecido que había venido a estropear todo lo que él y su mujer tenían. En aquel momento se dio cuenta de hasta qué punto era importante que estuviera, que existiera, que siguiera con ellos.

Al cabo de media hora estaban los tres en el hospital. Les hicieron pasar enseguida... Luka estaba ya medio dormido, agotado de tanto esfuerzo para respirar. A los pocos minutos ya llevaba una mascarilla que Bea tenía que aguantarle para que no se le cayera. El niño empezó a llorar, estaba asustado... Ella solo pensaba una cosa: «Que se acabe, que se acabe, que se encuentre bien, por favor...».

Aquellos primeros instantes en el hospital fueron tan intensos que al cabo de dos horas, cuando ya estaban los tres en una habitación de planta con Luka más estable y controlado, a los dos adultos de la sala todavía les temblaban las piernas. El niño finalmente se durmió en el pecho de Bea, y ella lloraba en silencio, secándose las lágrimas para que no mojaran a su hijo. Jon, que se moría de ganas de llorar con ella, se le acercó. Hacía mucho rato que no se decían nada y mantenían, todavía y a pesar de todo, las distancias.

Se le sentó delante, la miró a los ojos y le dijo: «Perdóname... Perdóname por haberme ido tan lejos». Ella empezó a llorar más fuerte, a pesar del miedo de despertar a Luka... Aquello ahora no se lo esperaba. «Perdóname también tú a mí —dijo ella cuando pudo calmarse—. También me he alejado. Los dos nos hemos alejado demasiado.» «Sí, Bea..., y si algo tengo claro hoy es que os quiero a vosotros y me sabe mal no habértelo podido decir antes. Os quiero aunque me cueste adaptarme a esto nuevo que nos pasa...»

Ellos todavía no lo saben, pero dentro de tres años celebrarán dos aniversarios: uno el día que nació Luka y el otro, el día de su primera y última bronquitis, porque aquel día fue cuando verdaderamente nació su nueva familia, la que iría a la una, incluso en tiempos de tormenta.

Maternidad y culpa: ¿cómo sobrevivir?

Cuando me quedé embarazada enseguida me di cuenta de que con la culpa pasaba algo extraño. Yo, que en general no me había sentido culpable antes de ser madre, con el embarazo empecé a notar que esto cambiaba. Si iba a revisión y me decían que me había engordado bastante, automáticamente pensaba: «Huy, ¿y si no es bueno y estoy haciendo algo mal para el bebé?». Si un día tenía demasiada actividad y terminaba cansadísima, me sentía culpable por no haberme permitido mis momentos de parar y tumbarme en el sofá acariciándome la tripa.

Empecé a comentarlo con amigas y otras mamás embarazadas y comprobé que era el pan de cada día de todas esas mujeres, que la culpa resonaba en todas ellas igual que en mí, y empecé a entrar en este tema. Comencé a mirarla de frente. ¿Realmente éramos culpables de algo? Tanto me sorprendía el asunto de la culpa que en 2011 escribí esto:

> Si me dijeran que hiciera un listado de los sentimientos que aparecen con fuerza durante la maternidad, sin duda que la culpa sería uno de ellos. No digo que sea el primero, faltaría más, pero sí que, de repente, entra en juego y lo hace en muchas más ocasiones de las que, en un principio, pueda parecer. Es algo que he observado en mí misma, pero también en las madres que conozco, y hablo de madres porque creo que es un sentimiento que se centra, en gran medida, en las mujeres y no en los hombres. En este aspecto, nos llevan ventaja.
>
> Incluso en la preconcepción, cuando queremos quedar «embarazados», a veces la culpa empieza a asomarse, sobre todo si no lo conseguimos enseguida. A menudo pensamos: «¿Y si es culpa mía? ¿Y si tengo algún problema?». Como si en esto de concebir la culpa tuviera algo que ver... Pero es inconsciente y no podemos evitarlo. Como tampoco podemos evitar que durante el embarazo nos asalte de nuevo este sentimiento en un montón de ocasiones. Si nos dicen que el bebé es pequeño: «Quizá sea culpa mía, que no he comido bien», o si nos dicen que es «demasiado» grande: «Tal vez es

culpa mía, que he comido demasiado». Si sufrimos de diabetes gestacional, si durante una parte del embarazo hemos estado demasiado ocupadas con el trabajo y nos hemos parado poco a sentir el bebé, si hemos estado tristes o estresadas, si hemos estado enfadadas o nos hemos peleado con alguien a quien queremos mucho, inevitablemente en algún instante pensamos: «¿Y si, por mi culpa, le estoy creando algún tipo de tensión, algún trauma, alguna preocupación que no va con él, pobrecito? ¿Y si cree que no lo quiero?».

Y no estamos hablando de cosas más graves como la amenaza de un parto prematuro, la separación de la pareja, la muerte de una persona muy querida, etcétera. Dicho así, de golpe y en lista, puede parecer exagerado, poco real y salido de una película deprimente, pero os aseguro que en más de una ocasión, el sentimiento de culpa produce una angustia y un sufrimiento considerable en las futuras madres. Pero eso no es nada comparado con todo lo que podemos llegar a sentir cuando ya tenemos al hijo con nosotros.

Con la crianza, la culpa vuelve a entrar en la partida, y con más fuerza que nunca. Cuántas veces me he preguntado si lo hacía bien, si lo que habíamos decidido era lo correcto, con cierto regusto a remordimiento... Si nuestro hijo es de comer poco ya pensamos que quizá es culpa nuestra, porque nuestra madre nos dijo que nosotros también lo éramos de pequeños. Si nuestro hijo no hace lo mismo que los demás, podemos llegar a pensar que quizá tenemos la culpa, que no lo hemos estimulado lo suficiente. Si hemos tenido que darle biberón pensamos que es culpa nuestra porque no teníamos leche. Pero si decidimos dejar de darle el pecho también nos sentimos culpables porque sabemos que lo que le estamos quitando le gusta tanto... y tenemos miedo de que la frustración le genere algún trauma. Si nuestro hijo llora cuando lo dejamos con los abuelos, en la guardería o con la canguro, nos sentimos horrorosamente culpables por no poder pasar más tiempo con él, o por tener ganas de hacer alguna otra cosa.

Los hijos crecen y esperamos que la culpa se atenúe con un poco de experiencia y de calma... Pero un buen día nos quedamos embarazadas del segundo hijo y entonces una culpa inmensa viene a reencontrarnos, si es que se había marchado algún día, para recordarnos: «¿No estarás traicionando a tu hijo mayor, el primero, el que tanto amas?»... Y no podemos soportar el hecho de pensar que le estamos haciendo una mala jugada, o que sufrirá cuando vea un bebé en casa pegado a la teta de su mamá. Entonces queremos compensarlo de alguna manera y pasamos más tiempo con él, jugamos más a su lado, lo llevamos más en brazos, a pesar de estar cansadas y tener una barriga que va en aumento. Y entonces otra vez nos sentimos culpables de no estar haciendo suficiente caso al bebé que se está gestando dentro de nosotras. O de no habernos vinculado a él tanto como con el primero. De no llevar un embarazo tan plácido como cuando tuvimos el otro, cuando estábamos tan contentas y felices... Doblemente culpables.

Me pregunto cómo es posible que este sentimiento tan marcado en las madres no lo sea tanto en los padres. Y confieso que en este aspecto los envidio. Envidio su practicidad y su capacidad de no hacerse tantas preguntas, sobre todo acerca de cosas que ya no se pueden cambiar. Un día, un padre me dijo algo que me quedó grabado para siempre: «Yo, con mi hijo, intento hacerlo cada día lo mejor posible, pero soy consciente de que seguramente me equivoco en algunas cosas. Por eso, llegado el momento, cuando sea mayor, si tiene algún trauma, me comprometo a pagarle la terapia para que lo resuelva. Más no puedo hacer».

Tanto la culpa como el miedo son malas compañías... también en la crianza. Pero a pesar de saberlo, lo siento, pero yo no he conseguido quitármela de encima. Si alguien lo ha conseguido y tiene la receta mágica, que no dude en llamarme.

Han pasado muchos años desde entonces y he meditado muchísimo sobre eso... Y me pregunto: ¿de qué me sorprendía entonces? Tantos siglos de sociedad patriarcal durante los cuales la mujer ha sido la culpable de casi todo pasan factura en muchos sentidos. Entonces empecé a centrar el foco en qué situaciones aparecía culpa y si esa culpa provenía de dentro o de fuera. A partir de mi profesión, también intenté fijarme en eso y me di cuenta de la alarmante cantidad de *inputs* de culpabilización que reciben del exterior las mujeres.

Muchos de los comentarios que sanitarios, familiares o desconocidos, hacen a mamás primerizas son culpabilizadores. Si después de parir estás llorando porque la experiencia ha resultado muy fuerte y te sientes bastante perdida, es posible que aparezca ese comentario de «Pero no llores,

¿no ves que ha ido todo bien? Harás que se ponga triste...», y seguramente lo último que necesita la mamá en este momento es sentirse más culpable de lo que quizá ya se siente sin que nadie le diga nada. Pero también en muchas otras ocasiones. Una mamá me contaba hace poco que cuando su hija tenía unos meses fueron a urgencias y les culpabilizaron y criticaron por haber acudido allí por una «tontería» cuando no hacía falta. Bueno, eran primerizos y no sabían que eso era una «tontería». No dijeron nada y se fueron a casa sintiéndose de todo menos empoderados. Volvieron cuando su hija tenía dos años y les dijeron lo mismo pero al revés: «¡¿Y cómo se os ocurre venir tan tarde?! Tendríais que haberos presentado ayer mismo». La primera vez se les había culpabilizado por poca experiencia y por ser primerizos, y la segunda, por confiados.

Parece que existe una norma no escrita que da carta blanca a la gente para meterse en la crianza de los hijos de los demás: que si lo llevas demasiado abrigado, que si no le marcas suficientes límites, que si deberías ser más estricta, que si no le estimuláis lo suficiente, que si sois demasiado rígidos con su alimentación, que si no entiendo por qué le das teta si ya come macarrones... Todo el mundo cree tener permiso para opinar, aconsejar y culpabilizar especialmente a las madres.

Muchas veces esas críticas no encuentran respuesta ni límite porque llegan en una etapa en la que las mamás están sin filtros, sin corazas, con el escudo en el suelo y lejos de su alcance. Una etapa en la que se sienten muy vulnerables y probablemente también inseguras: todo es nuevo, ¿cómo no sentirse así? Es en esos momentos cuando esas críticas duelen más, cuando esa culpabilización pasa más factura y deja más en *knock out*.

Hay mujeres que enseguida se dan cuenta de lo que no quieren en su vida y empiezan a poner límites muy claros a ese tipo de consejos no deseados o críticas que les llegan del exterior. Por lo general son tildadas de bordes, rudas y no sé cuántas cosas más. Otras necesitan un proceso más largo para notar que esa culpabilización que proviene del exterior les hace daño y que requiere pasar a la acción.

Puede que en un momento de tu vida creas que la maternidad y la culpa irán siempre de la mano, pero déjame decirte que no es así, que si quieres, puedes hacerle frente y transformarla en algo absolutamente positivo. Y lo primero que habrá que hacer si pretendemos empezar a desligar estas dos palabras, «maternidad» y «culpa», es darnos cuenta, observar, si la culpa que sentimos es momentánea o permanente. Si se trata de un sentimiento que viene de vez en cuando o si todo el rato estamos bajo ese permanente runrún culpabilizador.

Será también muy útil averiguar qué es lo que nos hace sentir culpables y quién culpabiliza: ¿son otras personas, son hechos palpables o somos nosotras mismas quienes nos estamos permanentemente juzgando? Las respuestas que obtengamos con estas observaciones nos ayudarán a ir tomando conciencia de qué es lo que nos pasa con la culpa.

En este ejercicio de mirar nuestra relación con la culpa puedo observar si cuando actúo de una forma equivocada identifico esa acción conmigo misma o no. Es decir: supongamos que grito a mi hijo y sé que no debo hacerlo porque merece otro trato muchísimo más respetuoso. No quiero chillar pero se me escapa y luego me siento culpable. ¿Qué pasa en ese momento? ¿Considero el grito como algo erróneo, que esa acción es una equivocación, o me identifico yo misma con eso y entonces me siento como si toda yo fuese un error, como si fuera, en esencia, culpable?

Porque si lo que me pasa es esto último, si siento un profundo e irracional sentimiento de culpa, puede que el origen no esté en el aquí y ahora, en mi maternidad, ni en lo que estoy viviendo, sino en alguna situación familiar vivida en mi infancia.

Los niños pequeños, en la etapa egocéntrica, lo viven todo desde el punto de vista de su persona. Es decir: si mamá está contenta, es porque la hago muy feliz y soy fantástico. Si mamá no está contenta y está muy triste, se debe a que no la hago feliz y no soy suficiente para ella. Es evidente que no se trata de un pensamiento racional del niño, pues todavía no puede hacer estas reflexiones, pero sí que puede sentirse así: como si no fuera suficiente, como si su madre no estuviera contenta por su culpa, aunque lo que le pase a mamá no tenga absolutamente nada que ver con él. El hijo de una pareja que discute todo el rato, que sufre muchísimos momentos de tensión en casa, que se grita o se trata mal, también puede vivir la sensación de que esto ocurre por él. De que si él hiciera algo o fuera distinto, eso no pasaría. Justamente por este motivo es tan importante que siempre dejemos muy claro a nuestros hijos, utilizando las palabras, que lo que nos pasa no es por su culpa, que no es por ellos.

Durante el embarazo, si estamos angustiadas porque, por ejemplo, nos han dado una mala noticia relacionada con un familiar, podemos comunicarnos con el bebé que gestamos y decirle: «Cariño, quizá has sentido que estoy un poco preocupada y angustiada. Pero es por el abuelo, no tiene nada que ver contigo. Tú puedes crecer tranquilo, te quiero muchísimo y estoy muy feliz de tenerte dentro». Cuando tenemos un bebé podemos decirle cosas como: «Me has sentido un poco nerviosa hoy... Me cuesta adaptarme a tantos cambios, no había sido nunca antes mamá, pero no te preocupes. A ti te quiero un montón y me siento muy afortunada de que estés conmigo. Crece tranquilo, amor mío». O cuando nuestro hijo tiene tres años y advierte que estamos un poco ausentes: «Quizá has notado que he estado con pocas ganas de jugar estos días. No tiene nada que ver contigo, ya sabes que me encanta jugar a tu lado, pero lo cierto es que tengo mucho trabajo en la oficina y a ratos estoy muy cansada... Voy a intentar estar más contenta y no pensar tanto en el trabajo. Puedes estar tranquilo porque en realidad todo está bien y te quiero muchísimo».

Es importante que transmitamos a nuestros hijos que, aunque a nosotros nos pasen cosas y no estemos siempre permanentemente felices y alegres, ellos no han provocado eso que sentimos, no son los culpables de lo que nos pasa. De esta forma, separando las cosas, podrán desengancharse de esa sensación de sentirse responsables de todo lo que nos sucede o sentimos.

Seguro que has visto algún niño que ante la cara de preocupación o de ausencia de su madre o padre ha empezado a llamar la atención de algún modo. A veces, si ven que mamá está llorando, comienzan a hacer cosas que por lo general a mamá le hacen gracia, como si fueran ellos los que tuvieran la responsabilidad de cambiar el estado de ánimo de mamá.

Si percibes que tu sentimiento de culpa en tu maternidad es constante y que por mucho que lo intentas no consigues quitártelo de encima, revisa qué pasó en tu infancia, porque quizá viviste momentos en que te responsabilizaste del bienestar de tus padres, y te sentiste culpable de lo que sucedía en casa o de sus emociones. A veces, hablar con nuestros padres nos puede ayudar a encajar las piezas sueltas del puzle.

QUÉ PODEMOS HACER

A continuación, te facilito algunos consejos para contrarrestar ese sentimiento de culpa:

★ **El primer paso es darnos cuenta de qué sentimos y en qué momentos.** Nos puede ayudar muchísimo llevar un registro durante un tiempo de nuestro día a día y de nuestra relación con el sentimiento de culpa.

★ **También nos ayudará mucho el hecho de respirarla.** Respira esa culpa cuando aparezca: identifícala y préstale atención de manera consciente. Inspira por la nariz y suelta el aire por la boca tan lenta y profundamente como puedas.

★ **Debemos tomarla con objetividad y perspectiva, y para ello preguntarnos:** esto que siento ahora ¿tiene razón de ser o se me ha activado de manera inconsciente por algún tipo de miedo? Es decir, si acabo de tratar mal a mi hijo probablemente me sienta culpable. Y también es lógico porque sé que podría haberlo hecho mejor. Pero si un desconocido me dice: «¿Lo llevas en brazos? Lo vas a malcriar», y se me activa el sentimiento de culpa, muy probablemente se deba a que me siento juzgada y tengo miedo de que los demás crean que no lo hago bien. Pero no tiene razón de ser, es decir: no soy culpable de absolutamente nada y, sin embargo, me siento mal. Analizar desde una óptica más amplia cuál es el origen de ese sentimiento cuando aparece y si se sostiene por sí solo o no me ayudará a poder dar el siguiente paso.

★ **Transformar la culpabilidad en responsabilidad.** Una vez que hice lo anterior, deberé pasar a la acción. Si ese sentimiento no tiene razón de ser, voy a respirar esa culpa que siento en este momento para que poco a poco se vaya disipando. Comprenderé que es algo que se activa en mí pero que, en realidad, no soy culpable de nada. No me engancharé a ese sentimiento y procuraré transformarlo en amor hacia mí misma. Si esa culpa es por algo que hubiera podido hacer mucho mejor, deberé pasar a la acción y preguntarme: ¿qué es lo que necesito para que eso no vuelva a suceder? Si necesito más herramientas, más recursos o más información, los busco. Si lo que preciso es no ir tan cansada o estresada, procuraré buscarme los espacios de nutrición propia para poder cargar pilas y no verme tan sobrepasada. Si lo que me hace falta es no sentirme tan sola, procuraré apoyarme en los que tengo alrededor y buscar o crear mi propia tribu.

La culpa paraliza, te deja con unas sensaciones muy desagradables que van lamiéndote las heridas y que te llevan a lamentar el hecho de ser tan mala madre. La responsabilidad, no. Porque con responsabilidad pasaremos a la acción para seguir avanzando, para no conformarnos con lo que hacemos y cómo lo hacemos ahora. La responsabilidad nos invita a cuestionarnos pero no para atormentarnos sino para demostrarnos que nos amamos y que merecemos ser la madre que queremos. La responsabilidad, en cierto modo, nos hace más capaces, más libres, y nos empodera. Ya no somos esa pobre mamá triste y amargada porque todo el rato se está sintiendo culpable por cualquier cosa pero que no ve la salida y se conforma con permanecer en ese sentimiento. Somos una mamá que sabe que podemos vivir mejor, que podemos sentirnos mejor y que merecemos todo eso y más. Y porque nos queremos y queremos a nuestros hijos, no paramos de pasar a la acción hasta conseguirlo.

Si en casa has presenciado en los que te rodeaban ese sentimiento de culpa y mucha paralización, junto con esa sensación de que «no hay salida», es posible que tu marco mental te lleve ahí, a esa percepción de la realidad cerrada, como si no hubiera puertas por donde salir. Pero es solo eso, una percepción mental de la realidad fruto de lo que has vivido e integrado. Lo mejor de todo es que existen otras realidades, que hay otras y que tú puedes formar parte de ellas. Sí, tú puedes conseguir ser más feliz, vivir mejor, sentirte mejor y ser la madre que quieres y en la que mereces convertirte. Pero para conseguirlo, primero debes sentir profundamente que eso es posible para, de ese modo, crear el marco de realidad necesario a fin de que se abran esas puertas donde antes solo veías paredes.

Capítulo 7

Consejos para una maternidad/paternidad feliz

Las varitas mágicas no existen, es cierto. Si las buscas, olvídate de encontrarlas, de verdad. Cada niño, cada familia y cada circunstancia es un mundo. Pero sin embargo hay algunas cosas que pueden ayudarte muchísimo a llevar una maternidad feliz independientemente de cómo seáis tú, tus hijos o tus circunstancias. Creo que lo que te voy a contar ahora sirve para todo el mundo (o casi).

Confía

A mi modo de ver, la confianza es indispensable para poder llevar a cabo una crianza consciente, respetuosa y feliz. Sin ella entramos en un mar de dudas y nos atacan todos los fantasmas. Parece fácil, ¿no? Confiar... así de simple. Y no, no lo es en absoluto. A mí me ha costado años, esfuerzo y mucho autoconocimiento aprender a confiar en la vida y hacerlo desde un lugar profundo y convencido.

Primero hizo falta que me diera cuenta de que, a menudo, en vez de confiar tendía a pensar en los obstáculos que quizá aparecerían. Me pasaba con todo y muchísimo antes de convertirme en madre. El desconfiar de la vida, así en general, me hacía sufrir y estar, de alguna forma, en alerta permanente como si todo, absolutamente todo, fuera frágil y pudiera torcerse en un abrir y cerrar de ojos. Me di cuenta de que así no era feliz. De manera que un día se lo conté al marido de mi madre. Le dije que quería ser más feliz, que veía que esa tendencia a la desconfianza no me permitía gozar plenamente de la vida, de las personas, de las cosas que me pasaban.

Entonces me dijo: «Mira tu vida..., observa tu aquí y ahora... ¿Te está dando la vida motivos para desconfiar de ella?». Era verdad. Realmente la vida iba sobre ruedas. Llevaba la vida que yo quería, todo fluía y era perfecto o, por lo menos, lo parecía. Entonces ¿qué sucedía? Otra vez, tuve que ir hacia la raíz de la desconfianza, que no es otra que el miedo. El miedo a perder lo que tienes, el miedo a sufrir, en definitiva. Yo, igual que cualquier persona en el mundo, también había sufrido y no poco, y de alguna forma la desconfianza funcionaba como una coraza, un escudo que me permitía vivir pensando, de alguna forma inconsciente: «Si la vida me da un revés (que es probable), no me pillará desprevenida ni con el lirio en la mano», sin darme cuenta de que esa actitud era el obstáculo principal para mi total felicidad y libertad.

Así que tuve que currármelo. Indagar, sumergirme en mi infancia (otra vez), darme cuenta de los hechos que me habían ido llevando a tener esa actitud de desconfianza en la vida, y tomar conciencia de que eso se podía cambiar. Que mi forma de percibir la vida no era igual ahora que cuando tenía diez años, que ya era una persona adulta que podía echarle objetividad a mi aquí y ahora. Era capaz de comprender mi tendencia pero también podía decidir, firmemente, cambiarla. Claro, no de la noche a la mañana... Estas cosas requieren compromiso, voluntad y práctica, mucha práctica. Así que me puse manos a la obra. Sin duda, la meditación me ayudó muchísimo a aplacar mi tendencia a la inquietud y a la desconfianza. Me ayudó a poner a raya mis miedos y a centrarme.

El hecho de estar en nuestro centro nos ayuda a confiar. Si estoy presente en el ahora y el aquí puedo observar lo que sea que suceda a mi alrededor de una forma más objetiva, como si utilizara una lente panorámica que me permite entender mejor toda la situación. Desde ahí, sin abandonar mi centro, puedo escuchar qué me dice mi intuición, qué creo que es lo mejor que puedo hacer en este preciso momento.

La confianza en la maternidad y la paternidad nos ayuda a creer que es totalmente verdadera la frase de «todo pasa», porque efectivamente es así. Y aunque seamos capaces de razonarlo, necesitamos saberlo de verdad en lo más profundo de nuestro corazón. Si considero ese «todo pasa» como un hecho incontestable, seré capaz de no engancharme a las cosas del día a día que vayan ocurriendo pensando que todo es un drama, desconfiando de que mi hijo, algún día, pueda hacer tal o cual cosa por sí mismo.

A menudo la desconfianza es la causante de la desazón en la maternidad y la paternidad. Para empezar, dudamos mucho de nosotros mismos. Dudamos de nuestros hijos después. También dudamos de los *inputs* que nos llegan del exterior. Y así, dudando todo el día, desconfiando de absolutamente todo, es difícil poder llegar a sentirnos plenamente felices y libres en nuestra tarea como madres y padres.

CONFÍA EN TI

La base para dar cualquier paso respecto a la confianza, y de alguna forma también a la crianza de los hijos, es confiar en uno mismo. Es muy difícil confiar en la vida y en los demás si no confiamos en nosotros. A veces simplemente nunca nos habíamos planteado si, en realidad, confiamos en nosotros. En principio pensamos que sí, pero se trata de algo racionalizado más que de un sentimiento profundo de confianza en uno mismo. Luego, si analizamos qué tipo de pensamientos nos vienen a la cabeza y cómo nos hacen actuar, quizá vemos que no, que confianza no es precisamente lo que sentimos hacia nosotros mismos.

Por eso quiero decirte que confíes en ti y en tu cuerpo cuando estés en proceso de concebir, gestar, parir y criar a un hijo. Eso resulta indispensable. Con confianza podrás encontrar la calma imprescindible para poder afrontar cada momento que la vida te traiga. Con la desconfianza, en cambio, contactarás con el miedo, y ese te llevará a un lado mucho más oscuro, donde te costará más vivir lejos del dolor y el sufrimiento.

Para confiar en ti tienes que sentirte merecedora de tu propio amor. Es decir, tienes que amarte. Amar cada parte de ti, incluso las que no te gusten demasiado. Amarte como eres, como has sido y como serás. Amar tu esencia, amar todo tu ser. A veces lo que nos pasa y que nos impide amarnos y confiar en nosotras mismas es precisamente eso, que de una forma muy inconsciente no nos sentimos merecedoras de amor, tampoco del nuestro. Se parece a construir una casa con los cimientos de naipes no se aguanta...

Si estás en este punto, si estas palabras te resuenan y duelen dentro, empieza por el principio: ¿qué pasó?, ¿qué es lo que te impide sentirte merecedora de lo bueno, del amor, de la confianza, de las cosas buenas que tiene la vida? Luego quizá te ayude mucho realizar el ejercicio siguiente: pon palabras a eso y, aunque al principio te parezcan vacías, repítete mentalmente y a ratos a viva voz: «Me amo», «Confío en mí», «Me merezco todo lo bueno que me pasa», «Me amo»... Así una vez y otra hasta que estas palabras comiencen a tener sentido. Quizá te cuesta pronunciarlas, a lo mejor no puedes hacerlo sin que asomen lágrimas... Está bien así, llora si es lo que tu cuerpo te pide al resonar estas palabras en tu interior. Suelta.

Repítete que te amas cuando estés en la calle esperando a que el semáforo se ponga en verde para cruzar, cuando estés lavándote la cara por la mañana o cuando te acuestes. Da igual, lo importante es que te repitas una y otra vez estas palabras para que vayan calando y vayan cambiando la forma de considerarte y de sentirte... Las primeras veces y los primeros días quizá te notes rara y ni siquiera adviertas efecto alguno. Pero sigue, no desistas, hasta que vayan penetrando, como esa lluvia fina que va calándolo todo... Al cabo de unos días, semanas y meses, te prometo que te sentirás muy distinta a como eras el día que empezaste. Y te aseguro que vas a quererte más, que te tendrás más en cuenta y que, sin duda, confiarás más en ti.

CONFÍA EN TU HIJO

Parece sencillo pero, a veces, no lo es tanto. Con su nacimiento, también nacen en nosotros muchas dudas (especialmente si se trata de nuestro primer hijo), y si a eso le sumamos que a menudo no tenemos suficiente información sobre cómo son los bebés, empezamos a desconfiar de que todo «vaya bien». ¿Comerá suficiente? ¿Estará suficientemente estimulado? ¿No tendría que haberse descubierto las manos ya? Es normal. Somos primerizos y todo nos resulta nuevo y desconocido.

Pero tienen que encendérsenos las luces de alarma si, más allá de las dudas típicas de madres y padres primerizos, lo que nos pasa es que empezamos a desconfiar de todo y de todos, si comenzamos a sentir que nuestro hijo, sin nuestro esfuerzo y ayuda, no conseguirá los hitos típicos de su edad. Entonces podemos entrar en un estado de angustia y sufrimiento permanente que nos impedirá gozar, simplemente, del momento que se despliega ante nuestros ojos.

Los bebés vienen «programados» de serie, digamos. Cada uno tiene su ritmo, va a desarrollarse siguiendo su tempo, y es necesario que confiemos también en ellos en esta etapa. Asimismo, a medida que vayan creciendo, debemos ir comprendiendo que el hecho de que ahora no sepan hacer algo, de que les cueste esto o lo otro, no significa que no puedan conseguirlo en un futuro. A veces, cuando nos imaginamos los tiempos venideros, lo hacemos con la imagen del niño que tenemos ahora, y nos equivocamos. Nuestro hijo habrá crecido y será distinto al que vemos en el presente.

Preguntémonos, de verdad, si confiamos en nuestros hijos. Quizá de entrada nos parece que sí, que confiamos en ellos, por supuesto. Pero si meditamos un segundo la pregunta, si la trasladamos a nuestro día a día y observamos nuestras dudas y miedos, quizá nos demos cuenta de que no confiamos en ellos tanto como creíamos. A veces no confiamos en que puedan terminar comiendo solos, o vistiéndose solos si no hacemos algo ya para cambiar esa situación. No confiamos en que un día, cuando hayan terminado el proceso, acaben controlando los esfínteres. Nos parece impensable que acaben de separarse de nosotros y disfruten del resto del mundo y la vida aunque no estemos. A menudo tememos que no puedan hacerlo.

Con frecuencia, aunque de manera inconsciente y con la mejor de las intenciones, destilamos desconfianza hacia nuestros hijos. O quizá es miedo, miedo y desconfianza que se mezclan y que nos dicen: «¿Estás segura de que podrá?». Y ellos, que todo lo captan, que todo lo notan y lo sienten, se convencen en su interior de que quizá si desconfiamos de que puedan hacerlo es porque realmente no pueden hacerlo. Hablamos de cosas transmitidas sutilmente, sin pronunciar palabra. Sin ni siquiera darnos cuenta de ello, y mucho menos, querer que esto suceda.

La fusión emocional que hemos vivido o estamos viviendo todavía con nuestro hijo hace que todo lo que sentimos (aunque no lo sepamos) se transmita por vía directa a nuestro peque. Y quién sabe si en estos momentos ya sabría vestirse solo, controlar los esfínteres, disfrutar en la escuela o quedarse tranquilo en casa de un amigo... Quizá ya está preparado y lo suficientemente seguro para hacerlo, pero percibe nuestra desconfianza y esta, inevitablemente, también se instala en él. Como si se tratara de un virus de invierno que se contagia con una rapidez casi inmediata.

Porque si una cosa debemos tener siempre presente es que a pesar de que quiera vestirse solo, o de que confiemos en él, o a pesar de que en algún rincón de su mente él sepa que quizá ya está preparado para hacer ciertas cosas o para evolucionar hacia delante un hijo siempre, prefiere antes que eso, complacernos. Si lo que transmitimos es desconfianza e inseguridad, nos complacerá con ello mismo, para no decepcionar nunca nuestras expectativas..., aunque sean mucho más bajas y no se adecuen nada a su verdadera manera de ser.

Por eso, si alguna vez notas que no confías plenamente en tu hijo, si te das cuenta de que tienes una brizna de desconfianza o de miedo, ve a la raíz, descubre por qué aparece este sentimiento y échalo fuera. Para que nunca pueda contagiar a tu hijo y para que él nunca pueda pensar o sentir que sus padres nunca confiaron profundamente en él. Para que nunca pueda sentir que hay algo que le pliega las alas cada vez que quiere emprender el vuelo, para que jamás piense que, en realidad, nunca fue lo suficientemente libre.

CONFÍA EN LA VIDA

Quizá te parece un mensaje un poco vacío de contenido, pero para mí resultó fundamental darme cuenta de que también podía confiar en la vida, que es más amplia que nuestro particular momento de agobio en el que podamos estar inmersos. Confiar en la vida significa tomar conciencia de que hay cosas que se nos escapan y que jamás podremos controlar. Tenemos dos opciones: lamentarnos de que eso sea así y vivir con la inquietud y la inseguridad que nos da sabernos sin el control, o confiar en la vida, en que a pesar de que no controlemos, la vida va a seguir su plan perfecto. lo cierto es que va a suceder lo que tenga que suceder, con independencia de que lo deseemos o no.

Confiar en la vida puede parecer una idea hippie pero, en mi caso particular, supuso algo muy práctico, muy terrenal. Podía desconfiar y sufrir o podía confiar en la vida, que, al fin y al cabo, no me había ido tan mal. Un día, en un momento de esos en los que necesitas saber que todo va a salir bien, el marido de mi madre volvió a decirme: «Míriam, en la vida has de tener claro que puede ocurrir todo, absolutamente todo. Pero lo más probable es que todo vaya bien». Esto, lejos de provocarme inseguridad, me hizo quedarme todavía más en paz. Porque era una verdad como un templo: en la vida todo puede ocurrir. Sentir profundamente esta frase en mi interior me ayudó a dejar de intentar controlarlo todo, o por lo menos a dejar de tener la idea de que podía hacerlo. No es imposible.

Así que, en realidad, se trata de una decisión: podemos decidir que confiamos en la vida o no, pero cada opción acarrea unas consecuencias. No confiar en la vida implica probablemente vivir con miedo o, por lo menos, con cierta inquietud. Confiar en la vida implica más calma, más paz, significa soltar lo que no podemos controlar con la confianza de que todo saldrá como tenga que salir. Si he de elegir, lo tengo claro: la segunda opción. Porque esta opción me relaja, y si estoy más relajada y tranquila, me siento más fuerte, más confiada, más empoderada. Y en la crianza, sentirse fuerte, confiada, relajada, tranquila y empoderada resulta vital.

Así que espero haberte convencido de que confiar en la vida te hará, sin duda, la vida más feliz. Sé práctica y confía en ella.

Respira, como si tu vida dependiera de ello

Cuando nació nuestra hija mayor hacía un calor que tumbaba de espaldas. Se pasó un mes entero solo con pañal y yo hacía lo que hacen la mayoría de madres y padres en plena fase de enamoramiento: mirarla. Cuando se dormía encima de mí o sobre el pecho de su padre, la observaba y me fascinaba cómo respiraba: era una respiración prácticamente solo abdominal. Su vientre subía y bajaba, subía y bajaba. Hinchaba la barriga de tal manera que me pregunté en qué momento yo dejé de respirar así.

Hace unos años padecí, alguna vez, de ansiedad. Sobrevenía siempre en picos de trabajo o en épocas de muchos nervios porque abríamos un negocio y estábamos muertos de miedo. Por lo general no me duraba más que unos dos o tres días, pero me costaba respirar con normalidad. Respiraba más rápido y no podía terminar de llenar los pulmones, como si la respiración me quedara cortada a medio camino. Yo ya sabía que se debía a los nervios, y lo que hacía era tomar conciencia de ello e intentar volver a la calma, pero a veces me costaba. Hubo momentos en los que realmente me molestaba muchísimo no poder respirar bien, y aquello me ayudó a entender lo importante que es esto que hacemos sin darnos cuenta.

Empecé a profundizar en el tema de la respiración, y al cabo de un tiempo llegó Laia, un bebé que lo hacía extraordinariamente bien sin que nadie le hubiera explicado cómo debía hacerlo. Yo ya había aprendido a respirar antes de que naciera, y así pude curar lo que no me dejaba hacerlo. Un día me prometí que le transmitiría desde pequeña la importancia de respirar y de hacerlo bien, y cómo el control de la respiración nos podía ayudar en determinados momentos.

Con ella, y también con su hermana, hemos hablado de la respiración desde siempre y las dos saben perfectamente que ante una emoción que empieza a agobiarlas se van a sentir mucho mejor si comienzan a respirar lentamente. La respiración ha sido una gran herramienta no solo para tratar asuntos emocionales con ellas sino también para ayudarlas a relajarse y dormir.

La respiración se convertirá en un recurso valiosísimo que podrás darles a tus hijos para que siempre lo lleven consigo y que les facilitará vivir con calma y poder controlar emociones que se desbordan, como el estrés. Pero también es una herramienta fantástica, evidentemente, para ayudarte a experimentar tu maternidad, una etapa de nuestra vida llena de retos que a menudo tenemos que afrontar sin el apoyo ni de la sociedad, ni del entorno. Por eso muchas veces nos encontramos ante situaciones de nervios, agobios o ansiedad. Si conseguimos tener de aliada a la respiración, será muchísimo más fácil criar a nuestros hijos con felicidad y calma.

La palabra «respira» forma parte de mi vocabulario habitual. La utilizo no solo para recordarme a mí misma, en momentos de tensión, que si respiro estaré mejor, sino para ayudar a que madres y padres que me siguen puedan parar. Pero ¿a qué me refiero exactamente? ¿Qué es lo que te propongo cuando te aconsejo «respira»?

Cuando hablo de respirar quiero decir que enfoques tu conciencia en el acto de respirar. Primero debemos darnos cuenta de cómo respiramos: si hacemos respiraciones principalmente abdominales o más bien torácicas, si las hacemos cortas o largas, si tenemos un ritmo frenético de entrada y salida de aire o respiramos tranquilamente. Hacer eso (enfocar la conciencia) nos dará mucha información de cómo estamos. De qué cantidad de estrés llevamos encima. De qué sentimos.

¿Por qué es importante y qué tiene que ver con la maternidad o la paternidad? Pues porque el estrés no es un buen amigo de la crianza. Los niños llevan muy mal que sus padres estén estresados y peor aún que les contagiemos esa emoción, cosa (de hecho) inevitable cuando vamos a mil revoluciones. ¡Y es tan frecuente ver a padres estresados! ¡Es tan frecuente ver a niños pasados de vueltas!

Es importante respirar bien para saber cómo estamos. Cuando presto atención a la respiración, me obligo a detenerme. Si enfoco mi conciencia en respirar, la mente deja de pensar en lo que estuviera ocupada y se dedica a observar cómo entra y sale el aire. ¿Y qué pasa cuando paramos la mente un momento y también el cuerpo? Pues puede pasar de todo. Puede ocurrir que sintamos todavía más angustia o que, de repente, empecemos a relajarnos.

Lo que suele ocurrir si vamos parando cada día un rato, aunque solo sean cinco minutos, es que iremos viendo cómo estamos de verdad. A mí me puede parecer que los niños me desbordan, que grito porque ellos me ponen nerviosa, que se portan muy mal y me sacan de quicio. Pero tal vez cuando paro y me escucho me doy cuenta de que lo que siento no es tanto la sensación de estar enfadada con mis hijos, sino la sensación de estar muy cansada. Percibo que lo que ocurre en realidad es que no tengo ni pizca de ayuda, que no tengo tribu que me sostenga, que estoy demasiado sola y que me siento desbordada por una crianza tan agotadora y que me falta apoyo.

Es importante saber de verdad cómo estamos, y es imposible conseguirlo si no paramos. El día a día es tan frenético que a menudo cuando nos preguntan: «¿Cómo estás?», no sabemos qué decir, porque en realidad no tenemos ni idea. Entonces decimos que estamos bien, por decir algo. Cuesta mucho estar centrado y conectado con los hijos de manera efectiva cuando llevamos un ritmo por encima de nuestras posibilidades. Cuando vamos a tope y acabamos el día pensando: «No he tenido ni un segundo para mí», o «No hemos podido ni cruzar dos palabras con la pareja», u «Hoy he hecho correr todo el día a los niños, no hemos podido siquiera jugar tranquilos». Este no es el ritmo natural de los niños, pero tampoco es el nuestro.

No convirtamos en natural lo que no lo es. El estrés no es natural y tampoco es bueno, ni para nosotros ni para ellos. Tomemos conciencia de él, démonos cuenta de hasta qué punto nos afecta y procuremos, poco a poco, ir reservando espacios de no estrés, espacios para parar y respirar. Tal vez, quién sabe, el silencio nos hable y nos diga que tenemos que cambiar algunas cosas, o que tenemos que descansar más, o que tenemos que pedir ayuda, o que... ¡Quién sabe! Lo que está claro es que con tanto ruido no podemos escuchar. Con tanto alboroto somos incapaces de sentir nada, tampoco lo que nos dicen el cuerpo o el corazón.

Por eso insisto tanto en respirar, porque nos conecta con lo que es esencial. Y por cierto, creo que este es, con diferencia, el mejor consejo que os puedo dar.

Busca y construye tu tribu

Otra de las cosas que pueden ayudarte muchísimo a hacer de tu maternidad una etapa más feliz es que tengas una tribu en la que apoyarte y mediante la cual tú también puedas apoyar a las demás. Una tribu de mujeres que no te juzguen y que estén viviendo, más o menos, la misma etapa que tú. Yo siempre fui de las que tienen más amigos hombres que mujeres. En mi primer embarazo empecé a necesitar muchísimo estar con mi madre y con mi abuela. Con ellas me sentía muy a gusto, protegida, comprendida y acompañada. En mi cuarto mes de embarazo me apunté a uno de los grupos de preparación al parto que llevaba mi madre y allí mi mundo se revolucionó. Yo, que siempre había estado rodeada de hombres, veía nacer ante mis ojos mi tribu de mujeres: siete mamás embarazadas con las que empezamos a compartirlo todo.

Por supuesto que no fue de la noche a la mañana, pero cuando esa relación, esa tribu, despegó fue cuando nacieron nuestros hijos. Empezamos a sentir esa necesidad de vernos y de compartir: contarnos las dudas, los problemas, llorar y reír juntas. Se me abrió un mundo totalmente desconocido; de repente, necesitaba estar con mis otras amigas mamás, a las que hacía tan poco que conocía pero que eran ya una parte imprescindible de mi vida. Con ellas me sentía más fuerte, más segura, más empoderada, más divertida... y ya no importaba si no había dormido, si había tenido un mal día o si estaba preocupada por algo. Allí, con ellas, me parecía que todo se volvía más natural, más liviano, y de repente yo era más feliz y, por consiguiente, mi hija también. Volvía a casa con una sonrisa de oreja a oreja y llena de oxitocina.

En los grupos de apoyo a la crianza que acompaño desde hace ya tantos años, me siento tremendamente feliz cuando noto que esas mujeres y sus bebés conectan y comienzan a apoyarse las unas a las otras también fuera de las sesiones. Empiezan a quedar para tomar algo, se desahogan en el grupo de wasap cuando tienen un problema y se sienten mejor estando juntas.

¿Por qué resulta tan importante? Supongo que si tuviéramos entornos empoderadores, que nos apoyaran y nos entendieran sin juzgarnos, quizá no necesitaríamos con tanta fuerza rodearnos de una tribu. Pero la verdad es que una gran mayoría de las mujeres se encuentran con entornos familiares, de amistades, de compañeros, etcétera, que más que apoyar, juzgan. Que dan poco valor a lo que hace una madre cuando está criando y a los que les cuesta empatizar con el sentir de una mamá en pleno puerperio. Es por eso por lo que esa misma mamá, cuando finalmente encuentra a otras mujeres puérperas que quizá viven más o menos lo mismo que ella, se siente en su espacio vital. Es como si de repente se sintonizara bien una emisora de radio cuando todas las demás no emitían más que ruido. Es como un «ahora me siento en casa».

Estas tribus pueden ser de carne y hueso o virtuales. A veces serán las amigas de toda la vida, otras las que acabamos de conocer en las clases de matronatación o en yoga para embarazadas. Mujeres reales que viven en nuestra misma población y con las que podemos hablar de viva voz. Pero otras veces estas tribus no aparecen y una quizá tendrá que buscarse un entorno virtual donde sentirse apoyada en su maternidad y crianza. Gracias a internet, mujeres de todo el mundo ahora pueden estar conectadas y crear vínculos invisibles pero fortísimos con otras mamás que están lejos pero que hablan en la misma frecuencia. ¡Benditas sean las redes sociales cuando consiguen conectarnos para sentirnos más fuertes, más seguros, más empoderados!

Así que te recomiendo que busques y construyas tu tribu. En ocasiones la tribu se formará de una manera espontánea sin darte cuenta, como me pasó a mí. Pero otras tendrás que forzarlo un poco. ¿Cómo? Pues apuntándote a actividades donde creas que puedas encontrar a otras mujeres afines a tu momento y vivencia.

Se trata de crear un entorno que sume, no que reste. En el puerperio, cuando estamos con las hormonas desbocadas y con nuestra feminidad a flor de piel, el hecho de compartir experiencias con otras mujeres se vive distinto que antes. Gracias a la maternidad yo conseguí, de alguna forma, conectarme a mi feminidad más que nunca. Jamás he sido tan feliz de ser mujer como después de haber sido madre. Los cambios que experimentó mi cuerpo junto con la necesidad que sentía dentro de estar con otras mujeres modificaron por completo mi visión de quiénes éramos yo y las demás mujeres del mundo. Si tuviera que describirlo de alguna forma quizá diría que ahora me siento hermana de todas, críen como yo o no, estén al lado de casa o a miles de kilómetros de distancia. Supongo que la maternidad, de alguna forma, nos une, creando una especie de tribu imaginaria donde todas cabemos. Así, formando parte de eso, una se siente muchísimo mejor. Porque sin duda uno de los problemas más duros y graves que acompaña a la maternidad hoy en día es la soledad.

Procura no vivir tu maternidad sola en ningún aspecto a menos que sea lo que necesites o te pida el cuerpo. Procura buscar dónde apoyarte en esos momentos en que puedas sentir que nadie de tu entorno te comprende ni siente las cosas como lo haces tú. Intenta encontrar el lugar (físico o virtual) donde sentirte sostenida y donde puedas desplegar las alas de tu maternidad con libertad. Tu hijo y tú no merecéis menos.

Aprende a comunicarte

Es curioso que nos estemos comunicando continuamente los unos con los otros, y que nunca nadie nos haya enseñado a hacerlo de una forma asertiva. Si hemos tenido suerte y en nuestro entorno hemos contado con ejemplos de buena comunicación, quizá sabremos hacerlo de tal manera que no dañaremos al otro a pesar de que estemos de mal humor, por ejemplo, y sabremos transmitir lo que queremos de la mejor manera. Pero es posible que no hayamos tenido tanta suerte. Entonces nos comunicamos más como podemos que como nos gustaría.

Muchos de los conflictos que tienen lugar en las familias se deben a una mala comunicación, a interrelacionarnos sin un intercambio asertivo y empático de palabras. No solamente porque muchas veces no utilizamos las que deberíamos, sino porque, además, a veces decimos cosas que no son las que realmente queremos transmitir. Seguramente con un ejemplo lo podremos ver más claramente.

Tengo un bebé de tres meses y medio y me paso casi todo el día sola en casa hasta las siete de la tarde, hora en que llega mi pareja. Hoy mi bebé ha tenido un día especialmente inquieto y me he agotado. Cuando por fin mi pareja está a punto de llegar y estoy esperando el relevo con ansia, me manda un mensaje: ha tenido que quedarse un poco más y llegará treinta minutos tarde. En ese momento se me cae el mundo encima pero respondo con un «ok». Cuando entra por la puerta, yo estoy que me subo por las paredes. Probablemente el bebé también ha notado mi angustia y está todavía más inquieto y, en consecuencia, también más cansado. Nos hemos ido retroalimentando el uno al otro. Mi pareja apenas ha cruzado el umbral y yo ya estoy enfadada. Quizá ni me doy cuenta, pero estoy de mal humor y con rabia.

Me saluda, deja la chaqueta y sus cosas y, cuando suspirar un «Por fin en casa», le suelto: «Pues haber llegado antes». Sin duda que lo vive como un ataque y no comprende mi mal humor. Aparece tensión en casa cuando en realidad no ha pasado nada más que lo siguiente: le he echado mucho de menos durante todo el día porque sentía que necesitaba ese apoyo y poder respirar un minuto sin sentirme sostenedora en todo momento del malestar y la inquietud de mi bebé. Esos treinta minutos de más que ha tardado en llegar me han parecido eternos y ahora estoy muy cansada porque, además, me he sentido muy sola y vulnerable. Mi pareja también deseaba llegar a casa porque nos echa de menos tanto como nosotros a él. Siente que se pierde muchas cosas de su hijo y cuando llega prácticamente ya no le ve porque el bebé se duerme temprano. Le parece que este tiempo se le escapa entre los dedos y le da mucha rabia que en el trabajo le pidan tareas extra justo cuando casi es la hora de salir. Hoy, sin embargo, por lo que fuera, no podía decir que no, o no ha sabido hacerlo, da igual. Pero se siente frustrado y responsable de haber dejado todo el día a su mujer con el bebé, que se ve que hoy no ha pasado su mejor día.

Sus dos realidades son absolutamente comprensibles y cualquiera podría empatizar con ellas. No hay culpables, sino una situación que ha sido insatisfactoria para todos, y es ahí donde deberían encontrarse. Pero los problemas de comunicación o la falta de ella tan solo añaden tensión a un momento que muchos hemos vivido alguna vez y que no debería ser fuente de alejamiento sino al contrario: de comprensión y unión.

Qué distinto hubiera sido si yo le hubiera enviado este mensaje: «Vaya... tengo muchas ganas de que llegues, estoy agotada, hoy ha tenido un día muy inquieto y necesito tu relevo». En cuanto mi pareja llegara, ya sabría más o menos cómo encontraría el patio. Entonces hubiera podido empatizar de antemano con mi realidad diciendo: «Lo siento mucho, qué día más duro debes de haber pasado. Venga, dame al bebé y tómate un respiro», y yo hubiera contestado: «Dios, cuánto te he echado de menos»...

Pocas frases y cuánta asertividad. No ha hecho falta buscar demandas desplazadas, enfadarnos por cosas que nada tenían que ver ni culpabilizar al otro de nada. Simplemente nos hemos comunicado expresando lo que hemos sentido en cada momento.

Comunicarse no es fácil porque para poder hacerlo con asertividad y empatía primero tenemos que haber explorado profundamente el campo emocional propio y el de los demás. ¿A qué me refiero? Que para poder comunicarme con el corazón y expresando mis sentimientos reales, primero tengo que saber cómo me siento. Las emociones, tan descuidadas en esta sociedad, a veces se asemejan a un agujero negro del que lo ignoramos todo. Porque no nos enseñaron qué eran ni qué diferencia había entre ellas, porque no nos dijeron cómo gestionarlas nosotros mismos ni tampoco supieron acompañárnoslas. No, no es cuestión de cargar las culpas a quienes nos criaron sino, simplemente, de ser realistas. El campo emocional ha estado absolutamente descuidado en la sociedad occidental. Cuenta más el hacer que el sentir, y así nos va. Por ejemplo, a menudo personas de treinta, cuarenta o cincuenta años no saben ni qué sienten. No saben poner nombre o reprimen emociones del todo válidas por miedo a las sensaciones que les sobrevienen después. Seguramente también porque se trata de emociones que nunca se permitieron cuando empezaron a sentirlas siendo niños, o porque nunca encontraron sostén y un marco sin juicios y empatizador donde expresarse.

Sea como fuere, ahí estamos, a veces desconectados de nuestro sentir real e intentando comunicarnos. ¿Qué pasa entonces? Que a menudo dañamos al otro y, no nos engañemos, también a nosotros mismos. Desde luego que no es fácil, no digo que lo sea, pero es posible. Es posible aprender. Primero, comprendiendo de dónde venimos emocionalmente y qué es lo que nos pasa dentro, y luego procurando comunicarnos de forma sincera con el otro. En realidad, tiene mucho de aprendizaje, pero también de práctica.

Además, no es solo importante: es urgente. Nuestros hijos no esperan y crecen cada día sin parar. Cada día son un poco más mayores y necesitan más palabras, más acompañamiento, más comprensión de lo que les pasa y por qué. Con cada nuevo día necesitan comunicar más cosas y será vital nuestra intervención ahí. Enseñándoles a gestionar todo eso que sienten y a comunicarlo de una forma asertiva. Obviamente, un niño de dos años quizá cuando se sienta desbordado por la ira directamente intentará pegarnos o gritará con un alarido capaz de romper copas. Entonces nos tocará hacer un buen acompañamiento emocional y poner las palabras adecuadas para que poco a poco vaya pudiendo comprender qué es lo que le pasa y qué hay que hacer las próximas veces. Y así, a medida que vaya creciendo, le iremos educando en el bienestar emocional y en la comunicación responsable y asertiva.

Le explicaremos cómo decir las cosas de manera que lo que diga sea realmente lo que necesite, y le explicaremos cómo hacerlo sin dañar a los demás ni a él mismo. Otra vez, con un ejemplo se verá mejor.

Voy a buscar a mi hijo de tres años y medio al cole. Nos abrazamos a la salida y me dice que tiene hambre. Le doy su merienda y al abrir el bocadillo me dice que no quería ese, que lo quería de jamón y no de queso. Se enfada, grita y lo tira. Ese comportamiento es fruto de una emoción que lo provoca, una emoción que quizá todavía no sabemos identificar pero que ya podemos intuir. Por lo que acaba de pasar, pensamos que es de malestar. La emoción, sea la que sea, es válida y legítima, pero claro está que ese comportamiento no es el más correcto que podía mostrar. Tocará ahora pasar a la acción.

—Veo que estás muy enfadado pero creo que no es por el bocadillo.

—¡¡¡No lo quiero de queso!!!

—Ya... Pero creo que hay algo más.

—No.

—Creo que te han pasado muchas cosas esta mañana en el cole cuando yo no estaba... ¿Puede ser?

Silencio.

—Y quizá en algún momento me has echado de menos...

—En el patio me he caído.

—Vaya... ¿y te has hecho daño?

—Sí, y he llorado...

—Y en ese momento me has echado de menos, ¿verdad?

—Sí, porque no estabas.

—Te entiendo... me querías a mí y yo no estaba para consolarte...
¿Quién te ha consolado?

—Montse.

—¿Y te has sentido bien con ella?

—Sí, pero te quería a ti.

—Ya... y cuando me has visto te has acordado, ¿verdad?

—Sí... y estaba enfadado.

—Vale..., pero ¿ves?, no era con el bocadillo, era conmigo y te entiendo.
Siento no haber estado cuando te has caído, pero ahora estoy aquí. ¿Me
enseñas el rasguño y le doy unos besos de esos que sabes que curan?

—Aquí y aquí.

—Oh..., ya lo veo..., pues besos por aquí... y por aquí también... ¿Mejor?

—Sí.

—Te quiero mucho y estoy muy contenta de que estemos ya juntos. La
próxima vez que te pase lo mismo que hoy, cuando nos encontremos me
dices: «Mamá, te he echado de menos», y yo te voy a abrazar muy fuerte,
muy fuerte hasta que volvamos a cargar las baterías el uno del otro, ¿sí?

—Vale.

—¿Vamos a comernos el bocadillo en el parque?

—¡Sí! ¿Podemos ir un rato?

—Sí, un rato sí, y después nos vamos a casa a descansar y a jugar,
¿vale?

—Yupiiiiii...

Sí, esto está basado en hechos reales, protagonizada por mi hija Lua
a medio curso de P3. Desde ese día, al salir de clase me cuenta qué tal ha
estado. A veces frunce el ceño y me dice: «Te quería a ti» o «Hoy quería
a papá». Valido sus emociones, me cuenta en qué momentos ha sentido eso (suele ser cuando se ha hecho daño o ha tenido miedo por algo)
y le digo que la entiendo, que podemos cargar baterías con un buen abrazo, y que ahora sí estoy allí y por muchas horas más. Es cierto que alguna
vez se le olvida y sale y protesta por algo que enseguida noto que no
es el quid de la cuestión, pero con paciencia y tirando del hilo acabamos
encontrando qué es lo que ha pasado y ha hecho que saliera así de poco
contenta de clase.

La comunicación asertiva y empática nos va a ayudar a tener una maternidad muchísimo más feliz, sin duda. Primero porque nos hará más fácil la relación con nosotras mismas y con los demás adultos (pareja, familiares, amigos...), pero también porque nos ayudará a acompañar mejor emocionalmente a nuestros hijos y, en consecuencia, va a crear un mejor ambiente en casa, con menos malestar emocional, con menos tensión y conflictos.

De modo que te propongo que te observes y te preguntes cómo te comunicas con los demás. A veces algunas personas se comunican muy bien con el resto de los mortales, pero lo hacen fatal con aquellos con los que tienen más confianza, y los dañan sin querer o sin poder evitarlo y, luego, sienten una culpa tremenda. Pasa a menudo con nuestras madres: que las queremos un montón pero cuando nos comunicamos con ellas durante nuestra maternidad (especialmente si es reciente), podemos hacerlo muy mal. Y entonces llegan los reproches: «Qué borde estás, hija», «No hay quien te entienda ni te aguante», frases que provocan dolor a dos bandas.

Pregúntate: ¿cómo me comunico con los demás? ¿Soy capaz de saber qué siento y qué es lo que necesito en cada momento? ¿Sé comunicarlo a los demás de una forma asertiva y serena? ¿Me cuesta comunicarme con mis hijos y educarlos en una comunicación respetuosa y asertiva? La respuesta a estas preguntas te dirá qué es lo que tienen que trabajar y cuáles son tus puntos débiles. Cuando lo sepas, manos a la obra, que los hijos (ni en realidad nosotros mismos) no esperan y necesitan que pases a la acción ¡ya!

Mantras que ayudan: «Yo soy la adulta»

Ahora me referiré a un recurso que funciona y mucho: los mantras. Pero no te voy a hablar de mantras en sánscrito (que también funcionan, sin duda), sino de unos que me inventé y de por qué. Cuando mi hija mayor empezó su etapa de rabietas me di cuenta de que mi mente se «iba». Mientras ese enfado se desarrollaba ante mis ojos, mi mente empezaba a hablar sola soltando frases que no me ayudaban, para nada, a sentirme mejor y a saber manejar mejor esos momentos. De repente me veía allí, con ese «pollo» descomunal de mi hija tirada en el suelo, y mi mente me repetía cosas del estilo de «esto no puede ser», «algo estamos haciendo mal», «cómo es posible que se ponga así» o «ya está bien»... Todas, absolutamente todas eran frases que me iban minando psíquicamente y que me empujaban a actuar de una forma que no se correspondía con la manera en que yo quería educar y criar a mi hija.

Esas afirmaciones cargadas de desconfianza y de juicios no me transportaban a un lugar de calma, ni de asertividad, ni de objetividad, ni de amor incondicional, sino todo lo contrario. Lo vi enseguida: desde ahí era imposible ser la madre que yo quería ser y, sobre todo, la que mi hija se merecía que fuera. Un día, hablando con mis padres de la tremenda actividad mental que puedes observar a menudo cuando te sientas a meditar, me dijeron algo como: «Es que se trata de su trabajo, pensar. Y si no piensa en A, pensará en B, la cuestión es manejar pensamientos». Entonces de repente hice un clic. Sí, ya sabía de alguna forma que la mente a menudo piensa incansablemente y había leído un montón sobre ello, pero en ese momento mi realidad hizo un cambio de chip y me dije: «Ah, vale, entonces ¿por qué no utilizarla de forma positiva?». Y a pesar de que la sopa de ajo hacía mil años que estaba descubierta, yo, en mi interior, la visualicé en ese mismo instante.

Así que decidí que, en adelante, cuando se produjeran situaciones de ese tipo, daría a la mente material más asertivo, empático y empoderante en que pensar. Si tenía que pensar en algo, procuraría que las viejas frases influenciadas por esa historia de crianzas adultocéntricas que nuestra sociedad ha vivido durante siglos no aparecieran.

Entonces empecé a apegarme a mantras que creaba yo misma y que comprobé que me funcionaban, y mucho. Uno de ellos, el que quizá adoro más, es el de: «Yo soy la adulta». Me repito este mantra en momentos en que en mi mente antes aparecerían cosas como «Jolín, ahora no, con lo cansada que estoy, ya está bien» o peores... Porque recordarme que yo soy la adulta me recoloca en la situación actual. Me recuerda que ellas son pequeñas, que yo dispongo de más herramientas, más recursos, más información y, sobre todo, más años para poder manejar esa situación. Que se trata de mi responsabilidad y no la suya, conseguir que ese momento vuelva a la calma. Y que, como yo soy la adulta, también soy quien tiene que dar ejemplo en la resolución de conflictos, y demostrar que se pueden resolver con respeto, empatía y serenidad.

Este mantra me ha salvado en muchísimas ocasiones, y en buena parte ha sido responsable de que haya podido manejar situaciones complicadas como la adulta que soy y no como la niña pequeña que fui, porque a veces también ha necesitado protestar y decir cosas como: «Y yo ¿qué?». Bueno, en pleno conflicto no es el momento adecuado para prestar atención a mi niña pequeña que todavía y a ratos intenta salir, sino que es preciso atender la situación pensando en el aquí y el ahora y la adulta que soy.

No solo me agarro al «Yo soy la adulta», sino que también suministro otro material a mi mente, como por ejemplo: «Es pequeña. Ahora está cansada. Yo puedo manejar eso» o uno de mis preferidos: «Respira». Sí, me recuerdo a mí misma que tengo que respirar y, cuando lo hago, mi cuerpo automáticamente empieza a realizar respiraciones profundas y conscientes, inspirando por la nariz y expulsando el aire por la boca lentamente, procurando mantener el control y la objetividad en la situación que acontece.

Puede parecer muy difícil y es verdad que en momentos de cansancio o de estrés cuesta más, pero, créeme, es cuestión de práctica. Cuando tu mente puede ocuparse de cosas que te llevan al autocontrol, a la serenidad y a la empatía, no te suelta frases desempoderantes, no te atormenta ni machaca a tus hijos. Desde ahí, vas a ser capaz de lidiar con eso. Cuando lo pongas en práctica y te funcione, vas a sentirte orgullosa y feliz, y vas a tener más fuerza para utilizarlo un segundo día y un tercero. Así, gracias a la práctica cotidiana, un día esos pensamientos serán automáticos como lo eran los que tenías de niña, en los que siempre salías perdiendo. Pensamientos más propios de niño pequeño que protesta porque ahora no le hacen caso que pensamientos de adulta que intenta criar a sus hijos con respeto y calma. Práctica, práctica y más práctica, y confiar en que esa ejercitación surtirá efecto.

¿Sabes por qué funciona? Porque es verdad: tú eres la adulta. Es tu responsabilidad aprender a controlarte. Que tu hijo carezca de autocontrol ahora que es pequeño es lo normal, porque le falta madurar un montón para comprender muchísimas cosas que pasan y que siente. Pero tú no estás en la misma situación. Tú eres adulta, tú sí debes controlarte y no cruzar nunca esa línea roja que le estás intentando inculcar en la relación con los demás: no nos tratamos mal.

Eres su ejemplo, su guía y su faro, y para serlo necesitas situarte en todo momento en la adulta que eres. Eso le mostrará un referente absolutamente positivo, y ten por seguro que cuando tu hijo crezca y sea padre o madre, acompañar a sus hijos le resultará muchísimo más fácil de lo que te resulta a ti. Porque lo habrá vivido y lo habrá asimilado día tras día viéndote educarle y acompañarle. Le estarás enseñando que los momentos de tensión pueden resolverse hablando, empatizando y comunicándonos de una forma respetuosa y asertiva. Le estarás mostrando que sus emociones son válidas y que le ayudarás en caso de que el comportamiento que se derive de ellas no lo sea. Le harás saber que, incluso en esos momentos, le quieres y se lo demuestras y eso, créeme, no tiene precio.

Aprender a mantenerte, especialmente en los momentos de tensión, en la adulta que eres tiene otro beneficio incalculable: haciendo esto das y transmites seguridad a tus hijos. Cuando ellos se desorientan, se descolocan, pierden el control y no saben dominarse, el hecho de que el adulto que les acompaña sí sepa hacerlo les da mucha tranquilidad y seguridad. Les dice, de alguna forma: «Puedes expresarte porque aquí estoy sosteniéndote aunque todavía no sepas cómo hacerlo de una forma más adecuada». Les permite sentirse contenidos en un momento de caos emocional, y eso, sin duda, estructura. Sienten que pueden estar mal porque mamá sabe qué hacer con esos sentimientos, les acompaña, les entiende y les ayuda a mejorar y a sentirse más satisfecho después.

Lo contrario deja al niño desprotegido, vulnerable y sintiendo que nadie es capaz de controlar esa situación. Es decir, que el entorno no es seguro y que no puede desarrollarse ni expresarse en un marco estructurado y sereno. Evidentemente esto se entiende de manera inconsciente, pero de alguna forma, va calando dentro. Quizá mientras me estás leyendo se te van encendiendo luces de alarma. Tal vez cuando te enfadabas sentías que no estaban para acompañarte y consideraban que eras una exagerada, o una caprichosa... Eso desvaloraba tu sentir y te transmitía que esas emociones que sentías dentro no eran ni válidas, ni aceptadas, ni correctas. Por lo tanto, y dependiendo de la edad en la que sintieras eso, podías llegar a la conclusión de que, en definitiva, tú no eras correcta. Que tú no encajabas, o no cumplías con las expectativas que tenían depositadas en ti o que no eras suficiente.

Te cuento esto porque cuando el que acompaña pierde los papeles y no se mantiene en el adulto que es, su comportamiento, de alguna forma, hace (sin querer) que la autoestima del niño baje inevitablemente. «Yo soy quien ha hecho que papá se enfadara, yo soy el culpable, yo no soy bueno.» Todo se infiere de forma muy sutil, pero va calando poco a poco e inexorablemente, sobre todo si ese comportamiento del adulto de pérdida de control ante momentos de tensión es la tónica habitual.

Mantenerte en la adulta que eres es trascendente y deja un legado a tus hijos absolutamente positivo. Puede, sin embargo, que a ratos te suponga un peso muy importante difícil de sostener. Quizá no te sientes con las fuerzas necesarias o esa responsabilidad de ser la adulta te pesa demasiado. En ese caso te recomiendo que busques en ti a qué se debe, y que si no eres capaz de superarlo por ti misma con tus herramientas, busques ayuda profesional. Lo mereces, y tus hijos también.

Créeme, agárrate a algunos de los mantras que te he propuesto o a otros que te inventes tú y que te funcionen para volver a situarte en tu centro. Hazlo y verás lo mágicos que son.

Conéctate al presente

Si de algo le estoy agradecida a mis hijas y a mi maternidad es de haberme enseñado a vivir en el presente. Cuando era joven, yo era de las personas que van pasando del pasado al futuro a una velocidad pasmosa. Cuando estaba haciendo algo ya pensaba en lo que haría después o en lo que habíamos hecho antes. Me costaba muchísimo (aunque no era consciente de ello) apreciar el momento presente y absorberlo por todos los poros de mi piel.

Un día me di cuenta de que ese runrún interno me producía malestar y no me dejaba gozar, y empecé a buscar herramientas que me ayudasen a poder estar más en paz en mi presente, sin necesidad de proyectar siempre en el futuro. En esa búsqueda encontré un método que empezó a darme buenos resultados: la meditación. La práctica de detenerme y empezar a valorar ese tiempo de silencio y de quietud comenzó a modificarme por dentro. Pero el cambio más radical se produjo cuando tuve a mi primera hija, cuando observé minuto tras minuto que ella sí vivía solamente en el presente.

Ser testigo de su asombro ante cada cosa que la rodeaba solo en el ahora y el aquí me fascinaba. Qué distinto se veía el mundo cuando conseguía vivirlo de la forma en que lo hacía ella. Así que me propuse copiarla y aprender de ella: asombrarme por cada pequeña cosa que me rodeaba, valorar el momento presente, disfrutar de cada minuto... No lo conseguí de la noche a la mañana, requirió práctica y seguir meditando, pero esos momentos en que la tenía en mi regazo mientras le daba el pecho o esos otros con ella colgada en el portabebés a punto de dormirse me conectaban, inevitablemente, al momento presente y procuraba disfrutarlo.

A veces la mente se nos va. Especialmente si estamos atravesando una etapa difícil, a menudo nos cuesta saborear lo que nos toca vivir. Primero porque pensamos que esa situación complicada será para siempre. Aunque racionalmente comprendamos que no, en el fondo de nosotros vivimos la inquietud de: «¿Y si esto es para siempre?», con la incomodidad y el malestar que produce. Pero también porque tenemos prisa, mucha prisa. A menudo deseando que la etapa que estamos viviendo pase rápido, o simplemente proyectamos en el futuro ese deseo de que, más adelante, todo sea mejor. O más fácil, o más llevadero, o más feliz. Sin darnos cuenta de que en nuestra proyección perdemos la posibilidad de conectarnos al momento presente y hacerlo más llevadero aquí y ahora.

Criar desde el presente, sabiendo que todo esto que vivimos es único y no volverá, ayuda a conectarnos a ese niño que está con nosotros y que ve y vive el mundo así: conectado al presente. Estar presentes nos ayudará valorar el momento, siendo conscientes de que es efímero y valioso. Nos ayudará a saber de una forma más clara y objetiva qué es lo que está pasando en situaciones de conflicto, y nos ofrecerá otra perspectiva para poder buscar posibles causas y soluciones.

Pero, sobre todo, estar conectados al momento presente nos hace más conscientes de absolutamente todo, y con conciencia siempre resulta más fácil y rico criar. El aprendizaje aumenta y la felicidad también. Así que esta es mi propuesta y mi consejo: conéctate a lo que estás viviendo ahora. Aquí y ahora, como si no importara nada más. Quizá jamás nadie te había hablado de eso. Te miras y no sabes ni por dónde empezar. Lees lo que he escrito de cuando era joven y te sientes identificada porque sientes que tú estás viviendo eso: esa prisa por que las cosas vayan rápido, imaginando el futuro como más fácil, más feliz, más todo, como si tuviera que salvarte, precisamente, de este momento presente.

A continuación te facilitaré algunos trucos para, en primer lugar, darte cuenta de si vives o no en el presente y, luego, para poder hacerlo si es que te cuesta de forma natural.

Lo primero, como siempre, es mirarte. Observar tu estado actual, ahora, mientras me lees, y preguntarte: «¿Estoy aquí, en estas páginas, en cada palabra, o mientras leo estoy pensando a menudo en otras cosas que tengo que hacer, que tengo que recordar o que ya han sucedido y me conectan al pasado?». Hazte esta pregunta periódicamente a lo largo del día. Cuando conduzcas, por ejemplo: «¿Tomo conciencia de los sitios por los que paso o llego a mi destino sin saber por qué calles he circulado?». Cuando estés con tu hijo jugando: «¿Estoy en este juego ahora y aquí o estoy pensando en qué cocinaré para cenar luego o en que he olvidado llamar a mi madre?».

Estas preguntas que puedes empezar a hacerte a lo largo del día te ayudarán a construir una especie de registro (ya has visto que soy muy fan de los registros) para darte cuenta de en qué grado estás conectada al aquí y ahora. Después, podrás sacar conclusiones. Esa información que extraigas de las anotaciones te dirá si estás viviendo en el presente y conectada la mayor parte del tiempo o si estás en todos los sitios habidos y por haber, menos en el aquí y el ahora.

Puede que incluso huyas de él. Sí, de tu presente. Que el ahora y aquí te inquieten, te digan cosas que no quieres oír, que te trastornen tanto por dentro que lo que necesitas sea siempre una huida hacia delante o hacia atrás, pero nunca aquietándote, respirando y conectando con lo que pasa de verdad.

De modo que lo primero, como siempre, es darte cuenta. A veces darse cuenta de cosas asusta, pero no lo hagas, no te asustes. Es el primer paso para empezar a ser más feliz, para comenzar a vivir de una manera más plena, más conectada, más consciente. Supongamos que has hecho el registro y te has dado cuenta de que estás más o menos como estaba yo antes, es decir, proyectando todo el santo día hacia un futuro que quién sabe si llegará en algún momento. Bueno, entonces agárrate a estos trucos como si no hubiera un mañana:

✦ **Respira:** cuando veas que se te va la cabeza a pensamientos del tipo «que pase esto pronto» o «quizá dentro de dos meses duerme ya mejor y no se despierta tanto» o «cuando tenga dos años ya todo será más fácil», etcétera, respira. Inspira por la nariz y espira por la boca y nota cómo entra ese aire en tu cuerpo y cómo sale. Mientras estés respirando observa el lugar donde estás, atiende a las sensaciones físicas que te produce estar ahí: ¿hace frío?, ¿hace calor?, ¿estás a gusto aquí?, y ve regresando al momento presente, a este lugar espaciotemporal que ocupas toda tú. Si tu mente se va a pensar, de nuevo, en algo que está por venir, vuelve a la respiración y a notar y sentir cómo el aire entra y sale.

✦ **Sé radical:** cuando veas que intentas huir del momento presente, sea por estrés o por runrún interno, sé radical. Cuando estés con tu hijo y estés deseando que el tiempo pase rápido, que deje de hacer eso que te molesta, que deje de despertarse por la noche, que deje de patalear por todo, que esta temporada por la que transitáis pase rápido, sé radical e imagina, por un momento, que tu hijo no está. Que no tuvieras la suerte de vivir este momento. Sí, imagina que se muere él o que te mueres tú y que ya no solo termina este momento presente sino todos los demás. Guau, menuda perspectiva, menuda apertura de zoom se produce entonces. Menuda conexión. Y ojo, que estamos siendo radicales con algo que no solo puede pasar, sino que va a pasar: lo único seguro es que nos vamos a morir, todos y cada uno de nosotros. Así que pongamos el objetivo donde tenemos que ponerlo: mira a este niño que tienes delante, mírate a ti y valora ahora mismo este momento. Qué distinto sería si no estuviéramos, ¿verdad! ¡Cuánto nos estaríamos perdiendo! Quizá te resulte difícil conectar con la muerte, o no te surta efecto porque lo encuentras demasiado radical. Vale, bajemos un poco el listón y vayamos a algo menos duro y fuerte pero que vale igual: lo que estás viviendo ahora no lo vas a volver a vivir jamás. Exacto, este momento presente va a pasar y ya no volverá. El tiempo tiene esa costumbre, pasar inexorablemente y, con él, cada momento vivido. Sí, quizá acabas teniendo otro hijo, pero no vivirás lo mismo porque ni él será el mismo ni tú serás la misma de ahora. Habrás crecido y estarás con otro hijo, por lo tanto, nada de lo que vives ahora va a volver a repetirse jamás. A lo mejor se le parecerá, pero será distinto. Siempre. Poder ver el mundo y tu realidad desde esta perspectiva puede hacerte valorar con más intensidad el presente.

✦ **Abre la caja de Pandora:** a veces no estoy presente porque si paro y me escucho, si atiendo al momento presente quizá me doy cuenta de que lo que hay en mí es mucha rabia, o mucha soledad, o mucha preocupación, o mucha prisa, o demasiado de lo que sea que no me gusta. Bueno, tal vez toca abrir la caja de Pandora para ver qué es lo que te impide conectarte al aquí y ahora y vivir más plenamente. Nunca he pensado que abrirla fuera algo malo, al contrario. Creo que las personas que se atreven a hacerlo son los grandes valientes de este mundo: los que paran, se observan, reconocen y buscan cómo encontrar la manera de vivir más conectados y felices. Otra vez: no te mereces menos. Mereces vivir tu vida con plenitud y no podrás hacerlo si no conectas con el momento presente.

✦ **Observa a tu hijo y cópiale:** haz como hice yo y empieza a emocionarte por las cosas con las que él se emociona. Cuando aprenda a hacer la croqueta, maravíllate con cada nuevo movimiento; cuando empiece a comer sólidos, asómbrate como él con cada uno de los sabores que le ofrecen los distintos alimentos, y aprende a comer como él, saboreando como si fuera la primera vez que pruebas cada nuevo bocado. Cuando le fascine un caracol que acaba de encontrar en la calle, párate con él y observa maravillada sus movimientos. Cuando vea el mar por primera vez, mira tú también el mar como si fuera la primera vez, o como si fuera la última, como si supieras que no volverás a verlo nunca más. Si lo haces así podrás llenarte plenamente de su sonido, de su color, del olor del agua salada, de su temperatura en contacto con tu piel. La calidad de la experiencia de tu presente mejorará sustancialmente y eso será, sin duda, gracias a la observación de lo que tu hijo sabe hacer tan bien. De verdad, mírale como si fuera tu gurú y te estuviera guiando en la maravillosa experiencia de vivir en el ahora.

Acepta

Te aseguro que entrar en contacto con la aceptación va a aumentar la calidad de tu día a día contigo misma y con tus hijos. Yo era de las que quería controlarlo todo, de las que creía que (con esfuerzo o sin él a veces) todo podía ser como yo me propusiera. Que luchando, entregándote con esfuerzo, todo se podía. ¡Ay, el baño de humildad que me supuso la maternidad! El primer baldazo llegó con el parto: «No, cariño —me decía la vida—, tú no puedes parir, aunque quieras y te esfuerces». Yo no podía ni puedo parir de forma natural, y mira que me esforcé y lo di todo. Pero no, no dependía de mi voluntad.

Luego, con mi primera hija, la vida volvía a darme una buena lección: «Cariño, otra vez, y sin ánimo de ofender, no puedes controlarlo todo, y menos, a otra persona». En efecto, mi hija era otra persona, con sus necesidades, sus anhelos, su carácter y su personalidad... y yo no podía controlar la vida con ella. Me sucedía con cosas profundas y con otras más superficiales, como querer llegar a la hora pero tener que cambiar el pañal porque justo al salir por la puerta se había puesto perdida.

Me di cuenta de que mi vida había cambiado, de que esa ilusión que vivía en mí de que todo dependía de mí y de que con mi esfuerzo y empeño lo conseguiría se desvaneció. Porque todo era distinto, había más personas en juego y otra realidad, mucho más profunda y compleja que, muchas veces, lo único que requería era ser aceptada.

Mi madre tuvo gran protagonismo porque fue la que me ayudó a hacer este cambio de mirada en mi vida. Me empezó a hablar de la aceptación. Cuando yo le decía: «Pero ¿por qué a mí eso ahora?», por ejemplo después del parto, o en otras ocasiones en que me tocó sufrir, me decía que no lo sabía, pero que era así. Que la realidad ahora y aquí era esta y que no se podía cambiar pero sí aceptar. Aceptar con la convicción de que no podemos controlarlo todo y de que la vida, simplemente, sucede.

A menudo no sabremos por qué y quizá comprenderemos el diseño del plan cuando dispongamos de mayor perspectiva, cuando hayamos vivido más tiempo, cuando hayan pasado los años y comprendamos mejor lo vivido y, sobre todo, lo aprendido. Entonces quizá podremos acabar de montar el puzle y entender por qué pasó lo que pasó, y en qué nos ayudó eso, y qué nos aportó para luego acabar haciendo lo que hicimos, por ejemplo.

Sus palabras resonaban en mí como una verdad que no podía ignorar, y a la vez, a menudo me salía rebelarme ante ellas. Soltar la necesidad de control no es fácil y requiere tiempo, humildad y aprendizaje. Así que me llevó un tiempo empezar a aceptar lo que iba ocurriendo; desde las cosas más nimias hasta las más difíciles. Poco a poco, empecé a sentir que la aceptación me infundía paz, que aceptar el momento presente si yo no podía hacer nada para cambiarlo me ayudaba a estar mejor, a llevarlo mejor. Cuando ves que algo que empiezas a hacer te aporta valor y funciona, lo que haces es practicarlo más, así que empecé a llevar la aceptación cada vez más a la práctica. Aceptar cada rabieta, aceptar sus ritmos de desarrollo, aceptar mis estados de ánimo... y ¡qué diferencia!

Aceptar no es resignarse. Cuando hay una situación que requiere de mi atención y acción, no dudo en levantarme y actuar. Pero cuando no cambiará nada de lo que está sucediendo, cuando la situación escapa a mi control, cuando lo que requiere ese momento es que lo acepte y, quizá, lo sostenga, esa capacidad de aceptación hará que pueda vivir lo que me toque vivir de una forma plena y consciente.

Tomemos el ejemplo de la rabieta. Una vez he validado y comprendido lo que está pasando, marcando límites en caso de que se produzca un comportamiento inadecuado como reacción ante esa emoción, es muy probable que mi hijo todavía necesite llorar. Que precise sacar ese malestar emocional hacia fuera. Supongamos que quería algo que se acaba de romper: necesitará llorar su frustración, su enfado y su duelo de no poder tener nunca más lo que sea que se haya roto. Necesitará desahogarse y sacarlo, y yo necesitaré aceptar su malestar. No puedo ni arreglar eso ni hacer que, de repente, mi hijo deje de llorar. Incluso a veces no es ni adecuado intentarlo, porque quizá lo que le hace falta es, simplemente, llorarlo hasta que sienta que ya ha terminado. ¿Qué hago entonces? Pues aceptar lo que ha pasado, aceptar su tristeza y su enfado, aceptar que esté así y que deba sacarlo de la forma en que lo hace. Aceptar que es pequeño y que se le caen cada dos por tres cosas de las manos. Aceptar que no tiene que sentirse juzgado por mí. Aceptar que debo acompañarle en ese momento aunque para mí ese objeto fuera poco importante y su frustración, una tontería. Aceptar que nuestra percepción de la realidad es distinta. En definitiva: aceptar lo que es.

Esto nos lleva a algo muchísimo más profundo y, en parte, importante: aceptar a nuestro hijo como el ser que es. Quizá parezca una obviedad aceptar a nuestros hijos como son, pero no lo es tanto. A veces, si miramos dentro de nosotras nos damos cuenta de que en realidad no queremos que se parezcan tanto a nosotras, o a nuestra pareja, o no nos gusta que hagan eso o lo otro, o que actúen con vergüenza delante de extraños, o que nos necesiten tanto, o... lo que sea. Y a menudo de lo que se trata es precisamente de aceptar su momento, el momento en el que están. La etapa que atraviesan, el carácter que tienen ahora, sus necesidades y sus dificultades. Aceptar que ahora mismo son así, y que eso no significa que tengan que ser de esa forma para siempre.

De lo que se trata es de sentir y transmitirles que aceptamos su esencia, el ser que son, más allá de lo que hagan ahora, y que les aceptamos profundamente sin juzgarlos ni querer que sean distintos a como son aquí y ahora.

¿Sabes lo que supone crecer sintiéndote aceptado en cada etapa de tu vida y sin percibir que te juzgan por tus necesidades, deseos o dificultades? Debe de ser tremendo, sin duda. Ser amado así, con aceptación y sin ningún juicio ayuda, sin duda, a crecer con una autoestima muy bien colocada. A sentirse pleno por lo que se es en esencia, más allá de lo que se hace.

Esto último me lleva a otro punto que en realidad es el primero: la aceptación verdadera implica también aceptarte a ti. Asumirte como eres ahora mismo, con tus necesidades, agobios y dificultades. Aceptar que hay cosas que te cuestan más y otras menos. Que quizá esto no es como te lo contaron o como esperabas, que ni tú misma te reconoces a ratos... Aceptarte y amarte como si no hubiera un mañana, sin juicios y con amabilidad.

Y ahora dime..., ¿te aceptas?

Cuida a la niña que fuiste

Quizá estás leyendo este libro y todavía no eres madre. Pero siempre, todos, hemos sido niños y somos hijos de alguien. Esto significa que muchas de las cosas que te he contado hasta ahora y más las hemos vivido, hemos pasado por ellas. A pesar de que algunas no han quedado registradas en la memoria (porque éramos demasiado pequeños), nuestros cuerpos recuerdan esas sensaciones que se activan por alguna situación del presente, pero que se parecen mucho a otras ya vividas en el pasado.

Por eso es frecuente que ante alguna situación del presente, nuestra niña interior se active. Ejemplos: ante una rabieta, si estamos cansadas, podemos sentir que la demanda de nuestro hijo nos sobrepasa y podemos estallar con un: «Con todo lo que hago por ti, ¿me lo pagas así?». O el día que llega con el papel diciendo que se va a ir de campamento con el cole, si de pequeñas no nos gustaba porque echábamos mucho de menos a nuestros padres, es posible que se nos activen todos los malos recuerdos. Estas situaciones en el ahora y el aquí activan sensaciones y emociones del pasado que no quedaron bien integradas porque quizá no fueron acompañadas con comprensión y asertividad.

Así que tenemos que estar muy atentas. Dirigir el foco a lo que sentimos y preguntarnos si esas emociones se han despertado por la lógica del presente o si son fruto de las carencias de la niña que fuimos. Porque si dejamos que tomen las riendas, perdemos la objetividad y nos alejamos de la adulta que somos. Nuestros hijos nos necesitan adultas, no con su misma edad e intentando gestionar conflictos que, seguramente, si los vemos con mirada infantil, empeoraremos.

Pero para poder hacer eso, darnos cuenta de qué se nos activa y por qué, es imprescindible que cuidemos de la niña que fuimos. ¿A qué me refiero? Pues que tengamos en cuenta cuáles son sus carencias. Qué nos pasó en nuestra infancia y cuáles son nuestros puntos débiles. Si echamos muchísimo de menos a nuestros padres porque, por ejemplo, trabajaban mucho, es posible que la añoranza sea un sentimiento que se nos active a menudo en el día a día con nuestro hijo. Pueden resultarnos realmente difíciles los períodos de adaptación escolar y podemos pasarlo mal en cada inicio de curso a pesar de que nuestro hijo no lo experimente de la misma forma.

Si tenemos en cuenta cuáles son las carencias de nuestra niña interior nos será mucho más fácil cuidar de ella. ¿Cómo? Sabiendo que la adulta que somos puede hablarle y decirle lo que quizá nunca nadie le dijo. Por ejemplo, en este caso concreto de la añoranza, si dejo a mi hijo en el cole y salgo llorando porque estoy afectadísima, puedo respirar profundamente y decirle de alguna forma a la niña que fui: «Es normal que estés así... te entiendo. No te fue fácil separarte tanto de tus padres tan pronto», y seguir respirando profundamente diciéndome las palabras que diría exactamente a mi mejor amiga si se sintiera ahora así.

Sabemos amar y acompañar a nuestros hijos pequeños. Pues imaginémonos que, a veces, aparece también la niña que fuimos y necesita ser comprendida y acompañada por la adulta que somos. Porque si no es así, a menudo se apodera de nosotras, y entonces nos infantilizamos y adoptamos actitudes y comportamientos absolutamente impropios de la edad que nos corresponde. Sí, a veces nos vamos haciendo pequeñas, pequeñas... y nos perdemos.

Esto lo vemos en emociones como los celos. Hay padres tan afectados por unos celos que en su infancia no fueron bien acompañados que, cuando tienen hijos, sienten a veces celos incluso de ellos, y se ven incapaces de gozar y de alegrarse por cada cosa buena que les pasa. Esto, obviamente, la mayor parte de las veces es inconsciente, y lo peor es que cuesta hacerlo consciente porque a nadie le gusta reconocer que estas emociones acaban afectando y perjudicando a nuestros hijos.

Pero es importante que podamos ser valientes, que nos miremos con sinceridad y que nos demos cuenta de qué es lo que se nos mueve ante algunas situaciones que la maternidad nos trae. Y no pasa nada. Todos hemos sido niños y, en mayor o menor medida, hemos sufrido y, unas veces más y otras menos, no hemos sido acompañados como quizá necesitábamos. Bueno, es lo que nos tocó vivir... Algún día también tendremos que quedarnos en paz con eso. Pero es preciso intentar evitar que la niña que fuimos pierda el control y aparezca con sus carencias ante cada situación que se produce con nuestros hijos, dejando en la nada a la adulta que somos ahora y aquí.

Si tenemos una relación adulta, madura y consciente con nuestra pareja, será bueno también que podamos hablar de estas cosas para detectar en nosotras, y en el otro, cuándo y en qué situaciones aparece el niño que fuimos. De esta manera, podremos darnos señales de aviso el uno al otro, para conseguir más fácilmente reconducir la situación.

¿Cómo podemos cuidar también de la niña que fuimos? Dándole espacio en el lugar y con la persona adecuada, para poder explicar, soltar y sanar esas etapas de nuestra infancia que todavía necesitan verter algunas lágrimas más. Estoy hablando de compartir esto con nuestra pareja, o con nuestra madre o hermana si tenemos una buena relación, o si sentimos que las demás personas no sabrán acompañarnos, con algún profesional que pueda darnos el apoyo que necesitamos en este momento.

Es fundamental que atiendas las carencias de la niña que fuiste, que le facilites las palabras adecuadas para que podamos ir encajando las piezas del puzle. Que puedas validar lo que en ese momento sentimos y puedas canalizar todo ese sufrimiento vivido.

Cuidar a la niña que fuimos impacta, sin duda, en el bienestar de la adulta que somos.

Sé amable contigo misma

Esto puede parecer una obviedad pero no lo es tanto. He visto a muchas madres ser amables con sus hijos y con otras personas de su entorno, pero ser muy duras y extremadamente exigentes consigo mismas. A veces, incluso, son su peor obstáculo, pues no logran mirarse con los ojos con los que las ven los demás. Estos las consideran unas madres superpoderosas, capaces, intuitivas, amorosas, etcétera, pero ellas mismas se tildan de «malas madres» o de cosas peores.

Es cierto que a veces parece que la amabilidad, así en general y en el mundo, brilla por su ausencia, pero creo que la maternidad suele ser uno de los momentos en que nosotras somos menos amables con nosotras mismas. A veces somos unas amigas estupendas que sabemos acompañar de una forma exquisita el dolor o el agobio de otras mamás, pero cuando somos nosotras las que lo vivimos, nos atormentamos. Sí, sacamos el látigo del bolso y empezamos a fustigarnos con lo mal que lo hacemos todo, y nos alejamos muchísimo de la objetividad y la realidad que, en el fondo, vivimos.

Es importante que aprendamos a ser amables con nosotras mismas. De pequeñas quizá nuestros padres incidieron considerablemente en que debíamos ser amables con los demás, pero se olvidaron de recordarnos que también era necesario ser amables con nosotras mismas. Y así crecimos, siendo nuestro propio policía, siempre dispuestas a poner el dedo en la llaga o a dirigir el foco hacia aquello que, según nosotras, no hacíamos bien. Una cosa es ser conscientes de lo que es mejorable y otra, muy distinta, no ver o tirar por el suelo todas esas cosas que hacemos más que bien: toda esa capacidad de cuidar, de entregarnos, de amar, de crecer junto a nuestros hijos.

Resulta fundamental aprender a centrar el foco en las cosas buenas que hemos aprendido y hecho durante toda nuestra vida y especialmente en nuestra maternidad. Aprender a valorar el cambio en nosotras, esa perfecta y profunda transformación que nos ha llevado a ser la mujer que somos. Percibir todo eso y tratarnos con amabilidad. Con respeto, con reverencia y con mucha amabilidad.

De esta forma, con amabilidad con una misma, nos será más fácil respirar y afrontar los malos momentos. En cambio, si nos machacamos, si siempre vemos lo peor de nosotras o nos miramos desde el prisma que nos pinta de color negro, será más difícil salir del agujero en el que hayamos caído.

Así que pregúntate si eres amable contigo misma, si te tratas igual de amablemente que tratas a tus amigas cuando tienen algún problema. Y luego ve un poco más allá y pregúntate si con los demás eres tan amable como sientes que debes serlo o no. Porque a veces nos cuesta también ser amables con, por ejemplo, nuestros hijos. La amabilidad, como tantas otras cosas, primero empieza con una misma, y luego (si acaso) sigue por los demás. Así que será interesante comprobar si puedes ser amable también en los momentos difíciles con tus hijos o si solo te guardas la cara cordial para cuando todo va bien y charlas con una amiga con problemas. ¿Sale más amabilidad cuando sientes que los demás te pueden juzgar? ¿Sale más amabilidad cuando te sientes útil? ¿O eres amable con todos los demás, incluidos, y especialmente, tus hijos? Y contigo, ¿lo eres?

Todas las respuestas que obtengas de estas preguntas te darán una idea de en qué punto estás y en qué necesitas enfocar la conciencia para aprender de ello y hacer que tu maternidad sea más amable y justa contigo misma y con los demás. Te animo a que no te engañes, a que te mires al espejo sin miedo y a que te cuentes la verdad.

Empatiza

La empatía te ayudará muchísimo a vivir una maternidad más feliz, en primer lugar porque si eres capaz de empatizar con tu hijo, será más feliz. Durante los primeros años de crianza seréis vasos comunicantes y, por lo tanto, cuanto más feliz sea uno, más feliz será también el otro y viceversa. La empatía resulta imprescindible si queremos criar y acompañar conscientemente a nuestros hijos en su crecimiento y desarrollo en todos los niveles.

Mientras nuestro hijo sea un bebé, esta empatía nos puede resultar tremendamente fácil de vivir porque le vemos tan vulnerable y dependiente que, de alguna forma, nuestro instinto y todas nuestras células corporales no pueden hacer otra cosa que empatizar. Empatizar, sentir y sintonizar con este ser que ha venido a nosotras.

La empatía hará que sepamos qué necesita nuestro bebé casi a cada momento, como si estuviéramos inmersos los dos en un baile donde nos seguimos el compás perfectamente el uno y el otro. Vamos a un tiempo. Para que podamos sentirnos empáticos, sin embargo, necesitamos comprender muchas veces en qué consiste lo que está pasando el otro. Si tenemos suficiente información y somos capaces de comprender la vida de los bebés y de los niños pequeños, no nos va a costar trabajo. Simplemente saldrá de la forma más natural.

El problema surge cuando no comprendemos algunos de los comportamientos que muestran nuestros hijos, o cuando (por influencias del exterior y poca información) damos validez a creencias carentes de fundamentos, o a tópicos más propios de la pedagogía negra que de lo que está pasando en realidad ahora y aquí. En este caso, podemos distanciarnos mucho de nuestro hijo porque nos es muy difícil empatizar cuando, por ejemplo, con dos años pega a alguien, o cuando llora desconsolado porque nos vamos a trabajar y ya tiene, supongamos, dos años y medio.

La falta de empatía nos desconectará de ellos y esta desconexión no solo va a sentirla nuestro hijo sino también nosotros, que la sufriremos aunque no nos demos cuenta. Para poder acompañar de una forma respetuosa y consciente el crecimiento de nuestros hijos necesitaremos saber ponernos en su lugar siempre y en todo momento. Ante cualquier situación de tensión o conflicto, cuando estén mal, cuando muestren comportamientos inadecuados…, también deberemos saber ponernos en su lugar. Preguntarnos: «¿Qué sentiría yo si fuera él, tuviera su edad y estuviera en su misma situación?». Entonces podré conectar, y la conexión con mi hijo hará, en primer lugar, algo muy importante: que no se sienta solo. Que sepa que en este momento estoy ahí, que le entiendo, a pesar de que quizá deberemos reconducir el comportamiento que ha mostrado. Pero le sigo entendiendo, comprendo sus motivos, aunque no los comparta.

A veces puede que no los conozca, que no sepa por qué acaba de hacer lo que ha hecho (por ejemplo, tirar a propósito un vaso de agua), y aunque su acción no me guste y tenga que explicarle por qué no ha sido apropiada, puedo, sin embargo, empatizar con él. Porque quizá está cansado y ha sido su forma de llamar mi atención. O porque tal vez está aburrido y me ha pedido ya tres veces que fuera a su lado y no he ido.

Empatizar, sin duda, nos hará más felices, porque nos lleva a la conexión. Pero puede resultarnos muy difícil si, por ejemplo, fuimos unos niños con quien jamás se empatizó. Dar lo que no has recibido cuesta lo suyo, y tendremos que trabajarnos muchísimo nuestra niña interior para que lo que nos tocó vivir no acabe empañando la vivencia presente de nuestros hijos, que no tienen ninguna culpa ni necesidad de cargar con nuestras carencias emocionales.

Así que te propongo que te preguntes en qué situaciones te es más difícil empatizar y por qué. Que observes qué frases te vienen a la mente cuando no eres capaz de ponerte en su lugar. ¿Son frases que te decían a ti tus padres? ¿Son afirmaciones que has oído en alguna parte? ¿Tienen de verdad valor y se corresponden seguro con lo que acaba de pasar? ¿O más bien se relacionan con miedos muy ancestrales e instaurados, fruto de la crianza de siglos de mirada adultocéntrica?

Voy a ponerte un ejemplo: a muchos padres no les cuesta empatizar con su hijo pequeño salvo cuando sienten que les desafía. Supongamos que a un niño de dos años que toca una hoja de una planta del comedor le decimos que no lo haga, entonces nos mira y la rompe. Le volvemos a decir que eso ni hablar, que no debe hacerlo y vuelve a mirarnos y repite ese comportamiento. Entonces a muchos se les va la empatía por completo y dejan de ser capaces de conectar con lo que ese niño les está diciendo.

Lo siento, pero no podemos permitirnos desconectarnos de ellos porque luego nos será muchísimo más difícil comprender qué está pasando y ayudarles. En el caso del ejemplo, tenemos que observar qué se me remueve a mí para acabar deduciendo que mi hijo de dos años me está desafiando, y por qué me enfado o soy incapaz de empatizar con su momento. ¿Quizá me viene a la mente lo que he escuchado tantas veces de que los niños te toman el pelo? ¿Acaso tengo miedo de que mi hijo sea un niño que no respete nada ni a nadie? ¿Tal vez me asusta perder toda autoridad hacia él porque de repente ha pasado de cumplir con lo que yo le decía, a hacer caso omiso de mis órdenes? ¿Siento que no me hace caso y eso me enerva porque muchas otras veces con otras personas he sentido que lo que yo decía no era tomado en cuenta? ¿Qué pasa ahí?

Porque es muy probable que mi hijo de dos años simplemente sienta curiosidad por esa planta y por ver qué pasa si toca las hojas. Explorar cómo son, qué pasa si tiro y se rompen... Luego, con mi reacción, es probable también que quiera saber cómo es de importante eso que le estoy diciendo y repite la acción para ver cómo voy reaccionando a eso de que él no cumpla con lo que le mando. Por supuesto, está en una etapa de ver qué sí y qué no, una etapa de explorar lo de tomar sus propias decisiones y empezar a hacer test del tipo «qué pasa si...». O quizá lo que ocurre es tan simple como que hace diez minutos que nadie le hace caso y estamos manteniendo conversaciones de adultos que le aburren profundamente y ha tocado esa planta aunque sabe que no puede para decir: «Hola, estoy aquí, ¿podéis mirarme por favor?». Si podemos empatizar con su momento, observar a qué se debe y canalizar de forma asertiva ese comportamiento, dejando claro el límite sin enfadarnos y atendiendo lo que sea que le ocurra, nuestro hijo se sentirá bien y nosotros también, porque no aparecerán miedos de la nada ni daremos una importancia desmesurada a algo que no la tiene.

Durante mi maternidad no me ha sido especialmente difícil empatizar, pero también he pasado por situaciones de desconexión en las que me ha resultado complicado comprender en qué momento estaban mis hijas y cómo podía ayudarlas. Cuando no hay la suficiente empatía todo va al revés, como una orquesta afinando cada uno a lo suyo, sin armonía.

Un día cuando mi hija mayor tenía tres años, escribí esto:

> Después de semanas de notar que íbamos a destiempo, con el pie cambiado, siento que volvemos a ir a la una. Esta semana ha sido fácil, todo ha resultado sencillo, porque no ha habido desajustes. Yo he entendido qué pasaba, he cambiado la mirada y ella lo ha recibido de la mejor manera. Lo he notado enseguida. Más dulce, más cariñosa, hemos vuelto a jugar de esa forma como lo hacemos nosotras, inventándonos historias, pasándolo bien...

Confieso que hubo algún día que al escuchar que me decía: «Mama, tú no me entiendes», con un sentimiento que le salía de muy adentro, me encontraba perdida y tenía miedo. Temor a tal vez ya no entenderla nunca más. A tal vez no conseguir volver a sincronizar nuestros relojes...

Entonces comprendí qué estaba pasando y todo cambió. Entonces me di cuenta, otra vez, de que solo había que hacer eso, darle otra mirada y volver a agacharme, ponerme a su altura, y entender. Sintonizar con ella y entender. Y entonces, zas, como por arte de magia todo empieza a tener sentido, todo empieza a ir mejor, todo comienza a sonar al mismo ritmo, como antes. Como cuando no tenías ninguna duda de que el vínculo era lo suficientemente fuerte para no sentir miedo por nada. Como cuando no dudabas del amor que os tenéis, como cuando sentías que todo, absolutamente todo era perfecto.

Sí, la empatía trae la confianza de vuelta y con ella, la fuerza. La fuerza del vínculo, del amor indestructible, del amor invisible que todo lo puede, que todo lo vence, que todo lo entiende y que todo lo resuelve y repara. La fuerza del vínculo bien instalado, forjado a fuerza de horas y horas, de brazos, de caricias, de noches de pecho y leche a montones, de comprender qué le pasaba, de mirada de bebé, de empatía, de ganas de acompañarla en cada proceso y a su ritmo...

Aprende a pedir ayuda

Parece fácil, ¿verdad? Pedir ayuda cuando la necesitamos. Pues no, no lo es tanto. Y si no, pregúntaselo a tus amigas: ¿cuántas piden ayuda cuando piensan que la necesitan? ¿Cuántas se sienten culpables cuando la piden? Es curioso que cueste tanto, pero supongo que nos viene de lejos. Por un lado, porque lo que cotiza al alza es la fortaleza, el «sé fuerte» de toda la vida, el «tú puedes con todo». Por el otro, porque las mujeres hemos tenido que «demostrar» que efectivamente podíamos, y esto ha calado muy hondo.

La fragilidad y vulnerabilidad por la que pasamos durante el puerperio puede resultar muy incómoda a muchas mujeres, especialmente si antes de ser madres se sentían muy fuertes, podían con «todo» y no necesitaban nunca la ayuda de nadie. Luego, con un bebé en brazos, con las hormonas desbocadas y en contacto permanente con la vulnerabilidad, puede hacerse muy cuesta arriba adaptarnos a la mujer que ahora somos. Entonces a menudo rechazamos esta parte de fragilidad que aparece y queremos ser la de antes, fuerte y capaz de enfrentarse a lo que sea. Lo intentamos. Algunas lo consiguen pero el precio que pagan es alto.

Se produce un desgaste enorme cuando una no aprende a pedir ayuda en el momento en que la necesita y ese desgaste pasa factura. El cansancio, el poco tiempo para una misma, el todavía más escaso para la pareja y esa sensación de que a pesar de dormir poco y mal, a pesar de no parar en todo el día, tenemos que seguir tirando del carro y poder con todo agota. Este agotamiento, este *burn out*, al final nos acaba convirtiendo en la mamá que no queríamos ser: más malhumorada, más amargada, más cansada.

Por eso es tan importante, primero, aprender que la fragilidad no es mala. Aceptar que forma parte de la vida y que podemos también aprender a sentirnos cómodas en este nuevo cuerpo de mamá en puerperio que a días es todopoderoso y a días se volvería a meter en la cama para dormir algún otro rato más. Aceptar que no, que no siempre podemos con todo y que, además, ni siquiera es necesario. Que no tenemos que demostrar nada a nadie, que somos igual de valiosas aunque por momentos sintamos que no podemos más y que necesitamos que nos echen un cable. Permitámonos llorar a moco tendido porque nos cuesta adaptarnos a la nueva vida de falta de descanso y de coladas por tender, mientras aceptamos que una ayudita no nos vendría nada mal.

Lo que sucede con frecuencia es que sentimos que sí nos hace falta esa ayuda. La ayuda puede ser desde que nuestra madre nos cocine un poco de caldo para tener la cena hecha un par de días sin necesidad de pensar en ella, hasta que nuestra hermana se lleve un momento a pasear a nuestro hijo de diez meses mientras, echamos una siesta porque no hemos dormido. Pueden ser mil cosas más pero para que aparezcan, para que se presente ese cable al que agarrarnos, a veces es necesario que lo pidamos.

A mí me costó mucho aprender a pedir ayuda. Pasé muchos meses durante mi primera maternidad sintiéndome capaz de absolutamente todo.

Si alguien quería echar una mano, casi que me molestaba porque yo podía. No solo eso, sino que con el sentimiento de mamá leona que tenía dentro, no quería que entrase nadie más en mi nido. Nosotros solos nos las arreglábamos, o eso creía yo. Porque a medida que mi hija fue creciendo, a medida que iban pasando los meses, yo cada vez me sentía más cansada y, de alguna forma, más sola. Me preguntaba: «Pero ¿cómo es posible que nadie venga a echarme una mano?». Aunque ¿cómo iban a hacerlo si yo misma me había tirado un montón de meses dando la imagen de que no necesitaba ningún tipo de ayuda? Un día finalmente me atreví a decirle a mi madre que me sentía, de algún modo, sola, porque necesitaba ayuda y nadie me la prestaba. Mi madre alucinó. Claro, ¡no era por menos! Cuando ella había querido ayudar yo siempre le había dicho que no.

«Si necesitabas ayuda, solo tenías que decírmelo, yo estaba aquí, disponible.» Era cierto y, de alguna forma, yo era consciente de ello, pero no sé por qué me era tan difícil pedir ayuda. Quizá porque me gustaba más esa imagen de mí misma que me había hecho de «Guau, soy madre feliz y puedo con todo». Poco a poco fui dándome cuenta de que no era necesario ni luchar tanto, ni demostrar nada a nadie, ni agotarme por no querer pedir ayuda. En el fondo, cuando no pedimos ayuda y nos vamos quemando, quienes salen perjudicados (aparte de nosotras), son nuestros hijos. Porque nos ven más cansadas, más de mal humor, menos alegres, menos «nosotras».

Así que empecé a aplicarme esa frase que dice siempre Isaac, un amigo mío: «Si quieres algo, di algo». Me di cuenta entonces de que mi vida mejoraba, de que me sentía más acompañada, más amada, más confiada. Que podía pedir ayuda y que podía también, si alguna otra mamá amiga me lo solicitaba, echarle un cable a ella. Así que empezamos a ayudarnos las unas a las otras, dando por sentado que ninguna tenía vocación de mártir y que habíamos aprendido ya la lección.

Pedir ayuda cuando lo has hecho poco a lo largo de la vida implica también un proceso, no exento de dolor a ratos pero muy gratificante al final, cuando te das cuenta de que hay gente dispuesta a echarte una mano y que, en realidad, lo único que hacía falta era rendirnos a la evidencia: juntos es más fácil.

Para aprender a pedir ayuda también es necesario hacer un poco las paces con la fragilidad y la sensación de vulnerabilidad que a veces sentimos las madres. Porque a menudo nos incomodan tanto que las rechazamos sin darnos cuenta de que forman parte de la vida y de que nos enlazan con un rincón de nosotras muy valioso: nos afinan la empatía y la conexión con el otro. Teniendo en cuenta la vulnerabilidad y la fragilidad podemos comprender muchísimo mejor a nuestro bebé y a todos los niños del mundo... y eso es bueno. Además, aprendemos que rehuirlas nos hará menos completas, nos alejará más de nosotras mismas y eso no es ni lo que necesitamos nosotras ni lo que necesitan nuestros hijos, al contrario.

Ellos precisan madres que no tengan miedo de mirar todas las caras de la luna: que vean en cada una de ellas una virtud, un aprendizaje, un proceso... Necesitan mamás fuertes y capaces a ratos, y que también sepamos reconocer en nosotras esa fragilidad que nos hará más sensibles y podamos decir, si hace falta: «Ahora tengo que parar un momento». No pasa nada, no es malo. Escucharse, sentir y actuar en consecuencia.

Aprender a pedir ayuda será un muy buen legado para tu hijo porque verá en ti el ejemplo de persona que, cuando se siente abrumada, cuando siente que con ayuda estaría mejor, simplemente, la pide, y encuentra a alguien que la quiere y de confianza que se la da. De esta forma, cuando él esté en apuros, cuando se sienta agotado o tenga un problema, sabrá que siempre podemos pedir ayuda. Que es legítimo sentir que necesitamos que nos echen un cable y que no es necesario ni ser supermanes ni superwomans ni tampoco demostrar nada a nadie. Que podemos abrazar la fortaleza y también la fragilidad. Que eso no nos convierte en menos, al contrario, nos hace más verdaderas, más auténticas y más conectadas.

Pedir ayuda y recibirla va a hacer que tu maternidad sea más llevadera y más feliz, que te sientas más acompañada y menos sola, y eso es fantástico porque la soledad en la maternidad parece un mal endémico que tenemos que combatir. Tantas mujeres confiesan que se sienten solas en la crianza de los hijos... Y con esta soledad, ¿cómo vamos a poder disfrutar del momento presente? Así que pregúntate qué tal llevas lo de la ayuda (darla y recibirla) y también si hay trabajo por hacer a este respecto. Porque a menudo nos es muchísimo más fácil prestar esa ayuda: nos hace sentir útiles y, además, amadas, aceptadas porque hemos hecho «una buena acción» de alguna forma. Pero cuando somos nosotras las que recibimos algo nos parece que estuviera mal: como si estuviéramos fallando a alguien, como si no fuera legítimo o no fuéramos merecedoras de ella.

Sí, te mereces recibir ayuda cuando sientas que la necesitas. Desde luego que tu sensación de necesitar que te echen un cable es absolutamente legítima. Tranquila, no eres menos por necesitar ayuda de los demás. No, no eres peor madre por no sentirte fuerte las veinticuatro horas del día. Olvídalo, no tienes que demostrar nada a nadie. Eres fantástica así, con tu fortaleza y tu vulnerabilidad, con tu capacidad y tu fragilidad... Eres todas esas caras y mucho más, no te reduzcas, no te minimices. Haz el proceso que necesitas y créeme, pide ayuda. Te la mereces.

Practica el respeto

Este punto es uno de los más importantes no solo para criar a tus hijos, sino para la relación contigo misma y con los demás. Es curioso que necesitemos recordar algo tan básico. Cuando yo era muy pequeña, mi abuelo siempre me recordaba esta frase: «No hagas a los demás lo que no te gustaría que te hicieran a ti». Me quedó para siempre grabada a fuego. Parece sencillo, ¿no? Parece obvio. Pero luego, en el día a día vemos faltas de respeto por todos lados y si nos centramos en la infancia, más todavía.

La historia de la humanidad ha sido muy cruel con los niños y las niñas; siempre tratados con mirada adultocéntrica y autoritarismo, con el «aquí mando yo», y siempre considerados seres inferiores que merecían cualquier cosa que a los adultos se les antojara. Crecer criados así no hace más que perpetuar la falta de respeto de unos con otros, y de ese modo, con una historia plagada de dolor y de faltas de respeto, hemos llegado hoy aquí, yo escribiendo y tú leyendo.

A pesar de que tenemos muy asimilado que debemos respetar a los demás y, obviamente, a nuestros hijos, veo cada día que a las familias les cuesta muchísimo tratarles como les gustaría. La teoría a veces parece muy clara. Esa frase de mi abuelo también la tienen más que escuchada, pero en momentos de tensión y conflicto en casa aparece el «lado oscuro», esa parte de nosotros que nos asusta incluso a nosotros mismos. Entonces actuamos con una falta de respeto absoluta riñendo, menospreciando, ignorando, chantajeando, manipulando o castigando a nuestro hijo. Lo vemos, nos damos cuenta, pero no podemos detenerlo. La falta de herramientas y la impotencia nos impiden, a menudo, aplicar otro paradigma que a veces, cuando oímos hablar de él a otras personas, anhelamos con todas nuestras fuerzas y al mismo tiempo lo vemos como un imposible.

Y ¿por qué nos pasa eso? ¿Por qué nos es tan difícil respetar a los demás si conocemos la teoría al dedillo? Posiblemente porque no se nos respetó a nosotros. Fuimos integrando y asimilando un modelo de no-respeto que brota cada vez que alguna situación nos recuerda corporalmente a lo vivido cuando éramos nosotros los niños. Sale de forma automática si no le prestamos mucha atención y somos conscientes de ello.

Se trata de una idea incómoda, la de pensar que, en realidad, las faltas de respeto no solo aparecen en el ámbito público, sino también en el privado o familiar. Incomoda porque preferimos pensar que eso no va con nosotros y que lo respetamos todo y a todos. Cuando hemos sido criados quizá con mucho amor pero también, y en ocasiones, con falta de respeto, crecemos bajo la creencia adquirida con ojos de niño de que el amor que nos tienen es condicional. Que dependerá de cómo nos portemos, o de lo que hagamos. Que es algo que no está garantizado. Es posible, entonces, que empecemos a actuar buscando la aprobación, el cariño, más que porque sintamos que eso es lo que queremos o necesitamos hacer. Entonces empezamos, sin darnos cuenta, a no respetarnos a nosotras mismas: empezamos a ir al trabajo a pesar de tener la gripe, hacemos cosas que no nos apetecen para quedar bien o ser aceptadas y bien consideradas por los demás, comenzamos a no ser sinceras con nosotras mismas.

No se trata de acusar siempre a los demás y hacerlos culpables de lo que somos aquí y ahora. No se trata de rendir cuentas con nuestros padres, que seguramente lo hicieron tan bien como pudieron y supieron en cada momento, según la información y la época que les tocó vivir.

Es muy probable que ellos tampoco fuesen respetados y que, luego, tampoco se respetaran a sí mismos.

Pero si en el momento más vulnerable de nuestra vida, cuando somos más frágiles y dependientes de alguien, cuando somos bebés, no se nos respeta nuestra necesidad más genuina de vida (de contacto, de calor, de ser atendido en el llanto, de contención, de comprensión...), la semilla de no ser respetado se instala en un momento muy primario, muy de raíz. Y cuando no nos sentimos respetados en la etapa infantil es muy fácil que no nos sorprenda que no nos respeten en las siguientes épocas de nuestra vida y que asimilemos con una normalidad y una apatía aplastantes esta injusticia. Es más, nos parece normal que no nos merezcamos ser respetados y que no podamos hacer nada por cambiarlo.

Pareciera como si en los cimientos de lo que seremos saliera una grieta que, aunque no impida que el edificio crezca, sí impedirá que sea sólido del todo, e incluso puede ser que la grieta, con el paso del tiempo, se agrande. Todo lo que te acabo de contar tiene una grave consecuencia: tanto malestar provocado por demasiadas faltas de respeto propias y de los demás tendrá que salir por algún lado y es muy probable que necesitemos dirigirlo hacia alguien más indefenso y más vulnerable que nosotros. En las escuelas, en los institutos, en las empresas... se repiten todas esas palabras acabadas en -ing (*bullying, mobbing*...). Acoso, en definitiva, del tipo que sea a alguien que le costará defenderse, blanco perfecto de nuestro malestar.

¿Qué podemos hacer ante tanto dolor, ante tanta carencia? Lo primero, darnos cuenta. Tomar conciencia del dolor sufrido y del seguramente también infligido y caer en la cuenta de que se puede cambiar la historia. ¿Cómo? ¿Y si empezamos respetándonos? ¿Y si nos escuchamos, si tratamos de saber qué nos pasa, si dejamos de hacer cosas para quedar bien o para conseguir la aprobación y aceptación de los demás? Podemos empezar escuchándonos, respetando un momento de silencio con nosotras mismas y procurar no ser devoradas por esa rueda que no para y que nos obliga a convertirnos en ratones desesperados en busca de no sabemos muy bien qué.

Podemos comenzar por mirarnos y observar en qué momento de nuestro presente aparecen las faltas de respeto hacia nosotras y hacia los demás. Empezar a identificarlos y dejar de normalizarlos o darlos por inevitables.

Si poco a poco podemos ir tomando más conciencia de todo esto, la grieta se irá haciendo cada vez más estrecha con cada pequeño gesto, con cada pequeña escucha... Y cuando desaparezca del todo, el edificio será más sólido y parecerá, incluso, que tiene otro color. Porque si nos sentimos llenos, si nos respetamos, nos será más fácil respetar a los demás y nos saltarán todas las alarmas cuando, por costumbre o por ignorancia, hagamos algún gesto o digamos alguna palabra poco respetuosa con los demás. Al cabo de poco, ya no tendremos el impulso de hacerlo, porque cuando nos respetamos no podemos hacer nada más que lo mismo para el resto.

Qué legado tan rico y pleno para nuestros hijos, ¿no crees? Porque si ven que nos respetamos, si notan que los respetamos a ellos, identificarán la vida, la relación con los demás y con el mundo que les rodea con respeto. Lo tendrán muchísimo más fácil para detectar cuándo alguien les falte al respeto y podrán decir: «Basta, hasta aquí». A eso se le llama cortar la cadena y liberar a nuestros hijos de tanto dolor y carga. Es urgente. El mundo no va sobrado ni de respeto ni de humanidad.

Quizá crees que lo que puedes hacer no es suficiente para cambiar el mundo, que seguirá habiendo situaciones de extrema injusticia y de dolor. Seguramente. Sí, quizá no es más que un granito de arena, pero qué gran granito de arena para ti misma y para los que te rodean. Además, las playas más maravillosas del mundo están hechas de multitud de granitos de arena también muy pequeñitos... Así que no hay excusas, básicamente porque no mereces menos y tus hijos tampoco.

Déjate guiar por el instinto y el sentido común

Ojalá nunca te falten el instinto y el sentido común porque son unas herramientas magníficas para guiarte en este laberinto que a veces parece el ser madres y padres conscientes. Los niños no vienen con un libro de instrucciones, es cierto, pero habremos ganado mucho si al criarles aplicamos nuestro instinto y el sentido común. El instinto nos conectará con esa parte sabia, con esa intuición tan necesaria para guiarte en momentos de duda. Seguramente se expresará en forma de sensación corporal, produciéndote bienestar o malestar según qué te diga tu instinto. Es algo que vivimos de manera muy intensa durante el primer tiempo del bebé, pero si no nos desconectamos de ella, puede funcionar como una gran guía durante toda la maternidad, sin duda.

Cuesta explicarlo, pero siempre que las mujeres me dicen cosas siguiendo su instinto les creo. Cuando una mujer me confiesa: «Algo me dice que el bebé está bien» o «A mi hijo le pasa algo, lo noto», le hago caso porque muy probablemente no se equivoca.

Pero el instinto y la intuición para mí no bastan, también vamos a necesitar una buena dosis de sentido común, que nos haga tener los pies en el suelo, que nos facilite la vida y a la que podamos agarrarnos en momentos de duda. Cuando no sepas qué hacer, pon un poco de distancia a la situación, obsérvala atentamente como si estuvieras fuera de ella y pregúntate qué te dice el sentido común sobre lo que estás observando. Activar tu parte razonable, comprender lo que está pasando te ayudará muchísimo a empoderarte y a sentirte más tranquila con el momento presente.

Hoy en día disponemos de tanta información, de tantos libros y teorías que a veces parece que el sentido común se vaya perdiendo. A menudo notamos una falta de confianza en una misma, y luego nos perdemos en debates, teorías y mil cosas que hemos oído o leído en las redes sociales. Mientras, el sentido común queda relegado y está allí, esperando a que alguien le atienda. Para mí tiene un gran valor y me ha ayudado muchísimo a poner distancia en algunas situaciones y a ser capaz de valorar con una parte de mí más serena y razonable qué debía hacer en ese momento.

Muchas etapas de mi maternidad fueron guiadas por el instinto y la intuición, no lo niego, en otras estos quedaron más a un lado y le hice más caso a mi sentido común. En realidad, no importa. Lo que cuenta es que los mires, que les des espacio, porque son herramientas valiosísimas que te pueden ayudar un montón en tu día a día con hijos. Así que no los infravalores ni los arrincones; nunca sabes cuándo los puedes necesitar.

Pon sentido del humor a tu día a día

No sé qué hubiera sido de mí y de mi maternidad sin el buen humor. De verdad, sin las risas, sin quitar hierro al asunto, sin poder desahogarme y reír con mis amigas hasta que la mandíbula me doliera. El sentido del humor funciona como un salvavidas que incluso en los momentos más críticos puede darle la vuelta a todo. Porque hacerlo a veces es absolutamente necesario: con nosotras mismas, con nuestra pareja, con nuestros hijos... Permíteme unos ejemplos: el ataque de síndrome del nido que nos sobreviene a muchas en pleno embarazo podría ser un calvario para la relación de pareja si no le echamos humor y del bueno. Si no nos reímos de nosotras mismas y de las conversaciones y situaciones cómicas que se producen porque queremos el cambiador montado tres meses antes de que nazca el bebé como si nos fuera la vida en ello. O aderezamos con risas y humor, o podemos acabar peleados con nuestro socio porque considera que somos unas exageradas y no entiende a qué vienen ahora tantas prisas.

El primer día que salí de casa sola con mi primera hija, la vuelta que di a la manzana fue tan patética que necesité reírme, y mucho, de mí misma. De lo contrario creo que me hubiera deprimido... Sin duda, porque me sentía tan frágil, tan insegura, tan nerviosa de que se pusiera a llorar en medio de la calle, o de que pasara algo mientras no estábamos en nuestro nido «seguro», que menos mal que me reí un montón. Fui capaz de poner distancia a la situación y verme como en una película. Era tan ridículo como entrañable y precioso, sentir tanta intensidad en un momento tan normal y, a la vez, tan importante. Lo recordaré toda la vida.

Hay que acudir al sentido del humor en esos primeros baños de nuestro hijo cuando nos ponemos histéricos porque empieza a llorar y decimos que es porque el otro ha puesto el agua demasiado fría o demasiado caliente, y no sabemos qué hacer, y acabamos sudando todos. Y a esos momentos de estrés al salir de casa intentando llegar a la hora (obviamente intentos fallidos) cuando tenemos dos hijos pequeños y a pesar de habernos levantado a las siete somos incapaces de salir cuando pretendíamos. Hay que poner sentido del humor a esos encuentros sexuales interrumpidos porque el mayor se despierta, o porque el pequeño pide teta.

El sentido del humor nos ayudará a verlo todo como lo que es: otro momento distinto, con otras prioridades y perspectivas. Una etapa a veces caótica pero muy divertida que si va acompañada de risas, será más fácil relajarnos, quitar hierro al asunto y ser, definitivamente, mucho más felices. Las risas nos ayudan a soltar tensiones, y con la maternidad solemos acumular unas cuantas. Reír también ayudará a nuestros hijos a ver que sus padres se lo pasan bomba, que hay buen rollo en casa, que son felices. Y si los padres son felices, ellos tienen muchas posibilidades de serlo también.

La risa tiene un efecto terapéutico: segregamos endorfinas y, después de unas buenas risas, estamos mil veces mejor. Así que júntate con gente que tenga sentido del humor. Hablad de las cosas que os agobian y os estresan en esta etapa echándole buenas dosis de risas, y verás qué bien sienta... Como si te aflojaras, te soltaras, y luego nada pareciera tan terrible, tan dramático, tan tremendo. De este modo podemos seguir afrontando el día a día. Y no solo eso; poner sentido del humor a la vida dará un muy buen ejemplo a nuestros hijos, que les enseñará que a veces no debemos tomarnos las cosas muy en serio, porque son momentos que también pasarán y que con buen humor transcurren, sin duda, mucho mejor.

En realidad el quid de la cuestión no radica en lo que vivimos sino en cómo lo vivimos. Con qué actitud, de qué forma, con qué humor. Así que pregúntate cómo afrontar tu día a día, de qué color lo ves. ¿Te centras en lo positivo o siempre ves los puntos oscuros de lo que te toca vivir? ¿Sabes poner buen humor a las cosas o tiendes más al drama? Puede parecerte muy difícil cambiar la forma de afrontar la vida, porque a lo mejor llevas años viéndolo todo negro, por ejemplo, pero se puede. De verdad que se puede, si empiezas tomando conciencia y si tienes la firme voluntad de pintar con otro color tu vida.

Si ves que te cuesta, observa a tus hijos: seguro que se ríen con facilidad así que limítate (por el momento) a imitarles, a ver la vida con sus ojos, y ríete. Si aun así se te hace difícil, instaurad en casa las batallas de cosquillas, el jugar a las películas, lo que sea que te conecte a esa parte infantil que también llevas dentro y que va muy ligada al juego y a las risas. Necesitas reconectar con el sentido del humor, y tus hijos y tu familia te pueden ayudar a hacerlo. Mírales y ríe con ellos.

Ama incondicionalmente

Parece que no hace falta decir que debemos amar a los hijos de forma incondicional, porque se deduce que se les quiere de esa forma. Pero no. Muchas veces el amor que se transmite a los hijos es condicional; dependiendo de lo que hagan o de lo que digan recibirán o no nuestro amor. El amor a menudo se da por descontado; el amor incondicional por los hijos, el amor por uno mismo... Y a veces es muy distinta la realidad.

Nunca había experimentado el amor de la forma en que la maternidad me lo mostró. Como si de un tsunami se tratara, empecé a amar como si no hubiera un mañana, de una forma tan intensa y profunda, casi animal, que me asusté. ¿Cómo se podía amar tanto a un ser al que ni siquiera conocía todavía? Ellas, en mi barriga, y yo amando como no sabía que se podía amar. Todo era maravilloso hasta que la mayor, con dos meses, padeció una infección de orina y tuvo que estar ingresada en el hospital dos días. Sufrí tanto esas 48 horas que al llegar a casa, entre sollozos, le dije a mi marido: «Me he asustado de amar tanto, cuando me he dado cuenta de que, en consecuencia, podía sufrir tanto...». Lloré y luego, al pasar los días, me di cuenta de que amar tanto y de esa manera valía sin duda la pena.

Pero los bebés crecen y un día ese hijo que tienes empieza a hacer cosas que no quieres que haga y, por lo que sea, os desconectáis. Os cuesta entenderos y te resulta complicado aceptar el momento y al niño que tienes delante. Amarle incondicionalmente ahora no parece tan sencillo. Luego le dices que le quieres, sí, muchas veces, y está bien. Hay que poner palabras a eso que sentimos, y los hijos merecen escuchar de sus padres que les aman. Pero amar y decirlo no es suficiente. Con amarlos no basta.

El amor que das a tus hijos puede que no les baste si no lo notan en tus actos, en tu mirada. Amar a un hijo que has gestado, parido y criado es fácil. Es casi inevitable, surge espontáneamente y se hace sin esfuerzo. Pero demostrárselo, que ese amor le llegue a cada poro de su piel, que no tenga ni una duda de que eso es así, es otro cantar.

«Es que yo le amo mucho.» Vale... pero y él, ¿lo sabe, lo nota? A veces la respuesta es no. Porque sin querer y con la mejor de las intenciones, nuestros actos no dicen «te quiero» sino lo contrario: «no te quiero».

¿Cuántos adultos, a pesar de saber de una forma racional que sus padres les quieren, no se han sentido nunca amados de verdad por ellos? ¿A qué se debe?

Amor incondicional, dos palabras muy fáciles de escribir pero no tanto de llevar a la práctica. Un amor que va ligado al respeto honesto, a la aceptación profunda de quiénes y cómo son, al apoyo y acompañamiento en todo momento. Que va ligado a desterrar de nuestra manera de actuar y educar los chantajes, las manipulaciones o los sobornos, todo lo que signifique, en su acepción más profunda: «No te quiero siempre, solo cuando haces o dices lo que yo quiero».

A veces nos encontramos sin recursos, ni herramientas, ni paciencia. Cansados y estresados, nuestro comportamiento les confunde... Lo que decimos no va de la mano con lo que hacemos, y aunque repitamos mil veces al día «te quiero», si luego les chillamos, no les escuchamos o les pedimos cosas para las cuales no están preparados, lo que asimilan los niños es una sensación de «no-amor».

Porque no basta con amar, no es suficiente. Y lo difícil consiste en superar, trascender lo que nos impide amar de esa manera incondicional, apartar de una vez por todas esas frases que no queremos decir, esos tonos de voz que no queremos utilizar, esos actos de falta de respeto profundo por ese ser, que es pequeño, sí, pero que se lo merece todo. «Lo hago por su bien»... No te confundas, no es por su bien. Es por el nuestro. Porque es más rápido conseguir lo que queremos, porque lograrlo requiere una paciencia que quizá no tenemos, porque criar con conciencia es agotador. Pero tratarle sin respeto nunca es por su bien.

¡Qué difícil es aceptarle con sus virtudes y sus defectos, con sus luces y sus sombras! ¡Qué difícil es amarle profundamente cuando grita, pega, llora y no escucha! ¡Qué difícil es amarle cuando no se comporta como te gustaría o cuando se sale de todo lo que tú conoces o te han contado! ¡Qué difícil es amarle cuando tienes que repetirle mil veces lo mismo porque parece no entenderlo! ¡Qué difícil es amarle cuando no es como tú creías que sería! ¡Qué complicado es amarle cuando estás agotada y te echarías a llorar porque ha tirado al suelo, sin querer, esa cena que hiciste ayer por la noche muerta de sueño, para no tener que ir tan agobiada hoy!

Pero es posible. Es posible porque tienes a alguien muy próximo que consigue justamente eso, y ¿sabes quién es? Tu hijo.

Sí, así es como nos aman ellos. De esa forma. Incondicionalmente, en todo momento y en cualquier lugar. Así nos aman, y nos lo demuestran a cada paso, de mil y una maneras, si queremos escuchar. Así nos aman, a pesar de todo y contra todo. Incondicionalmente.

Imitémosles. Amemos incondicionalmente. Aceptémosles tal y como son, sin intención de cambiarles nada. Seamos conscientes de que con amarlos no basta. Que hay que demostrárselo, que lo sientan, que lo palpen, que lo perciban en nuestros ojos... con nuestra mirada, nuestro tono de voz y nuestros actos. Y amarles significará comprender sus etapas, poner límites que les permitan desarrollarse en un entorno seguro, educarles en el respeto y trazar las líneas rojas que nunca se podrán cruzar. Siempre con amor y serenidad y siendo el adulto que somos.

Hará falta todo eso para que de mayores nunca tengan la sensación de que nuestro amor por ellos no estaba garantizado. Que dependía del momento, del humor, del lugar. Que no tengan nunca que contar a nadie: «Sé que me amaban, pero en realidad nunca me sentí amado de verdad».

Amar incondicionalmente va a hacer que tu maternidad sea más intensa, más consciente, más feliz sin duda, y a la vez te va a nutrir a ti. Bañada en oxitocina y endorfinas de manera casi permanente, experimentarás primero una fusión que te recordará de forma inconsciente a la que ya viviste cuando tú eras la que nadaba en líquido amniótico. Poco a poco ese amor irá nutriendo a dos bandas: a tu hijo, por descontado, pero también a ti, a la que eres hoy y a la niña que fuiste. El amor todo lo cura, todo lo riega, todo lo invade si no tenemos miedo de esa intensidad tan grande. Porque a veces pasa, como me pasó a mí ese día que tanto amor y de esta forma tan profunda asusta porque quizá no lo hemos vivido nunca así, o porque tal vez sabemos que si lo perdiéramos, perderíamos más de lo que hemos perdido jamás.

¿Sabes por qué te va a hacer tanto bien amar incondicionalmente a tus hijos y, por lo tanto, va a hacer que tu maternidad sea más feliz? Porque amando a tus hijos de esta forma, abriéndote en canal, vas a experimentar (casi inevitablemente) también más amor por otras personas. Quizá por tu madre, por tus hermanos, pero también (cómo no) por los demás niños del mundo. Yo soy de la opinión de que, cuando nos convertimos en madres y somos capaces de entrar en el inabordable e inmenso amor incondicional, nos hacemos un poco madres de todos los niños del mundo. Como si los amáramos también un poco a todos... Los amamos y también nos duelen, ellos y sus madres.

Ojalá puedas entregarte al amor incondicional por tu hijo. Recuerda, él lo hace, se entrega a este amor cada minuto que pasa contigo. Se da, se entrega en cuerpo y alma al momento presente que comparte contigo. Cada uno a su manera, como hacemos también nosotros, pero se dan, al fin y al cabo. Y lo hacen, por lo general, sin miedo. Porque todavía no tienen miedo a perder.

Nos dan todo el tiempo oportunidades para aprender, para crecer como padres y también, evidentemente, como personas. Nos muestran su inocencia y comparten con nosotros, si queremos, su mirada hacia el mundo, sin duda bastante más atractiva que la nuestra. Nos llenan de juegos, de imaginación y de esperanza. Nos entregan el momento presente en bandeja y lo único que tenemos que hacer es recibirlo y disfrutar de ello.

Nos facilitan motivos para tener paciencia y nos entregan espejos para que veamos en qué momentos se nos escapa. Nuestros hijos nos dan millones de razones para vivir y nos entregan la posibilidad de construir, con ellos, un mundo mejor. Sepamos entregarnos a ellos y aprendamos también a recibir todo lo que cada día nos regalan.

Así que ama profundamente, ama incluso cuando te cueste hacerlo o cuando, de tanto amor, te entre el miedo. Recuerda: el amor te eleva, te hará feliz, te hará crecer y os conectará con un vínculo que perdurará para siempre. Te aseguro que vale muchísimo la pena amar así, sin reservas.

Maternidad a flor de piel

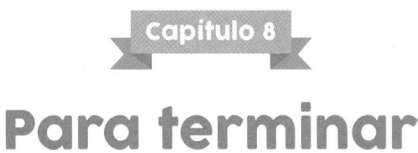

Para terminar

Supongo que ya te has dado cuenta (porque lo estás viviendo) o porque has leído este libro hasta aquí, que lo de tener hijos es una auténtica aventura: emocional, física, psíquica y hasta espiritual. Se parece a un viaje; un viaje, que nos cambiará y nos convertirá en alguien nuevo: seguramente con mucha más paciencia, con más empatía, con más humildad y con muchas otras cosas que quizá no habíamos desarrollado antes de convertirnos en padres.

Criar a los hijos requiere de todo nuestro arsenal de herramientas, recursos, cuidados, pero también de grandes dosis de autoconocimiento, autocontrol y amor, mucho amor. A mí me parece un viaje absolutamente brutal, que te cambia la vida a mejor (sin duda) y que tiene momentos maravillosos y otros momentos durísimos.

La maternidad no está exenta de sufrimiento, lo siento, ojalá pudiera decirte lo contrario, ojalá fuera un camino más llano. Pero supongo que para crecer tienen que pasarnos esas cosas y debemos vivir situaciones impactantes que nos obligarán a atravesar rincones de nosotras que ni sabíamos que existían. Sin duda nos harán más fuertes.

Te invito a que veas y vivas tu maternidad como un gran viaje que te llevará a un aprendizaje en todos los ámbitos y que te hará crecer como mujer, como madre, como hija, como pareja, como amiga, como todo. Tu crecimiento al lado de tu hijo resultará trascendente: si puedes vivir tu maternidad y la crianza de una forma presente y consciente, eso te trascenderá. Aunque ahora no lo veas, aunque no te des cuenta y creas que no tienes ningún fruto que recoger, lo que haces ahora, criando a tu hijo con respeto, creciendo con él, aprendiendo y acompañándole, dejará un poso en su persona y en todos los que le traten: en la familia que construirá, en sus hijos.

El ejemplo que le des, el referente que seas para él permanecerá incluso cuando ya no estés aquí. Quedará en él, para siempre, junto con vuestro vínculo, que no desaparece con la muerte física, sino que puede seguir más allá del tiempo y del espacio.

Cuida vuestra relación, cuida el hilo invisible que os une, no tires la toalla aunque vengan momentos difíciles y no dudes ni un instante de que criarle con un vínculo seguro y con respeto y conciencia vale muchísimo la pena. Aunque te digan que no, aunque tengas la sensación de nadar a contracorriente. Te aseguro que vale la pena y que más pronto que tarde verás los frutos. Persevera, no desistas, confía y ama, ama mucho. El amor disipa miedos y cura las heridas que en algún momento puedan traerte oscuridad y dudas a tu presente. Cúralas con amor, amor incondicional también hacia ti misma, hacia lo que fuiste, lo que eres y lo que serás. Amor incondicional a la mujer que eres porque también te mereces eso: amarte.

Y si a ratos te parece todo muy difícil, respira. Si en algún momento te sientes desconectada de tu hijo, respira. Respira y mírale las manos, y luego los ojos, y las pestañas, y los pies, y esos cabellos tan lindos... Respira y evoca su voz, y su ser... Conéctate a su esencia, a lo que es más allá de lo que ves en este momento de oscuridad de la etapa que atravesáis. Conéctate a lo que era cuando latía en tu vientre, a lo que es ahora profundamente aunque a ratos te cuesta notarlo, y a lo que será dentro de treinta años... su esencia... tu hijo...

Conéctate y báñate en el amor profundo que le tienes, que os tenéis. Respira y deja que la fuerza del vínculo te penetre. Porque es el amor lo que cura todas las heridas, lo que llena todos los vacíos, lo que disipa toda desesperanza y aligera los cuerpos cansados y saturados. Respira y ámalo desde las entrañas hasta que este amor os funda en uno solo.

¡Feliz maternidad!

Agradecimientos

Este libro no habría sido posible sin Cristina, mi editora, que insistió en que era el momento de plasmar en un libro todo el trabajo que había realizado durante más de siete años en mi blog, en un inicio titulado *A flor de piel*. Gracias por confiar en mí, Cristina, cuando yo no me veía capaz de poner negro sobre blanco lo que me pedías.

Este libro tampoco habría existido sin el apoyo enorme de mi madre, Àngels, que me ha soportado cada vez que he tenido un bajón pensando que no podría terminarlo, o que quizá no debía escribirlo. ¡Qué afortunada me siento de tener una madre que confía siempre en mí, que me sostiene en los momentos bajos y me apoya para que vuelva a volar! Gracias, mamá, de verdad.

Un agradecimiento también muy especial a mi marido, que ha tenido que soportar durante meses eso de «Ay, parece que no avanzo con el libro»... Menudo proceso lo de escribir, y ¡menuda paciencia los que tienen que aguantarnos a los que escribimos libros! Gracias, cariño, por tanto apoyo durante todos estos meses de escritura intensa y por ser el compañero y padre consciente que eres. Te quiero.

Gracias a mis hijas Laia y Lua, porque sin vosotras esto no hubiera sido posible, porque yo no sabría ni la mitad de las cosas, ni habría sentido todo lo que he experimentado en estos años siendo vuestra madre. Me hacéis feliz a cada rato y me obligáis a aprender, a cuestionarme y a ser la madre que quiero ser. Gracias por cada minuto juntas. Me siento profundamente afortunada de ser vuestra mamá y espero que cuando hagáis balance, ya mayores, penséis que he estado a la altura. Ojalá. Os quiero más de lo que os puedo expresar con palabras.

Y por último, gracias a todas las familias que durante tantos años han confiado en mí para que les ayudara. Gracias por abriros, contarme vuestros problemas y dejaros ayudar. Gracias a todas las personas que me seguís en silencio y a las que me habéis escrito durante todo este tiempo tantos mensajes de agradecimiento, contándome cómo aplicáis lo que escribo y cómo os ayuda. Me hace feliz que lo que siento, vivo, creo y explico cambie dinámicas en vuestras casas procurando entornos más felices y serenos. Gracias de corazón.

Creo firmemente que un mundo mejor es posible y que si lo queremos, este mundo empieza primero en uno mismo, y luego, en cada casa con nuestros hijos e hijas. Tendremos que pasar a la acción y no siempre será fácil, pero merecerá la pena. Por nosotros, por nuestros hijos, por los suyos y por todos los niños y niñas que lleguen al mundo.